GLI SP LLI

Oltre 180 tascabili a colori, per fissare le idee sulle materie fondamentali, di attualità, cultura e lingue straniere. Ideali per la maturità e i primi anni di università.

STRUMENTI DIDATTICI

Guide per l'aggiornamento e l'attività didattica di insegnanti, orientatori e psicologi sui temi dell'orientamento e dei test a risposta multipla.

MATURITÀ

Volumi che raccolgono i temi d'esame della prova scritta dei licei scientifici, risolti e commentati.

ORIENTAMENTO

Guide aggiornate per la scelta degli studi post-diploma e per l'inserimento nel mondo del lavoro.

TESTUNIVERSITARI

Manuali ed eserciziari specifici per la preparazione ai test di ammissione di tutte le facoltà universitarie.

PASSEPARTOUT

Volumi monodisciplinari utili per la preparazione ai test di concorsi pubblici, selezioni aziendali, concorsi dell'Unione Europea, concorsi militari, ammissione all'università e ai master.

TESTPROFESSIONALI

Oltre 40 manuali ed eserciziari per prepararsi alle prove di selezione previste per l'accesso e l'abilitazione a specifiche professioni (promotore finanziario, vigile urbano, fisioterapista, infermiere ecc.).

LAVORO&CARRIERA

Guide pratiche su temi di informatica e sales management utili per svolgimento delle professioni aziendali: ideali per direttori e manager di impresa.

CONCORSI&ESAMI

Volumi completi con teoria ed esercizi per prepararsi alle prove scritte e orali dei concorsi pubblici e degli esami di Stato (commercialista, psicologo, avvocato, architetto ecc.).

STUDI PROFESSIONALI

La prima collana pensata per i professionisti (avvocati, commercialisti, notai), dedicata alla comunicazione e al marketing, al management, alla gestione delle relazioni.

TESTMILITARI

Manuali ed eserciziari specifici per la preparazione alle prove di ammissione alle Accademie militari e alle Forze Armate.

I NUOVI CODICI

Mini-codici di comoda consultazione in udienza, in ufficio e durante le lezioni universitarie, aggiornati alla legislazione di riferimento.

METEO

Collana curata dal colonnello Mario Giuliacci e realizzata da meteorologi professionisti. I volumi coniugano l'approccio divulgativo con il rigore scientifico.

UPPA

Piccoli volumi dedicati ai genitori che vogliono approfondire gli aspetti più delicati della crescita dei propri bambini (0-6 anni): dall'alimentazione ai principali disturbi.

S.O.S. LINGUE

Piccoli volumi per un soccorso immediato quando ci si trova all'estero: dialoghi modello, frasari per le situazioni più comuni e per gli imprevisti, indicazioni per la pronuncia e agili glossari.

TESTUNIVERSITARI

# AlphaTest Professioni Sanitarie

## ESERCIZI COMMENTATI

8ª EDIZIONE

edizioni Alpha Test

Via Mercalli, 14 – 20122 – Milano (Italy)

Tel. 02 5845981 – fax 02 58459896

servizi@alphatest.it

www.alphatest.it



**ISBN: riportato in quarta di copertina**

**Terza ristampa aggiornata della nona edizione: gennaio 2017**

Nona edizione: giugno 2015

Ottava edizione: gennaio 2012

Prima edizione: maggio 1997

Impostazione grafica della copertina di Andrea Morando

Rielaborazione grafica della copertina e illustrazioni interne a cura dell'Ufficio Grafico Alpha Test

Stampato da Grafica Veneta S.p.A. Trebaseleghe (PD)
per conto di Alpha Test S.r.l.
nel gennaio 2017

# Indice

# Prefazione

Per molti giovani di tutto il mondo l'iscrizione all'università è da diversi anni subordinata al superamento di una selezione preliminare che ha lo scopo di valutare le potenzialità dei singoli studenti di frequentare con profitto il corso di laurea prescelto.

Attualmente in Italia, molti corsi di alcune importanti università private, alcuni corsi di laurea magistrale a ciclo unico a livello nazionale (Medicina e Chirurgia, Odontoiatria e Protesi dentaria, Medicina Veterinaria, Scienze della Formazione primaria e Architettura) e molti corsi di laurea triennali sono caratterizzati dalla presenza del **numero programmato**: il numero di matricole di questi corsi non può superare il numero di posti programmati annualmente in ogni ateneo.

In generale, la selezione dei candidati che desiderano accedere a un corso universitario a numero programmato viene effettuata sulla base di una prova a test, composta da domande a risposta multipla che valuta il possesso di determinate attitudini e conoscenze. Il risultato di tale prova – predisposta in alcuni casi a cura del ministero dell'Università e della Ricerca (come, per esempio, le prove di accesso ai corsi di Medicina/Odontoiatria e Veterinaria) e in altri casi dalle singole università – determina un **punteggio** in base al quale viene stabilita la **graduatoria dei candidati.** In alcuni casi, alla formazione della graduatoria finale contribuiscono anche i risultati conseguiti dai singoli candidati negli ultimi anni della scuola superiore; il risultato del test è comunque in generale il fattore di gran lunga più importante ai fini dell'ammissione.

Oltre alle prove selettive, sono ormai in uso in molte sedi universitarie le **prove valutative** per i corsi ad accesso libero il cui scopo è misurare il possesso di conoscenze e attitudini necessarie per frequentare con profitto il corso prescelto; tali prove attribuiscono – in caso di valutazione negativa – un "debito" formativo che lo studente dovrà "saldare" entro il primo anno di corso dimostrando di aver colmato le lacune rilevate. Anche chi sceglie di frequentare un corso universitario ad accesso libero deve quindi spesso affrontare una prova a test.

La presenza dei test di pre-immatricolazione, selettivi o "orientativi", impone quindi agli studenti seriamente motivati di prepararsi in modo mirato al test che dovranno sostenere.

Alpha Test è la prima e la più importante organizzazione in Italia che da 30 anni offre agli studenti tutti gli strumenti necessari per affrontare con successo i test selettivi. Opera a livello nazionale con sedi nelle principali città universitarie e si avvale della collaborazione di decine di esperti. Per le diverse prove di ammissione, Alpha Test organizza in tutta Italia dei corsi specifici di preparazione (alphatest.it/Corsi), pubblica la collana *TestUniversitari* composta da oltre settanta tra manuali ed eserciziari, specifici per ogni area di studi (alphatest.it/Libri-Alpha-Test) e ha sviluppato Alpha Test Academy, il nuovo programma on line di assistenza personalizzata allo studio, che guida e aiuta lo studente nella preparazione al test.

In particolare, questo libro è rivolto alla preparazione ai test di ammissione ai corsi universitari triennali delle aree sanitaria, quali per esempio: *Fisioterapista, Logopedista, Dietista, Tecnico di radiologia, Ostetrica, Igienista dentale, Terapista della neuropsicomotricità, Infermiere pediatrico, Podologo, Tecnico della riabilitazione psichiatrica, Infermiere, Tecnico di neurofisiopatologia, Ortottista, Tecnico di fisiopatologia circolatoria, Tecnico della prevenzione sul lavoro, Tecnico di laboratorio biomedico, Tecnico ortopedico, Tecnico audioprotesista, Educatore professionale, Tecnico audiometrista, Terapista occupazionale, Assistente sanitario.*

**Il parere dei lettori è importante**

Per continuare a migliorare la qualità delle proprie pubblicazioni, Alpha Test considera estremamente prezioso il parere dei propri lettori ai quali chiede la cortesia di esprimere un giudizio su questo libro nell'apposita sezione "Valuta un libro" del sito alphatest.it. Per ogni valutazione ricevuta Alpha Test devolverà2 euro alla **Fondazione Francesca Rava–NPH Italia Onlus** che aiuta i bambini orfani, abbandonati, ammalati in Italia e nei paesi più poveri del mondo (www.nphitalia.org).

Per informazioni aggiornate sui libri di Alpha Test i lettori possono visitare il sito internet alphatest.it o richiedere il catalogo gratuito a:


Alpha Test S.r.l.
via Mercalli, 14 – 20122 Milano
tel. 02 58 45 981 – fax 02 58 45 98 96
servizi@alphatest.it


## Ringraziamenti


Alpha Test ringrazia i numerosi lettori, i partecipanti ai corsi e i collaboratori che, con i loro interventi, suggerimenti e in particolare con i giudizi ogni anno forniti al termine dei corsi, hanno contribuito a migliorare nel tempo la qualità dei volumi e dei servizi offerti.

# Suggerimenti per prepararsi al test

La **prima cosa** da fare è procurarsi le informazioni sul test che si dovrà affrontare: le fonti più autorevoli e aggiornate sono il sito del ministero dell'Istruzione, dell'Università e della Ricerca (MIUR), i siti delle singole università e alphatest.it. Nel primo è riportata la normativa di interesse per gli studenti mentre negli altri vengono pubblicati i bandi di concorso che integrano le indicazioni del ministero con le specifiche proprie di ciascuna sede universitaria. Su **alphatest.it/Test-di-ammissione** sono pubblicate le date dei test, tutte le principali leggi e normative sulle prove di ammissione, i test ufficiali degli ultimi anni risolti e commentati e gli aggiornamenti e approfondimenti per i diversi corsi di studio.

### Il metodo Alpha Test: libri, Alpha Test Academy e corsi

Il primo passo per il conseguimento di una preparazione completa è costituito dallo studio individuale da compiere sui libri. Per il conseguimento di una preparazione completa, a questo volume si affiancano il corrispondente MANUALE DI PREPARAZIONE, la raccolta di prove simulate PROVE DI VERIFICA e il volume 6500 QUIZ (disponibile anche nella versione corredata con software di simulazione). Ai fini dello studio, ciascuno dei quattro volumi è autosufficiente e, allo stesso tempo, complementare rispetto agli altri. Le loro caratteristiche sono così sintetizzabili:

- **MANUALE DI PREPARAZIONE**: è il principale strumento di preparazione alle prove di ammissione. Consente infatti lo **studio e il ripasso** mirato delle materie su cui vertono le domande dei test; la spiegazione degli argomenti è completata da schemi, tabelle, glossari e da centinaia di esercizi risolti e commentati;
- **ESERCIZI COMMENTATI**: è un eserciziario contenente centinaia di quesiti suddivisi in base alle materie oggetto d'esame. Di ciascun quesito viene fornita la soluzione e il commento che illustra i metodi risolutivi più efficaci. Costituisce dunque uno strumento utile per **esercitarsi** e per **approfondire la propria preparazione**. Nella versione corredata di **software di simulazione**, tale *software* combina i numerosi esercizi a disposizione e permette di comporre un numero elevato di prove simulate da svolgere secondo le modalità e i tempi che caratterizzano l'esame ufficiale; allo scadere del tempo prefissato, il programma elabora le risposte e fornisce i risultati, anche in forma grafica;
- **PROVE DI VERIFICA**: contiene 12 prove d'esame composte con le domande dei concorsi degli ultimi anni sotto forma di **test simulati**. Le prove sono accompagnate da indicazioni pratiche (tempo a disposizione, criteri di valutazione ecc.) che consentono al lettore di svolgerle secondo le modalità dell'esame ufficiale;
- **6500 QUIZ – I QUESITI DELLE PROVE DI AMMISSIONE**: è la raccolta completa dei quesiti delle prove ufficiali. Gli esercizi sono suddivisi per materia (2300 di logica e cultura generale, 1700 di biologia, 1300 di chimica, 600 di fisica e 600 di matematica); alla fine di ogni sezione sono riportate le soluzioni di ciascun quesito. Nella versione corredata di **software di simulazione**, tale *software* combina i numerosi esercizi a disposizione e permette di comporre un numero elevato di prove simulate da svolgere secondo le modalità e i tempi che caratterizzano l'esame ufficiale; allo scadere del tempo prefissato, il programma elabora le risposte e fornisce i risultati, anche in forma grafica.

L'acquisto di ogni libro della collana *TestUniversitari* dà anche diritto a svolgere gratuitamente numerose simulazioni del test ufficiale sul sito **testonline.it** Per questo si rimanda alle istruzioni riportate nell'apposita pagina in fondo al volume.

### Alpha Test Academy

Alpha Test Academy è il nuovo sistema di assistenza on line personalizzata che guida e aiuta lo studente nella preparazione ai test per le lauree triennali dell'area medico-sanitaria. Per ciascuna delle materie e degli argomenti previsti al test, il programma valuta il livello di preparazione dello studente, propone in modo adattivo numerose batterie di domande con difficoltà differenziata e offre migliaia di spiegazioni e commenti multimediali (link, video, tutorial e rimandi a specifici richiami di teoria). Il materiale e l'assistenza offerti da Alpha Test Academy consentono di chiarire via via ogni quesito e dubbio individuale anche attraverso un canale diretto con i docenti Alpha Test e di migliorare progressivamente le proprie conoscenze e capacità in vista del test ufficiale. Alpha Test Academy assiste in ogni momento lo studente in un lavoro di preparazione mirato e specifico e rappresenta quindi un'utile integrazione al manuale di preparazione o a un corso Alpha Test in aula. Alpha Test Academy è un ambiente interattivo, con gruppi di studio virtuali e forum di discussione per un confronto diretto. Inoltre, fornisce un costante aggiornamento sulle novità normative e sui test ufficiali.

Per l'acquisto di Alpha Test Academy è previsto uno sconto importante per chi già possiede questo volume o è iscritto a un corso Alpha Test. Per maggiori informazioni o per provare la demo gratuita: **alphatest.it**

**Corsi**

Per la preparazione alle prove di ammissione, oltre ai volumi della collana *TestUniversitari* e ad Alpha Test Academy, Alpha Test organizza per gli studenti più motivati numerosi **corsi** di durata differenziata (da pochi giorni di corso ad alcuni mesi). Frequentare un corso Alpha Test consente di completare, perfezionare e consolidare la propria preparazione grazie ai seguenti punti di forza:

1. **la didattica interattiva.** Ciascun corso prevede cicli di lezioni e di esercitazioni dedicate al ripasso di tutti gli argomenti oggetto d'esame. Gli studenti possono beneficiare della professionalità di docenti con un'esperienza d'insegnamento unica in Italia, maturata in 30 anni di attività di Alpha Test nel campo specifico della preparazione ai test universitari;
2. **il materiale supplementare consegnato ai corsi.** Durante le lezioni, a ciascun partecipante viene fornito materiale di studio e di esercitazione aggiuntivo rispetto ai volumi consegnati al momento dell'iscrizione. Si tratta di materiale estremamente aggiornato e specifico per la struttura e i contenuti del test che si deve affrontare;
3. **l'esperienza "sul campo".** In ciascun corso vengono svolte più simulazioni d'esame per mettersi alla prova e per confrontare la propria preparazione con quella di altri candidati. I docenti Alpha Test sono in grado inoltre di indicare a ogni candidato il punteggio orientativo che occorre conseguire per accedere al corso universitario prescelto.

Infine, chi desidera prepararsi al test di ammissione senza rinunciare a divertimento e nuove amicizie può partecipare a una delle **vacanze-studio Alpha Test** (per informazioni: **alphatest.it/Corsi**).

**Test di autovalutazione online**

Su **alphatest.it/Test-di-ammissione** è possibile misurare il proprio livello di preparazione; il test gratuito prevede 20 domande tratte dai test ufficiali degli ultimi anni da risolvere in 20 minuti ed è finalizzato ad aiutare il candidato a impostare al meglio il percorso di studio.

**Test ufficiali commentati e ultimi aggiornamenti disponibili su alphatest.it**

Sul sito **alphatest.it** si possono scaricare gratuitamente i test ufficiali degli ultimi anni con tutte le soluzioni e i **commenti esplicativi dei singoli quesiti**. Inoltre nella sezione "approfondimenti" all'indirizzo **alphatest.it/Test-di-ammissione** vengono costantemente pubblicati gli aggiornamenti normativi sui test con le eventuali integrazioni agli argomenti e ai programmi d'esame.

**App per iPhone e iPad**

Per coloro che possiedono i dispositivi mobili iPhone e iPad sono disponibili le App di esercitazione del test d'ammissione per tutti i corsi a numero programmato. Ciascuna App contiene oltre 580 quesiti tratti dalle prove ufficiali, con soluzioni commentate dagli esperti Alpha Test. È possibile comporre un numero illimitato di prove simulate e analizzare i risultati anche in forma grafica.

**Segui Alpha Test anche sui social network**

Diventare fan della pagina Alpha Test su Facebook o seguire l'account @alpha_test su Twitter significa essere informati in tempo reale su tutto quello che riguarda i test, confrontarsi con migliaia di fan e ricevere aggiornamenti e consigli dai docenti. Alpha Test è anche su Google+, LinkedIn, Youtube.

**Mailing list**

Ti segnaliamo infine che, registrandoti su alphatest.it, puoi entrare a far parte della nostra mailing list: potrai così ricevere aggiornamenti in tempo reale sui test, suggerimenti su come prepararti al meglio e approfittare di sconti e promozioni esclusive.

# Indicazioni per i partecipanti ai corsi Alpha Test

Alpha Test:

- è **la prima** società in Italia specializzata nel preparare gli studenti ai test di ammissione all'università;
- è **l'unica** organizzazione che può vantare un'esperienza di 30 anni e migliaia di corsi già organizzati su tutto il **territorio nazionale**;
- i risultati di chi sceglie Alpha Test sono gli unici attestati da una primaria società di indagini di mercato da cui risulta che l'**84%** degli ammessi a medicina si è preparato con Alpha Test;
- dal 1987 a oggi ha **preparato con successo** ai test universitari **decine di migliaia di studenti** che si sono trovati in vantaggio rispetto alle altre aspiranti matricole;
- propone **corsi** con durata, programmi e costi differenziati a seconda della prova di selezione e delle esigenze dei singoli studenti, comprese **vacanze-studio** e **corsi residenziali**;
- vanta un corpo docente composto da oltre 160 esperti rigorosamente selezionati e costantemente formati: docenti e ricercatori universitari, professionisti e insegnanti con un'**esperienza didattica unica** e **specifica** nel campo della preparazione ai test universitari;
- ha sviluppato, per prima in Italia, una **metodologia didattica innovativa** e specifica per affrontare le prove a test;
- effettua l'analisi e la discussione in aula delle **prove ufficiali** utilizzate dalle università negli anni passati;
- sottopone ai partecipanti ai corsi numerose **prove simulate** che vengono corrette individualmente mediante l'uso di **lettori ottici** simili a quelli per le correzioni dei test ufficiali; ciò consente ai partecipanti di verificare in tempo reale il proprio livello di preparazione e di apprendimento;
- ha sviluppato una collana di volumi specifici per i diversi test di ammissione, già scelti da oltre due milioni di studenti e **forniti ai partecipanti ai corsi** all'atto dell'iscrizione;
- mette a disposizione degli studenti un servizio di esercitazione *on line* – all'indirizzo **testonline.it** – dove è possibile simulare i test di ammissione ai singoli corsi di studio.

Quanto premesso, unitamente ai risultati conseguiti dai partecipanti alle passate edizioni, ci consente di affermare che prepararsi a un test di ammissione frequentando lo specifico corso Alpha Test rappresenta la scelta migliore per chi è veramente motivato ad accedere al corso universitario desiderato e aumenta fino a sette volte la probabilità di ammissione rispetto a quella degli altri candidati.

Alpha Test e il suo corpo docente mettono a disposizione l'esperienza maturata e forniscono tutto l'aiuto necessario affinché i propri studenti possano prepararsi nel modo più rapido, completo ed efficace alla prova di selezione. Per accrescere ulteriormente la probabilità di successo **è essenziale anche l'impegno** degli studenti sotto forma di studio e di esercitazione **prima** e **durante** lo svolgimento del corso. Per facilitare la preparazione preliminare, Alpha Test consegna, già all'atto dell'iscrizione, i volumi MANUALE DI PREPARAZIONE, ESERCIZI COMMENTATI, PROVE DI VERIFICA e 6500 QUIZ (quest'ultimo solo per i corsi di maggior durata). Consigliamo di leggere questi libri (o almeno il manuale) prima dell'inizio del corso con l'obiettivo di acquisire almeno una conoscenza di base degli argomenti trattati. Questa raccomandazione vale in particolar modo per chi sceglie di frequentare uno dei corsi Alpha Test di durata minore.

Sempre all'iscrizione al corso, Alpha Test fornisce una guida operativa con istruzioni e consigli utili per avviare la preparazione anche prima dell'inizio delle lezioni e con importanti informazioni sul test di ammissione di interesse dello studente.

Durante il corso l'attenzione viene focalizzata in modo specifico sulle tipologie di quesiti previsti nella prova di ammissione di interesse. Viene inoltre esaminato e discusso con i docenti un consistente numero di esercizi diversi da quelli presenti nei libri e contenuti in apposite dispense aggiornate ogni anno e distribuite durante il corso esclusivamente ai partecipanti.

**Informazioni e modalità di iscrizione ai corsi Alpha Test**

Le iscrizioni ai corsi Alpha Test per la preparazione ai test di ammissione universitari sono sempre aperte sino all'esaurimento dei posti disponibili (i corsi sono riservati a un numero limitato di partecipanti per garantire le migliori condizioni di apprendimento); le informazioni aggiornate relative al calendario e alla quota di partecipazione di ciascun corso sono disponibili su alphatest.it o chiamando il numero verde 800 017 326.

Per chi ha già acquistato **presso un centro Alpha Test** l'ultima edizione dei libri in dotazione al corso, è prevista una riduzione della quota di iscrizione al corso pari al 100% del prezzo di copertina dei libri; se i libri sono stati acquistati **in libreria** tale riduzione è invece pari al 50% del prezzo di copertina.

L'iscrizione ai corsi e l'acquisto dei libri Alpha Test possono essere effettuati:

- **su Internet** all'indirizzo **alphatest.it/Corsi**;
- **telefonicamente**, chiamando il numero verde 800 017 326;
- presso uno dei **centri Alpha Test** (per conoscere il più vicino visitare il sito **alphatest.it/Corsi** o chiamare il numero verde 800 017 326);
- **compilando l'apposito modulo** di iscrizione scaricabile da alphatest.it, o richiedendolo al numero verde 800 017 326 o scrivendo a servizi@alphatest.it.

I libri Alpha Test si possono acquistare anche presso le **migliori librerie** di tutta Italia.

Chi desidera ricevere, gratuitamente e senza impegno, materiale informativo relativo ai corsi e/o ai libri Alpha Test, può visitare il sito internet **alphatest.it** o richiedere il catalogo gratuito a:

---

Alpha Test S.r.l.
via Mercalli, 14 – 20122 Milano
tel. 02 58 45 981 – fax 02 58 45 98 96
servizi@alphatest.it

---

# Natura del test e caratteristiche di questo libro

**Natura del test**

Le prove che devono affrontare i lettori di questo volume sono regolamentate a livello nazionale direttamente dal Ministero, sia per quanto riguarda le caratteristiche pratiche (data e ora di svolgimento della prova, durata ecc.) sia per i contenuti dei test.

Ogni anno, almeno 60 giorni prima della data prevista per lo svolgimento del test, il Miur pubblica il decreto contenente le modalità e i contenuti delle prove di ammissione.

Il test dell'anno accademico **2016/2017** per i candidati ai corsi universitari triennali dell'area sanitaria era composto da **60 quesiti a risposta multipla** con **5 alternative** di cui una sola esatta; le discipline oggetto del test sono state:

- ragionamento logico — 20 quesiti
- cultura generale — 2 quesiti
- biologia — 18 quesiti
- chimica — 12 quesiti
- fisica e matematica — 8 quesiti

Rispetto all'anno precedente **diminuiscono** i quesiti di **cultura generale** e di **ragionamento logico** e **aumentano** i quesiti di **biologia** e di **chimica**.

Il **tempo massimo di svolgimento del test è pari a 100 minuti**, quindi una media di **100 secondi** a quesito. Nella valutazione delle prove, vengono assegnati 1,5 punti per ogni risposta esatta, una penalità pari a – 0,4 punti per ogni risposta errata e 0 punti per ogni risposta omessa; la valutazione del test ha dunque un punteggio massimo pari a 90 punti.

Si consiglia di reperire le **informazioni aggiornate** sul test dell'**anno accademico in corso** scaricando **il relativo decreto** all'indirizzo: **alphatest.it/Test-di-ammissione** nella sezione "Bandi, posti disponibili, decreti".

**Caratteristiche del libro**

La **prima parte** del volume è dedicata alla sezione **attitudine logica e cultura generale**, che esamina tutte le tipologie di esercizi di natura attitudinale, che possono essere raggruppate in tre categorie:

- comprensione verbale dove figurano gli esercizi di comprensione di brani, nei quali è richiesto di leggere uno o più brani di diversa natura e di rispondere a domande sul loro contenuto e sul loro significato;
- attitudine logica che comprende diverse tipologie di esercizi, quali problemi di ragionamento logico e matematico, successioni di numeri e lettere, esercizi di insiemistica, sillogismi, interpretazione di tabelle e grafici statistici;
- cultura generale la quale intende valutare la conoscenza di nozioni specifiche di materie umanistiche (storia, geografia, filosofia, letteratura ecc.) e di grammatica, accanto alla conoscenza dei principali avvenimenti di attualità.

Nella **seconda**, **terza**, **quarta** e **quinta** parte vengono presentati i quesiti relativi a biologia, chimica, matematica e fisica.

Ognuna di queste parti è composta da due sezioni: nella prima, denominata "quesiti", vengono presentati i quesiti senza le soluzioni; la seconda, denominata "soluzioni e commenti", contiene invece il commento e la spiegazione di tutti gli esercizi, unitamente alle soluzioni. Naturalmente il commento agli esercizi **presuppone che lo studente possegga le conoscenze teoriche necessarie** alla risoluzione dei quesiti. Il commento, infatti, indica le tecniche di risoluzione più efficaci e segnala le nozioni teoriche che l'esercizio intende verificare, ma non presenta l'analisi e la spiegazione dettagliata di tali argomenti.

Per utilizzare nel modo più proficuo questo eserciziario è utile quindi affiancarlo al corrispondente manuale MANUALE DI PREPARAZIONE che, come già accennato, presenta il **ripasso di tutte le discipline oggetto del test** attraverso centinaia di illustrazioni, schemi originali, tabelle ed esercizi svolti. Il manuale propone inoltre un metodo innovativo che consente di risolvere correttamente e velocemente i quesiti dei test di ammissione.

La **sesta parte** del volume contiene **una prova simulata di test**, formulata con criteri del tutto analoghi a quelli che caratterizzano le prove ufficiali di ammissione ai corsi universitari a cui il volume si riferisce. Tale prova consente allo studente di mettere in pratica quanto appreso nel corso della lettura dei precedenti capitoli e allo stesso tempo di evidenziare le parti sulle quali si registrano le maggiori difficoltà e per le quali è dunque conveniente tornare a ripassare i relativi capitoli teorici contenuti nel MANUALE DI PREPARAZIONE.

**Nota per la versione del volume corredata di software di simulazione**

Per coloro che riscontrano problemi o difficoltà nell'installazione o nel funzionamento del software, Alpha Test mette a disposizione un supporto tecnico all'indirizzo internet **www.alphatest.it/assistenzausb.**

# Suggerimenti per affrontare la prova a test

Per affrontare al meglio un test a risposta multipla è importante conoscere preventivamente le modalità di svolgimento e la natura delle diverse tipologie di esercizi, nonché le opportune "strategie" per valorizzare al massimo le proprie conoscenze e potenzialità.

I criteri adottati dalle università italiane per selezionare i candidati ai corsi universitari sono di tipo **comparativo**. Cioè per superare la selezione, **lo studente deve figurare tra i migliori** nella graduatoria dei candidati. In altre parole, per superare la selezione occorre svolgere il test di ammissione meglio di un certo numero di altri candidati. Dal 2011 i test di ammissione a base nazionale prevedono anche una soglia minima qualificante di 20 punti.

Prima di addentrarsi nell'analisi dei contenuti dei test e degli esercizi che li compongono, è opportuno considerare alcuni suggerimenti apparentemente banali, ma utili al fine di ottimizzare il risultato nella prova di ammissione.

### Bando di concorso e informazioni

Il primo suggerimento di carattere generale è quello di **prestare grande attenzione a tutte le informazioni fornite dall'università e contenute nel bando di concorso**: esse sono infatti, insieme alle disposizioni del Ministero, le uniche informazioni **ufficiali** relative alle norme, alle modalità di selezione, alla struttura e ai contenuti della prova che regola l'ammissione al corso di studi scelto.

### Regolamento e istruzioni

In sede d'esame, prima ancora dell'inizio della prova, vengono consegnate ai candidati le **norme alle quali attenersi durante l'intero svolgimento del test**. Tali norme riguardano, per esempio, il tempo a disposizione per lo svolgimento della prova, le modalità con cui indicare le risposte sull'apposita scheda e altre indicazioni su come comportarsi in sede d'esame e al termine del test. È necessario attenersi a tali informazioni per evitare di commettere errori banali (quale, per esempio, la compilazione errata della scheda per le risposte), che potrebbero compromettere l'esito della prova e quindi l'ammissione all'università.

In alcuni casi, all'interno del test gli esercizi sono preceduti da **istruzioni circa le modalità di risoluzione** dei quesiti e a volte anche da un esempio risolto. È importante in questi casi non aver fretta di cominciare a risolvere i quesiti, ma dedicare la massima attenzione alla lettura di queste istruzioni, indispensabili per capire la logica degli esercizi e per rispondere correttamente alle domande.

### Domande a risposta multipla

I test che vengono utilizzati per l'ammissione all'università sono costituiti da domande **chiuse**, le cui risposte sono cioè predefinite: il candidato deve individuare la sola risposta esatta tra le alternative proposte. Per rispondere a una domanda *aperta* (non corredata da risposte prefissate) come per esempio "Qual è la capitale della Colombia?", occorre conoscere le informazioni necessarie alla formulazione della risposta. Nel caso di *domande a scelta multipla* è invece possibile procedere anche in maniera diversa.

Si ipotizzi, per esempio, di dover rispondere al medesimo quesito, però a risposta multipla.

---

**1** **Qual è la capitale della Colombia?**

A Delhi
B Buenos Aires
C Bogotá
D Brasilia
E Santiago

In questo caso è possibile determinare la risposta corretta procedendo in due modi distinti:

1. ragionando come se si trattasse di una domanda aperta: sapendo che la capitale della Colombia è Bogotá, si individua direttamente la risposta corretta (C) senza valutare le altre risposte proposte;
2. se, al contrario, non si conosce la risposta alla domanda, ma si ricordano gli altri accoppiamenti Paese/capitale, è possibile individuare la risposta corretta eliminando le alternative errate: sapendo che Delhi è la capitale dell'India, Buenos Aires dell'Argentina, Santiago del Cile e Brasilia del Brasile, per esclusione si può concludere che la risposta esatta è la C.

In altre parole, per rispondere correttamente a una domanda a scelta multipla non è sempre strettamente necessario conoscere la risposta esatta: a volte la soluzione può essere individuata indirettamente, escludendo le alternative errate.

Nel caso in cui, procedendo per esclusione, il candidato non riesca a eliminare tutte le alternative errate, il metodo di risposta per eliminazione permette comunque di aumentare le probabilità di individuare la risposta corretta: l'esclusione di una o più risposte riduce il numero delle alternative tra cui si rimane incerti e quindi incrementa la probabilità di individuare l'alternativa corretta anche rispondendo in modo casuale.

Un altro aspetto che caratterizza le prove a test è il fatto che l'assegnazione dei punteggi si basa solo ed esclusivamente sulle risposte indicate sull'apposita scheda: non hanno quindi alcuna rilevanza eventuali spiegazioni o giustificazioni alle risposte date e questo rappresenta un'ulteriore differenza importante rispetto ad altri tipi di valutazione.

Nei test di ammissione il tempo a disposizione risulta spesso appena sufficiente per rispondere a tutti i quesiti. È dunque molto importante gestirlo nel modo più conveniente.

**Valore dei quesiti e gestione del tempo**

Nei test di ammissione ai quali questo libro si rivolge **tutti gli esercizi hanno lo stesso valore**: è dunque necessario evitare di dedicare eccessivi sforzi e tempo per risolvere un quesito particolarmente complesso.

Poiché ogni risposta giusta fa "guadagnare" lo stesso punteggio, a parità di tempo impiegato conviene risolvere due esercizi semplici piuttosto che uno complesso.

Come i partecipanti ai corsi Alpha Test hanno modo di sperimentare durante lo svolgimento delle prove simulate, il tempo rappresenta uno dei fattori critici per affrontare con successo un test di ammissione. Infatti, le prove sono spesso progettate e formulate in modo tale da permettere solo ai più preparati e ai più veloci di terminare nel tempo concesso la totalità dei quesiti.

È dunque fondamentale impiegarlo razionalmente, calcolando, prima di iniziare la prova, il tempo medio a disposizione per ogni quesito (dato ovviamente dal tempo complessivo diviso per il numero di esercizi), ed evitando di dedicare ai singoli quesiti un tempo eccessivamente superiore a quello medio. Il suggerimento generale è di non superare il tempo medio nello svolgimento di un singolo esercizio, per più del 20%. Questa dilazione per i quesiti complessi viene infatti facilmente compensata dalla presenza di numerosi quesiti di natura nozionistica di veloce risoluzione.

Se dunque il tempo complessivo per il test è di 100 minuti e il numero di esercizi da risolvere è pari a 60, il tempo medio per quesito è pari a 1 minuto e 40 secondi (100 secondi). Bisogna quindi cercare di non dedicare più di due minuti allo svolgimento del singolo quesito. Avvicinandosi a tale tempo limite, se non si è prossimi alla soluzione, è opportuno passare alla domanda successiva.

L'obiettivo da raggiungere è rispondere correttamente al maggior numero possibile di esercizi; si consiglia quindi, compatibilmente con i vincoli imposti dalle modalità di svolgimento della prova, di affrontare prima gli esercizi che si ritiene di saper risolvere più facilmente e velocemente, per passare poi a quelli più complessi che richiedono un dispendio di tempo maggiore.

> Il consiglio, ove possibile, è di evidenziare con un opportuno segno di riconoscimento tali quesiti sul fascicolo contenente il test: sarà così possibile ritrovarli velocemente in un secondo momento. Lo stesso consiglio vale per le domande a cui si è data una risposta che, compatibilmente con il tempo a disposizione, si vorrebbe verificare prima del termine della prova.

**Scelta casuale della risposta?**

La valutazione dei test avviene mediante l'attribuzione di un punteggio positivo per le risposte corrette (generalmente un punto per ogni risposta esatta) e, in molti casi, l'attribuzione di un punteggio negativo per ogni risposta errata (generalmente quantificato in una frazione di punto). Ai quesiti omessi, a cui cioè non si è risposto, viene di solito attribuito un punteggio nullo.

L'edizione 2016 dei test ai quali questo volume si rivolge prevedeva quesiti con 5 alternative e la seguente attribuzione di punteggi:

- risposta esatta: + 1,5
- risposta errata: – 0,4
- risposta omessa: 0

La penalità sulle risposte errate ha lo scopo di annullare il punteggio positivo che, statisticamente, il candidato potrebbe conseguire rispondendo a caso in assenza di tale penalità.

Si supponga di non conoscere le risposte di 60 quesiti (con 5 risposte alternative ciascuno) della prova. Scegliendo a caso (e ragionando statisticamente) si risponderebbe in modo corretto a un esercizio ogni 5, ossia in totale a 12 esercizi (60/5 ossia 60 diviso 5) e si sbaglierebbero i restanti 48 quesiti. Il punteggio totalizzato sarebbe dunque:

- Risposte esatte: $12 \times (+1{,}5) = +18$
- Risposte errate: $48 \times (-0{,}4) = -19{,}2$
- Risposte nulle: $0 \times 0 = 0$
- Punteggio totale: $18 - 19{,}2 = -1{,}2$

Si otterrebbe quindi un punteggio negativo: è quindi **sconsigliato rispondere a caso quando si è indecisi tra cinque alternative**.

È evidente però che il punteggio totalizzato rispondendo casualmente potrà essere tanto maggiore quanto minore sarà il numero di alternative tra cui si è indecisi e quanto minore è la penalità attribuita alle risposte errate. Il numero delle alternative tra cui si è indecisi non coincide necessariamente con quello delle alternative esistenti. Se, per esempio, le alternative proposte sono 5, ma si riesce a scartarne una perché si sa che è errata, il numero da considerare per il confronto con la penalizzazione è 4 (cioè 5 – 1).

In questa circostanza rispondendo a caso si risponderebbe in modo corretto a 15 esercizi (60/4) e si sbaglierebbero i restanti 45 quesiti:

- Risposte esatte: $15 \times (+1{,}5) = +22{,}5$
- Risposte errate: $45 \times (-0{,}4) = -18$
- Risposte nulle: $0 \times 0 = 0$
- Punteggio totale: $22{,}5 - 18 = +4{,}5$

Quindi, con le regole in uso nel 2016, è sufficiente scartare almeno una alternativa per rendere statisticamente conveniente rispondere a caso al quesito.

**Scheda per le risposte e correzioni**

Una volta individuata la risposta corretta a un quesito, il candidato deve segnarla su un'apposita *scheda per le risposte* (si veda l'esempio riportato nella pagina seguente), distinta dal fascicolo contenente gli esercizi. Si tratta cioè di segnare la risposta esatta in corrispondenza del numero dell'esercizio appena risolto.

Per la correzione delle schede vengono utilizzati *elaboratori elettronici* dotati di *lettori ottici*, il candidato deve quindi rispondere contrassegnando in modo opportuno lo spazio (un "cerchietto" o "quadratino") corrispondente all'alternativa ritenuta esatta.

Nelle prove per l'accesso degli ultimi anni era consentito effettuare correzioni sulla scheda delle risposte. È comunque consigliabile **limitare al minimo le correzioni**.

Si riporta di seguito un modello di tale scheda con l'indicazione di come effettuare le correzioni. Sia la scheda sia il metodo di correzione potrebbero cambiare in futuro ed è quindi importante leggere e seguire attentamente le istruzioni e le procedure di svolgimento della prova.

Sulle schede per le risposte sono solitamente presenti aree (con cerchi neri, codici a barre o altro) indispensabili al corretto funzionamento del sistema ottico di lettura e correzione. All'interno di tali aree è importante non apporre alcun segno di scrittura che potrebbe pregiudicare il corretto funzionamento del lettore.

**Si raccomanda quindi di non apporre alcun segno al di fuori delle caselle previste e di non sgualcire o piegare la scheda.**

**M.I.U.R. — Ministero dell'Istruzione, dell'Università e della Ricerca**

0 0 0 0 0 2 5 8 1 B

# Modulo risposte

**ATTENZIONE: NON piegare o sgualcire questa scheda**

| N° domanda | Cultura generale e ragionamento logico | | | | | N° domanda | Biologia | | | | | N° domanda | Chimica | | | | | N° domanda | Matematica e Fisica | | | | |
|---|---|---|---|---|---|---|---|---|---|---|---|---|---|---|---|---|---|---|---|---|---|---|---|
| | A | B | C | D | E | | A | B | C | D | E | | A | B | C | D | E | | A | B | C | D | E |
| ○ 1 | ☐ | ☐ | ☐ | ☐ | ☐ | ○ 23 | ☐ | ☐ | ☐ | ☐ | ☐ | ○ 41 | ☐ | ☐ | ☐ | ☐ | ☐ | ○ 53 | ☐ | ☐ | ☐ | ☐ | ☐ |
| ○ 2 | ☐ | ☐ | ☐ | ☐ | ☐ | ○ 24 | ☐ | ☐ | ☐ | ☐ | ☐ | ○ 42 | ☐ | ☐ | ☐ | ☐ | ☐ | ○ 54 | ☐ | ☐ | ☐ | ☐ | ☐ |
| ○ 3 | ☐ | ☐ | ☐ | ☐ | ☐ | ○ 25 | ☐ | ☐ | ☐ | ☐ | ☐ | ○ 43 | ☐ | ☐ | ☐ | ☐ | ☐ | ○ 55 | ☐ | ☐ | ☐ | ☐ | ☐ |
| ○ 4 | ☐ | ☐ | ☐ | ☐ | ☐ | ○ 26 | ☐ | ☐ | ☐ | ☐ | ☐ | ○ 44 | ☐ | ☐ | ☐ | ☐ | ☐ | ○ 56 | ☐ | ☐ | ☐ | ☐ | ☐ |
| ○ 5 | ☐ | ☐ | ☐ | ☐ | ☐ | ○ 27 | ☐ | ☐ | ☐ | ☐ | ☐ | ○ 45 | ☐ | ☐ | ☐ | ☐ | ☐ | ○ 57 | ☐ | ☐ | ☐ | ☐ | ☐ |
| ○ 6 | ☐ | ☐ | ☐ | ☐ | ☐ | ○ 28 | ☐ | ☐ | ☐ | ☐ | ☐ | ○ 46 | ☐ | ☐ | ☐ | ☐ | ☐ | ○ 58 | ☐ | ☐ | ☐ | ☐ | ☐ |
| ○ 7 | ☐ | ☐ | ☐ | ☐ | ☐ | ○ 29 | ☐ | ☐ | ☐ | ☐ | ☐ | ○ 47 | ☐ | ☐ | ☐ | ☐ | ☐ | ○ 59 | ☐ | ☐ | ☐ | ☐ | ☐ |
| ○ 8 | ☐ | ☐ | ☐ | ☐ | ☐ | ○ 30 | ☐ | ☐ | ☐ | ☐ | ☐ | ○ 48 | ☐ | ☐ | ☐ | ☐ | ☐ | ○ 60 | ☐ | ☐ | ☐ | ☐ | ☐ |
| ○ 9 | ☐ | ☐ | ☐ | ☐ | ☐ | ○ 31 | ☐ | ☐ | ☐ | ☐ | ☐ | ○ 49 | ☐ | ☐ | ☐ | ☐ | ☐ | | | | | | |
| ○ 10 | ☐ | ☐ | ☐ | ☐ | ☐ | ○ 32 | ☐ | ☐ | ☐ | ☐ | ☐ | ○ 50 | ☐ | ☐ | ☐ | ☐ | ☐ | | | | | | |
| ○ 11 | ☐ | ☐ | ☐ | ☐ | ☐ | ○ 33 | ☐ | ☐ | ☐ | ☐ | ☐ | ○ 51 | ☐ | ☐ | ☐ | ☐ | ☐ | | | | | | |
| ○ 12 | ☐ | ☐ | ☐ | ☐ | ☐ | ○ 34 | ☐ | ☐ | ☐ | ☐ | ☐ | ○ 52 | ☐ | ☐ | ☐ | ☐ | ☐ | | | | | | |
| ○ 13 | ☐ | ☐ | ☐ | ☐ | ☐ | ○ 35 | ☐ | ☐ | ☐ | ☐ | ☐ | | | | | | | | | | | | |
| ○ 14 | ☐ | ☐ | ☐ | ☐ | ☐ | ○ 36 | ☐ | ☐ | ☐ | ☐ | ☐ | | | | | | | | | | | | |
| ○ 15 | ☐ | ☐ | ☐ | ☐ | ☐ | ○ 37 | ☐ | ☐ | ☐ | ☐ | ☐ | | | | | | | | | | | | |
| ○ 16 | ☐ | ☐ | ☐ | ☐ | ☐ | ○ 38 | ☐ | ☐ | ☐ | ☐ | ☐ | | | | | | | | | | | | |
| ○ 17 | ☐ | ☐ | ☐ | ☐ | ☐ | ○ 39 | ☐ | ☐ | ☐ | ☐ | ☐ | | | | | | | | | | | | |
| ○ 18 | ☐ | ☐ | ☐ | ☐ | ☐ | ○ 40 | ☐ | ☐ | ☐ | ☐ | ☐ | | | | | | | | | | | | |
| ○ 19 | ☐ | ☐ | ☐ | ☐ | ☐ | | | | | | | | | | | | | | | | | | |
| ○ 20 | ☐ | ☐ | ☐ | ☐ | ☐ | | | | | | | | | | | | | | | | | | |
| ○ 21 | ☐ | ☐ | ☐ | ☐ | ☐ | | | | | | | | | | | | | | | | | | |
| ○ 22 | ☐ | ☐ | ☐ | ☐ | ☐ | | | | | | | | | | | | | | | | | | |

1. Ogni domanda ammette **una e una sola** risposta esatta. Si risponde barrando la relativa casella, ad esempio con una crocetta ben marcata, avendo cura di rimanere entro i bordi della casella stessa.

| | | | | | |
|---|---|---|---|---|---|
| ○ 1 | ☒ | ☐ | ☐ | ☐ | ☐ |

2. Per correggere una risposta errata è necessario **annerire completamente** la casella e barrare quella corretta. Per ogni domanda **è ammessa una sola** correzione.

| | | | | | |
|---|---|---|---|---|---|
| ○ 2 | ■ | ☐ | ☐ | ☐ | ☒ |

3. Se si intende annullare una risposta già data o non rispondere a una domanda occorre annerire la casella circolare a sinistra del numero progressivo.

| | | | | | |
|---|---|---|---|---|---|
| ⊗ 3 | ■ | ☐ | ☐ | ☐ | ☒ |
| ⊗ 4 | ☐ | ☐ | ☐ | ☐ | ☐ |

Esempio di scheda delle risposte con possibilità di correzione ed estratto di istruzioni per la corretta compilazione della scheda.

parte prima

# RAGIONAMENTO LOGICO E CULTURA GENERALE

# Quesiti di comprensione di testi

**In base alle informazioni contenute nel brano seguente, rispondere alla successiva domanda.**

Voglio ora tentare di rispondere al secondo quesito che vi ho posto: quale fondamentale differenza biologica esiste fra gli esseri umani e gli altri animali? Una risposta possibile, che cercherò di giustificare, è la seguente: l'uomo è unico fra gli animali per il valore altissimo che la tradizione ha finito con l'assumere nella sua vita, procurandogli di generazione in generazione la continuità di quelle proprietà a cui deve il proprio equilibrio di efficienza biologica. Tutti sanno che l'uomo è un animale che usa utensili o strumenti. Gli strumenti usati dall'uomo sono di due specie principali: chiamerò gli uni strumenti motori o d'azione: per esempio, martelli, strumenti da taglio, automobili, megafoni, cannoni e altri utensili che aumentano spesso in modo prodigioso il repertorio delle nostre attività motorie; chiamerò accessori sensoriali quelli del secondo gruppo di strumenti: occhiali, apparecchi acustici, apparecchi radio, termometri, apparecchi che portano al di là di limiti mai prima raggiunti le comuni capacità sensoriali – ma non tutti gli strumenti rientrano in queste due categorie: gli abiti per esempio, ne restano esclusi –. L'uomo non è l'unico animale che faccia uso di strumenti; ma gli esempi di animali inferiori che usano strumenti sono così rari che fan spettacolo a sé e se ne parla e discute in lungo e in largo: il picchio Galápagos, una specie di fringuello, usa, per esempio, tenere nel becco una spina per grattar via gli insetti dalla corteccia degli alberi.

**1 Dal brano si deduce che il picchio Galápagos:**

- A è uno dei tanti animali inferiori che usano strumenti
- B è in grado di fabbricarsi da solo la casa
- C ha una caratteristica comune all'uomo
- D ha capacità poco sviluppate ed estremamente comuni
- E nessuna delle altre risposte è corretta

**In base alle informazioni contenute nel brano seguente, rispondere alla successiva domanda.**

L'archeologia dice ancora poco, ma la genetica ci informa di più. Lo studio del DNA mitocondriale ci ha detto che la data di separazione di Africani e non Africani deve essere posteriore a 200.000 anni fa.

I mitocondri costituiscono una piccolissima parte del nostro corredo genetico (un 200 millesimo), e abbiamo imparato che è necessario rivolgersi a un materiale più vasto. Sono stati studiati molti altri geni, e si è creato un vastissimo corpo di conoscenze (migliaia di pubblicazioni), di cui è stata fatta una paziente elaborazione statistica.

**2 Una delle affermazioni seguenti NON è suffragata dal testo. Quale?**

- A La data di separazione tra Africani e non Africani non risale a più di 200.000 anni fa
- B I mitocondri non costituiscono la totalità del nostro corredo genetico
- C I geni mitocondriali sono meno informativi del complesso di tutti i geni
- D La genetica può dare più informazioni dell'archeologia
- E Lo studio archeologico indica una data di separazione tra Africani e non Africani che risale a 200.000 anni fa

**In base alle informazioni contenute nel brano seguente, rispondere alla successiva domanda.**

L'ingegneria genetica è divenuta oggi oggetto dell'accusa più grave che sia mai stata mossa contro la scienza: dare ai biologi il potere di avvilire e di asservire sia il corpo che lo spirito dell'uomo. In effetti il potere di modificare l'essere umano non è una prerogativa nuova. [...] Gli esseri umani presentano notevole diversità di caratteristiche, quindi un immenso potenziale evolutivo che dà adito a svariate possibilità di selezione.

[...] Nessun esperimento, di nessun tipo, deve essere intrapreso su un essere umano senza il suo consenso. In ogni circostanza devono essere salvaguardati il rispetto e la dignità della persona umana. Anche quando lo si prende come oggetto, l'essere umano deve restare soggetto.

François Jacob, *Il topo la mosca e l'uomo*, Bollati Boringhieri, Torino 1998

**3 UNA sola delle riflessioni sui punti essenziali del pensiero di Jacob È VERAMENTE FONDATA sul testo citato. Quale?**

A Spaventa tutti il fatto che i biologi abbiano il potere di asservire, corpo e spirito, gli uomini, come il fuoco un tempo spaventò Prometeo

B La paura induce a ripetere nei confronti della scienza le identiche accuse in base a cui essa era già stata condannata in passato

C Per fortuna la molteplicità dei caratteri degli esseri umani sembra rendere particolarmente difficile, se non addirittura impossibile, manipolazioni selettive

D Non esistono circostanze che giustifichino interventi volti a modificare un essere umano senza il suo consenso

E Dobbiamo accettare che possano presentarsi casi particolarissimi in cui la manipolazione genetica sia comunque lecita, con o senza il consenso dell'interessato

**In base alle informazioni contenute nel brano seguente, rispondere alle successive domande.**

Nessuno negherebbe che in questa "epoca della scienza" in cui la società vive dipendendo dalla propria tecnologia (e perciò in definitiva dalla scienza stessa) tanto, o forse di più, di quanto un *junkie* dipende dalla sua droga preferita, lo scienziato non debba sostenere una pesante responsabilità. Prima anche di cercare di chiarire la natura e l'entità di questa responsabilità e delle obbligazioni che ne scaturiscono, forse è bene considerare brevemente alcuni aspetti preliminari relativi allo "stato" della scienza, cioè della "conoscenza oggettiva" in relazione all'etica. Responsabilità, doveri, obblighi possono essere razionalmente definiti e discussi solo in rapporto a un dato sistema di valori. È abbastanza vero, inoltre, che ci sono molti problemi, o alternative, che permettono una scelta o la formulazione di un giudizio senza chiamare in causa i fondamenti del nostro sistema di valori. Siamo tutti d'accordo che l'inquinamento sia un male e pertanto le tecniche, gli sforzi, le petizioni, le proteste, i moniti contro di esso siano una buona cosa. Così pure siamo tutti d'accordo che i difetti genetici siano un male. Ma, come sappiamo fin troppo bene, vi sono larghe divergenze di opinione su quali metodi tecnicamente validi siano moralmente accettabili in vista di uno sforzo per prevenire il graduale deterioramento genetico della specie umana. Molti sono ancora contrari all'aborto terapeutico. Altri, che sono favorevoli all'aborto terapeutico, si oppongono tenacemente a ogni specie di legislazione eugenetica. Il novanta per cento della comunità scientifica internazionale è d'accordo che la guerra sia indiscutibilmente un male. Perciò una larga percentuale di questo novanta per cento rifiuterà sistematicamente di adoperarsi, in quanto scienziati, allo sviluppo di nuove armi e ordigni nel proprio Paese. Ma ci si può domandare: che cosa farebbero questi stessi scienziati se si trovassero oggi di fronte allo stesso dilemma che fu affrontato e risolto da Szilard, Fermi e Einstein, nel 1940, con l'assumersi l'impegno di persuadere Roosevelt a dare avvio a quello che più tardi fu noto come il *Progetto Manhattan*? Io credo che la maggior parte di questi scienziati bene intenzionati (compreso lo stesso Linus Pauling), in circostanze analoghe, agirebbero esattamente come agì Einstein. Ovviamente, scegliere l'uno o l'altro atteggiamento di fronte a tali alternative implica non un atto conoscitivo, ma un giudizio di valore. La conoscenza oggettiva definisce le alternative; di per sé non aiuta in alcun modo a risolvere gli angosciosi problemi che la scienza soltanto pone. È appena necessario sottolineare che la decisione di astenersi e di non intervenire in tali problemi, è già operare una scelta. Certamente non la più onorevole. La scienza si basa su un approccio strettamente *obiettivo* all'analisi e all'interpretazione dell'Universo, compreso l'uomo e le società umane. La scienza ignora e deve ignorare i giudizi di valore, la conoscenza continua ad aprire e inevitabilmente a suggerire nuove possibilità di azione. Ma scegliere un atteggiamento è sconfinare dal terreno dell'oggettività per addentrarsi in quello dei valori, che per loro natura sono non-oggettivi e perciò non possono derivare da una conoscenza oggettiva. Non c'è nessun modo rigoroso e oggettivo per provare che è male fare la guerra, o uccidere un uomo, o derubarlo, o giacere con la propria madre. Può sembrare pertanto che uno scienziato, il quale per definizione è professionalmente dedicato all'esclusivo perseguimento della conoscenza oggettiva, non debba assumere alcuna responsabilità particolare verso la società o il benessere degli uomini. Inoltre non è evidente come egli, in virtù della sua preparazione, dovrebbe essere più idoneo di un teologo, di un giurista, di un poliziotto o di un politico, a raccomandare o suggerire la scelta di una particolare presa di posizione. Si potrebbe pensare che il solo obbligo inerente alla sua posizione sia almeno quello di informare la società dello stato effettivo delle ricerche in cui è impegnato e delle probabili conseguenze delle varie decisioni che si possono prendere. Anche tale obbligo tuttavia è dubbio. Supponete, come scienziati, di aver scoperto un semplice, efficace ed economico modo di uccidere una qualsiasi frazione dell'umanità in grado di nuocere alle altre. È vostro dovere rivelare al Mondo intero le vostre scoperte? O soltanto al vostro governo? O al segretario generale del vostro partito? O, come probabilmente vorrebbe la maggior parte degli scienziati, soltanto alla comunità scientifica e in termini così tecnici che solo gli scienziati possano comprendere le implicazioni delle vostre scoperte? Quest'ultimo atteggiamento garantirebbe la vostra fama nella comunità scientifica, ma anche la certezza che la vostra scoperta diventi inevitabilmente, prima o poi, di dominio pubblico e con ciò una minaccia per l'umanità.

---

**4** **Scopo dell'autore è:**

- A chiarire il ruolo e la responsabilità dello scienziato rispetto alla società in cui vive
- B chiarire la responsabilità degli scienziati in relazione al *Progetto Manhattan*
- C analizzare il pensiero di alcuni scienziati della seconda guerra mondiale
- D spiegare la differenza tra conoscenza oggettiva e sistema di valori
- E sottolineare la superiorità morale di Einstein rispetto a Fermi

---

**5** **Secondo l'autore:**

- A uccidere un uomo è oggettivamente un male
- B la comunità scientifica è unanime nell'affermare che la guerra è un male
- C lo scienziato deve informare la società dello stato delle ricerche
- D lo scienziato la cui invenzione diventerà una minaccia per l'umanità è un assassino
- E nessuna delle altre risposte è corretta

---

**6** **Come si pone l'autore rispetto a Fermi e Einstein?**

- A Li condanna con fermezza
- B Li assolve come scienziati, ma li condanna come uomini
- C Ritiene che la loro scelta non sia stata la più onorevole
- D Ritiene che la loro scelta sia sconfinata dal terreno della scienza
- E Nessuna delle altre risposte è corretta

**In base alle informazioni contenute nel brano seguente, rispondere alle successive domande.**

Sull'origine della vita dal mondo inorganico si è discusso a lungo, e tuttora si discute. Ma gli argomenti e i dati sperimentali di cui dispone la biologia moderna sono di tal natura da far ritenere che la soluzione di questo problema appaia oggi meno vaga e lontana di quanto non lo fosse una cinquantina di anni or sono. Nell'antichità si riteneva possibile che da sostanze inorganiche o da sostanze organiche in decomposizione si originassero animali anche di elevata organizzazione, come mosche, anguille, rane, topi ecc. È ben nota la strana ricetta data da Virgilio nelle *Georgiche* per procurarsi delle api: uccidere un giovane torello e attendere che dal suo cadavere in putrefazione nascano gli insetti. J. B. Van Helmont, nel secolo XVII, affermava che sia sufficiente lasciare alcuni stracci vecchi e sudici in una soffitta, perché da questi nascano dei topi. La generazione spontanea era pacificamente ammessa da filosofi e naturalisti ed era inquadrata nei diversi sistemi filosofici, senza difficoltà. Il primo a porsi il problema in termini scientifici fu il celebre medico e poeta aretino Francesco Redi, che si propose di risolvere la questione mediante degli esperimenti. Prese carni di diverse specie, le lasciò andare in putrefazione, e osservò che, dopo un certo tempo, da esse nascevano mosche di varie specie. Pose allora le carni entro vasi di vetro la cui apertura fosse chiusa con carta o garza strettamente aderente, e constatò che in questi vasi mai s'ingenerano mosche. Ripetute le esperienze "infinite volte" in diversi tempi e in diverse condizioni, il Redi, nella sua celebre opera *Esperienze intorno alla generazione degli insetti* (Firenze 1668) poté concludere che le mosche nascono dalla carne putrefatta soltanto quando altre mosche vi abbiano precedentemente deposto le uova. I sostenitori della generazione spontanea opposero argomentazioni ed esperimenti: tutti fallaci [...]. Le osservazioni e le conclusioni del Redi furono poi confermate ed estese da altri naturalisti e specialmente da A. Vallisnieri. Verso la metà del Settecento quasi tutti i naturalisti erano ormai convinti dell'inesistenza della generazione spontanea di rane, vermi e insetti.

**7 Tra le affermazioni sotto elencate, una sola è deducibile dal brano. Quale?**

- A. Per dimostrare scientificamente la generazione spontanea della vita occorreva fare in modo che essa avvenisse in condizioni di isolamento dall'ambiente esterno
- B. Virgilio, nello scrivere le *Georgiche*, si proponeva di dimostrare come la creazione degli esseri viventi fosse prerogativa degli Dei
- C. Francesco Redi, nel suo scritto *Esperienze intorno alla generazione degli insetti*, trascura l'importanza dei batteri e dei Protozoi al fine della generazione spontanea della vita
- D. La questione dell'origine della vita è da sempre argomento controverso all'interno delle discussioni filosofiche: per molti pensatori, in passato, era impossibile accettare l'idea che gli esseri viventi potessero generarsi spontaneamente
- E. Nel XVII secolo la figura dello scienziato si era distaccata completamente da quella del letterato: se in precedenza un poeta come Virgilio poteva compiere osservazioni "scientifiche" sul mondo della natura, ai tempi di Redi, invece, un medico non avrebbe mai potuto essere anche, per esempio, un poeta

**8 Il brano è di natura:**

- A. letterario-favolistica
- B. storico-scientifica
- C. filosofico-poetica
- D. polemico-naturalista
- E. scientifico-tecnologica

**In base alle informazioni contenute nel brano seguente, rispondere alla successiva domanda.**

Molto frequenti, soprattutto nelle donne, di cui un 20 - 30% ne soffre almeno una volta nella vita, le infezioni urinarie costituiscono un gruppo complesso di situazioni patologiche.

Talora isolate, ma non di rado recidivanti o persistenti, sono spesso asintomatiche. Anche se sono sintomatiche e molto fastidiose, sono in genere prive di reale importanza clinica: nella maggioranza dei casi l'infezione resta confinata alla vescica, senza conseguenze importanti per l'organismo. Ma questa non è purtroppo la regola: per quanto in una percentuale di casi ridotta, possono infatti essere gravi, sino a richiedere un ricovero ospedaliero. In casi sfortunati può essere interessato il rene, con infezioni acute o croniche che possono causare danni irreversibili.

Nel soggetto sano, le urine prelevate direttamente dalla vescica non contengono batteri. Durante la minzione spontanea avviene, in genere, una contaminazione delle urine, principalmente per contatto con le mucose del tratto più distale dell'uretra, canale che collega la vescica con l'esterno, e che è fisiologicamente colonizzata da batteri.

La presenza di batteri nelle urine non è quindi sufficiente a far porre diagnosi di infezione urinaria. Nella pratica medica, per superare questo ostacolo, importante soprattutto nei casi asintomatici, si ricorre d'abitudine al cosiddetto conteggio batterico, in grado di discriminare contaminazione e batteriurie di reale significato clinico. In base a un'ampia e consolidata esperienza si ritiene che, di massima, possa essere significativa la presenza di almeno 100.000 batteri per millimetro cubo di urina.

**9 Delle seguenti affermazioni UNA sola NON È DEDUCIBILE dal brano. Quale?**

- A Si può porre diagnosi di infezione urinaria anche in assenza di sintomi clinici
- B Il conteggio batterico è un test fondamentale per diagnosticare le infezioni urinarie
- C Le urine dei soggetti sani inviate in laboratorio contengono d'abitudine un certo numero di batteri
- D La presenza di un conteggio batterico di 10.000 batteri per mL non è di per sé significativo per una diagnosi di infezione urinaria
- E Tra i giovani, le donne sono più esposte alle infezioni urinarie degli uomini

**In base alle informazioni contenute nel brano seguente, rispondere alla successiva domanda.**

Cosa si perde in modo irreversibile con la morte? Nel rispondere a questa domanda è importante evitare l'uso di concetti vaghi e indeterminati. Consideriamo la seguente definizione: «la morte è la perdita di quanto è essenzialmente rilevante per l'essere umano». Si tratta di una definizione chiaramente insoddisfacente, visto che possiamo dire: «questo paziente ha perso tutto ciò che è essenzialmente rilevante ma è ancora in vita».

Concetti come "essenzialmente rilevante" sono intrinsecamente indeterminati e andrebbero evitati in assenza di ulteriori specificazioni. Per esempio, si può dire che "un danno cerebrale massivo" o "la perdita delle funzioni riproduttive", la perdita di attrattiva fisica da parte di una stella cinematografica o una radicale violazione dei propri principi morali possono tutti costituire ragioni necessarie e sufficienti per concludere che ciò che è "essenzialmente rilevante" è andato perduto.

David Lamb, *Etica e trapianto degli organi*, il Mulino, Bologna 1995

**10 Una sola delle seguenti affermazioni è deducibile dal testo di David Lamb. Quale?**

- A Se una persona ha perso ciò che per lei è essenzialmente rilevante significa che vuole porre fine alla sua vita
- B La perdita delle funzioni riproduttive coincide con ciò che è "essenzialmente rilevante"
- C Per definire il concetto di morte occorre rinunciare a valutazioni e concetti soggettivi
- D Il concetto di morte non può essere oggettivamente definito
- E Le stelle cinematografiche diventano tali grazie alla loro attrattiva fisica

**In base alle informazioni contenute nel brano seguente, rispondere alle successive domande.**

Nella vita reale lo scienziato di solito crede in un'ipotesi fino a quando non ha ragione di fare altrimenti. Questo, quindi, è il suo paradigma personale, rafforzato forse da un certo orgoglio di possesso quando esso rappresenta una sua idea. Come nelle rivoluzioni, le idee progrediscono continuamente. Lo scienziato non conserva inalterata l'impostazione della sua ricerca, perché la lettura, la riflessione e le discussioni con i colleghi lo inducono a modificare la valutazione di alcuni dati e, forse, a rivedere radicalmente il suo modo di pensare. Un laboratorio è sempre attraversato da movimenti di inquietudine. Qualcosa negli scritti di Kuhn mi fa pensare che egli veda la vita scientifica normale come quella di un'esistenza soddisfatta, timorata di Dio e borghese, nell'ambito di un ordine di cose ben definito. In realtà, essa è più simile a un microcosmo maoista in permanente rivoluzione: in un laboratorio in cui sia in corso un'indagine originale, è il movimento continuo la legge che governa e scandisce la sua vita. Diverse possono invece apparire le scienze sociali, le quali procedono con un ritmo più lento e nelle quali la valutazione di ogni tesi richiede un tempo molto più lungo. Troppe discussioni sulla metodologia? Abbiamo visto che è possibile dimostrare retrospettivamente il carattere ipotetico-deduttivo di una indagine scientifica; ma il giovane scienziato è autorizzato a chiedersi se sono proprio necessarie tante formalità. Egli può riflettere sul fatto che la maggior parte degli scienziati non ha ricevuto alcuna educazione formale sul metodo scientifico e che quanti l'hanno invece ricevuta, non danno l'impressione di avere maggiore successo. Non è necessario che il giovane scienziato adotti una metodologia nel senso ampolloso della parola; tuttavia deve capire molto chiaramente che la raccolta di dati può divenire nel migliore dei casi soltanto un tipo di passatempo al coperto. Non esiste un formulario di pensiero o un sistema logico che possa rapidamente condurlo dalle osservazioni empiriche alla verità. Tra l'osservazione e la sua interpretazione si interpone sempre un atto mentale. Come ho spiegato, nella scienza l'atto generativo è un frutto dell'immaginazione. Il lavoro scientifico quotidiano comporta l'esercizio del buon senso, accompagnato da una salda capacità di giudizio. Non richiede una capacità di deduzione più sottile di quella necessaria per la vita di tutti i giorni, ma piuttosto la capacità di afferrare implicazioni e scorgere paralleli, nonché la determinazione a superare lo sconforto che può generare l'esecuzione approssimativa di un esperimento o l'infondatezza di un'ipotesi prediletta. I colpi di genio sono necessari solo raramente. Il "metodo scientifico", come viene talvolta chiamato, altro non è se non una forma potenziata del buon senso. Prima di incominciare a convincere gli altri della validità delle proprie osservazioni o delle proprie tesi, lo scienziato deve esserne convinto lui stesso. È auspicabile però che questo non avvenga con troppa facilità: meglio infatti essere considerati meticolosi e pedanti, che ingenui e superficiali. Se uno scienziato chiede a un collega una critica franca del proprio lavoro, deve aspettarsi ciò che ha chiesto. Non è un atto gentile, anzi potrebbe addirittura essere un segno di inimicizia rassicurare un collega sulla chiarezza e l'attendibilità del suo lavoro, o sulla coerenza delle sue tesi, quando gli esperimenti che dovrebbero costituirne la dimostrazione sono mal concepiti e mal eseguiti. In senso più generale, la critica va intesa come l'arma più potente di ogni metodologia scientifica, ed è comunque l'unica che permette allo scienziato di non perseverare nell'errore. La sperimentazione di per sé è una forma di critica. È difficile capire la ragione di un esperimento se questo non prevede la possibilità di indurre il suo autore a rivedere le proprie opinioni.

**11** **Secondo l'autore:**

- **A** un'educazione formale sul metodo scientifico è essenziale per il successo di un giovane scienziato
- **B** il buon senso è estraneo al lavoro scientifico
- **C** in molti casi le idee di uno scienziato rimangono a lungo inalterate
- **D** l'attendibilità di un lavoro di ricerca non dipende dal modo in cui sono concepiti gli esperimenti
- **E** nessuna delle nessuna delle altre risposte è corretta

12 **L'immagine della vita scientifica data dall'autore è:**

- A più quieta rispetto a quella che traspare dagli scritti di Kuhn
- B quella di una lenta e meditata verifica di ogni tesi
- C diversa da quel che appare per le scienze sociali
- D quella di un ambito in cui si attingono verità necessarie e universali
- E nessuna delle altre risposte è corretta

13 **Quale delle seguenti espressioni meglio qualifica l'idea dell'autore del "metodo scientifico"?**

- A Colpo di genio
- B Rispetto delle regole formali
- C Buon senso
- D Fantasia e immaginazione
- E Fedeltà alla tradizione

**In base alle informazioni contenute nel brano seguente, rispondere alle successive domande.**

Nel linguaggio comune la domanda di assistenza sanitaria si articola in tre fasi: prevenzione, cura e riabilitazione. Ogni atto medico conosciuto o previsto si deve quindi riportare a una di queste categorie. Nel linguaggio specialistico ogni intervento di medicina preventiva è da ascriversi o alla forma primaria o secondaria o terziaria. Restando fermi al linguaggio, queste forme di intervento medico preventivo parrebbero tutte e tre da attribuirsi al campo della prevenzione (la prima delle tre categorie del linguaggio comune). In realtà, solo la prevenzione primaria si configura come prevenzione, la prevenzione secondaria, invece, si può considerare come una modalità più corretta di cura, e la terziaria come una modalità più corretta di riabilitazione. È necessario chiarire che qualunque intervento medico corretto deve contenere elementi preventivi. Quando si considera, dal punto di vista medico, un soggetto, per controllare il suo stato di salute, i giudizi di sintesi, le conclusioni (della visita, degli esami, della storia del soggetto e della sua famiglia) devono sempre rispondere a due domande: esiste una malattia in atto? Esistono delle probabilità maggiori di quelle dovute al caso che il soggetto si ammali? In caso di risposta positiva alla seconda domanda ci veniamo a trovare nelle condizioni di chiederci che cosa è necessario fare per diminuire quanto più è possibile le probabilità di comparsa di malattia e, quindi, a instaurare una prevenzione primaria. In caso di risposta positiva alla prima domanda ci troviamo nelle condizioni di instaurare una cura per guarire (se è possibile) la malattia e, nel contempo, dobbiamo prevedere che cosa è necessario fare per impedire complicazioni o la ricomparsa della malattia e, quindi, ci poniamo un problema di prevenzione secondaria. Nel caso non sia possibile, curando la malattia, ripristinare le condizioni di salute completa, ci troviamo di fronte a una malattia cronica e/o a una infermità di cui dobbiamo correggere gli effetti ai fini della capacità di vivere del soggetto e quindi facciamo della riabilitazione, nel contempo dobbiamo porci il problema della previsione di complicazioni sia a livello fisico sia psichico, e quindi facciamo della prevenzione terziaria. Nel modello specialistico, la prevenzione primaria è in generale legata all'individuazione di due cause possibili di malattia, una causa ambientale e una genetica (tra di loro collegate nel senso della possibile influenza dell'ambiente sul patrimonio genetico). In altre parole, o si possono prevedere effetti dovuti alla combinazione di patrimoni ereditari alterati (perché portatori di malattie ereditarie) e quindi esiste un rischio di figli affetti da malattie ereditarie o si può prevedere che cause ambientali, da lavoro (per esempio, la presenza di silice o l'esposizione a radiazioni), da abitudini di vita (per esempio, l'alimentazione insufficiente, non equilibrata, l'abuso di alcool, di tabacco), da condizioni di abitazione (città o quartieri privi di fognature, case malsane ecc.) possano provocare malattie o alterare il patrimonio genetico. Da questa previsione il modello specialistico può solo, nella realtà attuale, derivare dei consigli al singolo individuo; non ha possibilità reale di intervento e quindi la prevenzione primaria si riduce a quattro aspetti: modificare le abitudini alimentari, modificare l'uso di alcool e/o tabacco, modificare le abitudini relative all'attività fisica, extra-lavorativa, proporre delle terapie medicamentose. Le cause del rischio delle malattie da prevenire, quando anche vengano individuate, non trovano possibilità di soluzione. La prevenzione primaria specialistica resta confinata nell'ambito delle possibilità che il singolo individuo ha di modificare il proprio ambiente di vita e di lavoro.

**14 Quale dei seguenti potrebbe essere il titolo più adeguato del brano?**

- A I rischi di malattia
- B Considerazioni etiche in medicina preventiva
- C Medicina preventiva: l'inutilità di curare prima della malattia
- D Limiti della medicina moderna
- E Significato della medicina preventiva

**15 Secondo l'autore:**

- A se un soggetto è a rischio di ammalarsi, la prevenzione da attuare è di tipo secondario
- B i fattori ambientali non possono influenzare il patrimonio genetico
- C se un soggetto è malato, si pone un problema di prevenzione secondaria
- D la prevenzione secondaria deve essere attuata solo sui soggetti sani
- E nessuna delle altre risposte è corretta

**16 Secondo il modello specialistico, la prevenzione primaria può essere attuata agendo:**

- A sulle abitudini alimentari
- B sul patrimonio genetico
- C su patrimonio genetico e abitudini alimentari
- D solo sui pazienti che hanno già contratto una malattia
- E nessuna delle altre risposte è corretta

**In base alle informazioni contenute nel brano seguente, rispondere alla successiva domanda.**

Il male non ci ferma: possiamo cadere mille volte, ma il male non ci definisce, come invece definisce la mentalità mondana, per cui alla fine gli uomini giustificano quello che non riescono a non fare. Caratteristica della vera moralità è allora il desiderio di correzione. Il termine "correggere", che traduce il latino *regere cum*, indica il camminare reggendosi assieme.

**17 Una sola delle seguenti affermazioni è coerente con il significato del brano precedente. Quale?**

- A Le persone non potranno mai essere fermate dalle azioni malvagie perché alla fine c'è sempre qualcuno che giustificherà quello che gli altri non riescono a fare
- B Non importa fare il male o il bene: l'importante è fare, tanto poi qualcuno potrà intervenire a correggere gli errori
- C Se si cammina assieme si può fare ciò che si vuole perché il giudizio morale deriva dal sorreggersi a vicenda
- D Gli uomini con il desiderio di correzione giustificano quello che non riescono a non fare
- E Una persona veramente morale non ha come caratteristica quella di non fare mai il male, bensì il desiderio di correzione

**In base alle informazioni contenute nel brano seguente, rispondere alla successiva domanda.**

Il destino dei libri a volte è strano come quello degli uomini. Herman Melville conobbe il suo primo insuccesso di critica e di pubblico nel 1851, quando diede alle stampe il suo capolavoro *Moby Dick*. Troppo ampio il divario fra i romanzi d'avventure esotiche e marinare, che gli avevano regalato una certa notorietà, e la tragedia senza tempo del capitano mutilato che insegue la balena (il caos?) che lo ossessiona, vicenda troppo cupa e apocalittica per poter essere subito accettata, compresa e apprezzata. Lo scrittore di New York sarebbe sopravvissuto quarant'anni al suo romanzo sulla balena bianca, non abbastanza per vedergli riconosciuti quei meriti stilistici, epici e contenutistici che ne hanno fatto uno dei capisaldi di quel formidabile battaglione letterario che è il romanzo ottocentesco.

**18 Dal brano si deduce che Herman Melville morì nel:**

- A 1881
- B 1891
- C 1851
- D 1871
- E 1819

**In base alle informazioni contenute nel brano seguente, rispondere alle successive domande.**

Gli oppositori degli alimenti transgenici fanno uno strano uso della scienza. Da una parte si servono di argomenti scientifici, per sostanziare la propria diffidenza nei confronti delle biotecnologie agricole. Dall'altra denunciano il rapporto incestuoso tra mondo della ricerca e business, affermando senza troppi giri di parole che non basta un camice bianco per meritare una fiducia incondizionata. Sono impazienti di dare voce ai cosiddetti "ricercatori indipendenti", quelli utili alla loro causa, mentre con una disinvoltura che lascia stupefatti sono pronti a chiudersi le orecchie di fronte alle prese di posizione della grande maggioranza della comunità scientifica. Quasi che il mondo della ricerca fosse costituito da uno stuolo di persone che non si fanno scrupoli a obbedire ai diktat dell'industria biotecnologica o dell'*establishment* scientifico anche a costo di mettere a repentaglio la salute dei consumatori e gli equilibri ambientali. E che solo pochi coraggiosi fossero disposti a ribellarsi ai compromessi, impugnando la bandiera della verità e della ricerca senza macchia. Le cose però, è inutile dirlo, non stanno affatto così. La comunità scientifica non è certo esente da giochi di potere, ma se la maggior parte dei ricercatori è convinta che le piante geneticamente modificate comportino rischi trascurabili e sostanziali vantaggi, lo è sulla base di pure considerazioni scientifiche. Chi è contrario alle nuove biotecnologie agricole farebbe bene a tenerne conto, magari per continuare a opporsi agli alimenti transgenici sulla base di motivazioni di altra natura, politiche, ideologiche, persino estetiche.

Anna Meldolesi, *Organismi geneticamente modificati*, Einaudi, Torino 2001

**19 UNA SOLA delle seguenti informazioni NON è incompatibile con le informazioni che si possono ricavare dal brano. Quale?**

- A Meldolesi occupa una posizione di rilievo in una multinazionale delle sementi, che sarebbe seriamente danneggiata qualora venissero introdotte norme che limitano l'impiego di organismi geneticamente modificati in agricoltura
- B Meldolesi, pur essendo una dei cosiddetti "ricercatori indipendenti", è costretta ad ammettere che le biotecnologie agricole basate sull'ingegneria genetica non sono dannose né per l'uomo né per l'ambiente
- C Meldolesi, che è una biologa e una giornalista scientifica, ha pubblicato il brano riportato nel suo secondo libro; il primo, *La costola di Eva*, era centrato sull'antropologia molecolare
- D Meldolesi sostiene che esiste un rapporto incestuoso nella ricerca sulle biotecnologie tra ricerca stessa e business
- E Meldolesi si fida ciecamente di chiunque indossi un camice bianco

**20 Tra i seguenti aggettivi che definiscono il carattere, implicito o esplicito, dello scritto di Meldolesi individuare quello che meglio ne esprime lo spirito.**

- A Polemico
- B Riflessivo
- C Apocalittico
- D Esortativo
- E Pacato

# Soluzioni e commenti

1 L'autore afferma che il picchio Galápagos è uno dei rari esempi di animali inferiori che usano strumenti e dunque l'alternativa A è scorretta. Peraltro, il fatto di usare strumenti è una caratteristica che il picchio Galapagos ha in comune con l'uomo e dunque l'alternativa C è esatta.

2 Lo studio del DNA mitocondriale – si afferma nella prima riga – indica una data di separazione tra Africani e non Africani inferiore o pari (non deve essere posteriore) a 200.000 anni. Si fa subito notare come l'alternativa A sia conforme al testo, mentre risulta non suffragata la E (soluzione del quesito).

In quest'ultima alternativa, infatti, si attribuisce allo studio archeologico e non alla genetica la datazione della separazione (il testo afferma, appunto, che l'archeologia dice ancora poco e ci si deve affidare alla genetica). Sono conformi al testo, infine, le alternative B, C e D.

3 Nel testo non si parla di paura del potere di asservire, corpo e spirito, ai biologi, come non si parla della paura di Prometeo nel rubare il fuoco agli dei, ma solo della punizione conseguente all'atto (alternativa A errata). Il testo parla inoltre di accuse *mai* fatte prima alla scienza (alternativa B errata) e della enorme potenzialità di manipolazioni selettive dovute alla molteplicità dei caratteri degli esseri umani (alternativa C errata). Il brano si conclude asserendo la necessità assoluta del consenso da parte dell'interessato in caso di interventi manipolativi di ordine genetico. L'alternativa E è quindi errata, mentre risulta corretta (cioè fondata su quanto detto nel brano) la riflessione proposta dall'alternativa D che rappresenta la soluzione al quesito.

4 Tra le alternative proposte, si scartano facilmente la B e la D in quanto eccessivamente restrittive, e la C, perché nel brano viene fatto solo un cenno al pensiero di scienziati della seconda guerra mondiale. Tale cenno serve come spunto per sottolineare il vero scopo dell'autore, che è quello di chiarire il ruolo e la responsabilità dello scienziato rispetto alla società in cui vive (alternativa A). Di una presunta superiorità morale di Einstein rispetto a Fermi l'autore del brano non fa parola (risposta E errata).

5 Uccidere un uomo è, secondo l'autore, un male ma questo giudizio non ouò essere basato su una conoscienza oggettiva. L'alternativa A è dunque scorretta. Anche la B è da scartare perché l'autore afferma, poco prima della metà del brano, che il 90 per cento, e non l'unanimità della comunità scientifica, considera la guerra un male. Per quanto riguarda l'obbligo dello scienziato di informare la società dello stato delle ricerche, l'autore del brano si limita a sollevare delle domande (risposta C errata), mentre in nessun passaggio afferma che lo scienziato, la cui invenzione diventerà una minaccia per la società, sia un assassino (risposta D errata). L'alternativa E, invece, rappresenta la soluzione del quesito.

6 Come si evince da quanto affermato nella parte centrale del brano, la posizione dell'autore rispetto a Fermi e Einstein è quella espressa dall'alternativa D.

7 Per rispondere alla domanda, occorre concentrarsi sull'esperimento condotto da Redi, il primo ad affrontare con metodo scientifico la questione della generazione spontanea.

Nell'esperimento, il punto dirimente è il fatto che la nascita di mosche si verifica solo quando l'ambiente NON è isolato, mentre non avviene quando l'ambiente è isolato. Per questo la generazione spontanea non è provata (mentre lo sarebbe se avvenisse in entrambe le situazioni). La risposta corretta è quindi la A.

**8** Il brano affronta un argomento di genere scientifico, ma secondo un approccio storiografico. L'alternativa esatta è dunque la B.

**9** Attenzione al compito assegnato dal quesito: trovare l'affermazione NON deducibile dal brano. L'alternativa A dà non pochi problemi, perché nel testo è menzionata la possibilità di infezioni asintomatiche e questo potrebbe indurre a pensare che, se mancano i sintomi, la diagnosi sia impossibile. Così però non è. Non è escluso, infatti, che la diagnosi possa essere fatta anche in assenza di sintomi. Verso la parte finale del brano si dice che l'infezione può essere presente se si rinvengono almeno 100.000 batteri per millimetro cubo. E questa rilevazione potrebbe benissimo essere fatta anche in assenza di sintomi. La A non è quindi in disaccordo col testo. Anche la B è in sintonia con quanto affermato nel brano, ed è facile notarlo. La C merita un po' più di attenzione. È vero che si dice che le urine del soggetto sano, prelevate direttamente dalla vescica, non contengono batteri. Tuttavia, l'ultimo passaggio del brano lascia intendere che sono soggette a esame di laboratorio più spesso le urine "urinate" che non quelle prelevate direttamente (la qual cosa sembra poi anche più facile da farsi). Tanto basta per concludere che le urine dei soggetti sani inviate in laboratorio contengono *d'abitudine* un certo numero di batteri. La D è semplice: l'infezione batterica potrebbe essere in atto solo quando i batteri sono più di 100.000 per millimetro cubo (mL). Se sono solo 10.000, non si può diagnosticare la presenza dell'infezione. Infine, la E: è vero che si dice che le donne soffrono di infezioni urinarie più degli uomini (*molto frequenti, soprattutto nelle donne*), ma di giovani non si parla in tutto il brano. E nulla autorizza a concludere che, se le donne soffrono di infezioni più degli uomini, le donne giovani ne soffrano più degli uomini giovani. Potrebbe infatti accadere che, pur essendo i valori dell'intero insieme *donne* maggiori di quelli dell'intero insieme *uomini*, nei più ristretti insiemi *donne giovani* e *uomini giovani* i valori siano uguali o addirittura rovesciati. Detto in altre parole, potrebbe accadere che le infezioni si manifestino soprattutto nelle donne non giovani. Non potendosi concludere nulla né a favore né contro questa tesi, in base a quanto esposto nel brano l'alternativa E è quella corretta.

**10** La domanda chiede di individuare l'unica alternativa che può essere dedotta logicamente sulla base di quanto affermato da David Lamb. Sulla volontà di morire da parte di chi abbia perso ciò che per lui è essenzialmente rilevante l'autore non si esprime affatto e dunque l'alternativa A è da scartare. Anche la B è errata dal momento che, secondo l'autore, la perdita delle funzioni riproduttive per alcuni può coincidere con ciò che è essenzialmente rilevante ma da questo non si deduce affatto che tale coincidenza valga in assoluto. È proprio la valutazione soggettiva di tali concetti, come anche l'attrattiva fisica, che secondo Lamb occorre mettere da parte per definire il concetto di morte, come correttamente affermato dall'alternativa C. Questo non significa, come vorrebbe la risposta D, che il concetto di morte non può essere oggettivamente definito: a questo proposito, l'autore si limita a dire che occorre lasciare da parte i concetti vaghi e indefiniti. L'affermazione E, infine, risulta del tutto arbitraria rispetto a quanto affermato nel brano, che non affronta per nulla le ragioni che determinano il successo di una stella cinematografica.

**11** Le prime quattro alternative proposte sono tutte in netto contrasto con quanto affermato nel brano e dunque la soluzione è la E. In particolare, l'alternativa A è errata in quanto l'autore afferma che "il giovane scienziato è autorizzato a chiedersi se sono proprio necessarie tante formalità", mostrando così di non ritenere essenziale l'educazione formale sul metodo scientifico.

L'alternativa B è errata in quanto il brano riporta l'affermazione esplicita "il lavoro scientifico quotidiano comporta l'esercizio del buon senso". L'alternativa C è errata in quanto l'autore afferma più volte che le idee di uno scienziato progrediscono continuamente. Infine la D contraddice espressamente quanto affermato dall'autore nelle righe conclusive del testo.

**12** Parlando delle scienze sociali, l'autore dipinge un'immagine diversa da quella che associa alla vita scientifica. L'alternativa C è dunque corretta. Le alternative A, B e D indicano invece un'immagine opposta a quella dipinta dall'autore, come chiaramente evidenziato nella prima parte del brano.

**13** La risposta a è errata; l'autore infatti afferma che i colpi di genio sono necessari solo raramente per il progresso della scienza. Analogamente, l'alternativa b è errata in quanto l'autore giudica gli aspetti formali del metodo scientifico una componente accessoria, non essenziale, dello stesso. L'alternativa d è errata in quanto, pur affermando che "nella scienza l'atto generativo è un frutto dell'immaginazione", l'autore confina a tale fase iniziale del processo di conoscenza scientifica il ruolo dell'immaginazione. Questa fase iniziale è invece seguita dal vero e proprio "metodo scientifico", il quale altro non è che una "forma potenziata del buon senso". Infine, la E negherebbe ogni possibilità di progresso alla scienza, affermando l'immutabilità delle verità scientifiche.

La risposta esatta è dunque la **C**.

**14** Il brano ruota attorno al tema della medicina preventiva, spiegandone il significato nel linguaggio comune e nel linguaggio specialistico (risposta corretta **E**).

**15** Per ciò che riguarda l'alternativa **A**, il brano spiega che, di fronte al rischio di ammalarsi, la prevenzione deve essere di tipo primario e non secondario. Anche l'alternativa **B** è da scartare perché l'autore afferma esplicitamente che l'ambiente può influenzare il patrimonio genetico. L'alternativa **D** è sbagliata in quanto la prevenzione secondaria è una forma di cura e quindi non può essere rivolta ai soggetti sani. L'alternativa **C** è invece concorde con il brano e rappresenta dunque la soluzione esatta del quesito. La **E** si esclude di conseguenza.

**16** La risposta a tale domanda è contenuta nelle ultime due righe del brano, a proposito delle quali è evidente che le abitudini alimentari (alternativa **A**) fanno parte dell'ambiente di vita.

**17** Caratteristica della mentalità mondana che caratterizza l'uomo è l'autogiustificare sé stessi e la propria incapacità di non commettere errori. Non è fare o non fare il male a definire veramente una persona, ma il suo desiderio di correggersi. Il desiderio di correzione è caratteristica della vera moralità di ogni uomo. Delle alternative proposte, quella che è coerente col significato del brano è quindi la **E**, soluzione del quesito.

Si fa notare come la **C** è errata: è vero che *correggere* deriva dal latino *regere cum*, cioè "sorreggersi reciprocamente", ma il testo non dice che se si cammina insieme allora tutto diventa lecito, bensì che imparando a correggersi è possibile non ricadere negli stessi errori.

**18** La risposta esatta è la **B**. Nel brano infatti si dice che Melville sopravvisse quarant'anni a *Moby Dick*, di cui viene indicata la data di pubblicazione, il 1851. Sommando le due cifre si ricava 1891, l'anno di morte dello scrittore. L'alternativa **E** riporta invece la data di nascita di Melville, che non viene mai citata nel brano.

**19** Per arrivare alla soluzione del quesito è necessario procedere per esclusione valutando la plausibilità delle informazioni riportate nelle diverse alternative, che sono dunque da analizzare una a una. Nella **A** si presuppone una specie di "conflitto di interessi" della Meldolesi che difende le ragioni della ingegneria genetica, perché da questa ne trarrebbe vantaggio: in realtà, non esiste alcun elemento del brano che suffraghi questa ipotesi e anzi la principale argomentazione riportata dall'autrice (la comunità scientifica è nella grande maggioranza favorevole al transgenico) esula dalle variabili che una "corrotta Meldolesi" potrebbe controllare e/o falsificare per meglio giustificare la sua tesi. L'alternativa **B** è facilmente individuabile come errata in quanto la Meldolesi assume un'esplicita posizione critica nei confronti della categoria dei cosiddetti "ricercatori indipendenti", a cui dunque non è logico pensare che appartenga. L'alternativa **D** è errata in quanto nel brano si afferma esplicitamente che "le cose non stanno certo così", riferendosi anche ai presunti rapporti incestuosi tra ricerca sulle biotecnologie e business. L'alternativa **E**, palesemente errata, non merita commento.

La risposta corretta è per esclusione la **C**; questa alternativa contiene informazioni che non sono in alcun modo ricavabili direttamente dal contenuto del brano (si pensi, per esempio, al titolo del primo libro dell'autrice), ma che sono coerenti con il contenuto e la forma del brano stesso: è infatti probabile che Meldolesi abbia una laurea in una disciplina scientifica, che lavori nella comunicazione e che possa avere scritto un altro libro (anche questo di argomento scientifico).

**20** In tutto il brano l'autrice critica con tono palesemente polemico coloro che si schierano contro i vantaggi offerti dalle biotecnologie. La risposta corretta è dunque la **A**.

PARTE PRIMA

# Quesiti di ragionamento logico



**Risolvere i seguenti esercizi.**

**1** **"Le nuove indagini non hanno confermato l'impossibilità che il freddo non sia la causa della rottura dei tubi".**

**Il significato di questa affermazione è:**

- A il freddo non può essere in alcun modo causa della rottura dei tubi
- B il freddo è certamente la causa della rottura dei tubi
- C il freddo potrebbe non essere la causa della rottura dei tubi
- D il freddo causa sempre problemi
- E il caldo è probabilmente la causa della rottura dei tubi

**2** **"Nessun ingenuo è cattivo; qualche cattivo è adulto; dunque ... non è ingenuo". S'individui il CORRETTO COMPLETAMENTO del sillogismo.**

- A qualche cattivo
- B qualche adulto
- C ogni adulto
- D ogni cattivo
- E qualche ingenuo

**3** **Laura dice a Danilo: "Se venerdì starò bene, giocherò la partita. Se starà bene anche Betty, la porterò a giocare con me". È venerdì, Danilo va a vedere la partita e vede Laura in tribuna a guardare la partita. Allora sicuramente:**

- A Laura sta bene, ma Betty no
- B Laura e Betty non stanno bene
- C Laura sta bene, Betty non ha voluto giocare la partita con lei
- D Betty non sta bene
- E Laura non sta bene

**4** **A è una quantità minore di B, e B è maggiore o uguale a C. Quale delle seguenti affermazioni è sempre vera?**

- A A è maggiore o uguale a C
- B A è minore o uguale a C
- C A è uguale a C
- D A è minore a C
- E Non si può stabilire una relazione tra A e C sempre valida

**5** **Quale delle seguenti affermazioni è logicamente equivalente a "Le canzoni italiane non hanno sempre testi belli"?**

A Le canzoni italiane hanno sempre brutti testi
B Almeno una canzone italiana non ha un bel testo
C Tutte le canzoni con un bel testo non sono italiane
D Nessuna canzone straniera ha un bel testo
E Tutte le canzoni con un bel testo sono straniere

**6** **Se X e Y stanno tra loro come 5 sta a 6 e la loro somma vale 22, quanto vale X?**

A 11
B Non è possibile determinarlo univocamente, con i dati a disposizione
C 9
D 10
E 12

**7** **Lavorando del ferro si ha una perdita del 30%. Da due tonnellate di ferro quanti kg di manufatti si ottengono?**

A 1400 kg
B 60 kg
C 9000 kg
D 6 kg
E 200 kg

**8** **"Domenico è un amante della musica classica; chi suona la chitarra ama la musica classica; chi suona la chitarra ha le mani grandi".**

**Se le precedenti affermazioni sono vere, allora, per poter dedurre che Domenico ha le mani grandi, a quale/i affermazioni aggiuntive si deve far ricorso?**

**I) Chi ama la musica classica suona la chitarra**

**II) Chi ha le mani grandi suona la chitarra**

A Solo alla I)
B La II) consente di affermare con certezza che Domenico ha le mani grandi, mentre la I) consente di giungere a tale conclusione solo se vale contemporaneamente la II)
C Solo alla II)
D Sia alla I) sia alla II)
E A nessuna delle due: anche senza informazioni aggiuntive si ricava che Domenico ha certamente le mani grandi

**9** **Giorgio si affida sempre al caso. Dovendo sposarsi sceglie a caso anche la data della cerimonia. In quale dei mesi seguenti è meno probabile che si celebri il matrimonio?**

A Gennaio B Febbraio C Marzo D Novembre E Dicembre

**10** **La recinzione di un vigneto prevede che si piantino alberi di vite a distanza di 6 metri l'uno dall'altro. Quanti alberi di vite in più sono necessari per recintare un vigneto quadrato di area quadrupla rispetto a un altro vigneto quadrato che ha il perimetro pari a 120 metri?**

A 20 B 120 C 80 D 60 E 40

 

**11** **Recenti scoperte scientifiche hanno mostrato che il farmaco AZT è in grado di ritardare di almeno due anni l'insorgere della malattia nel 55% dei pazienti sieropositivi che lo assumono e non ha effetti collaterali. È dunque opportuno che tale farmaco venga somministrato a tutti i pazienti.**

**Tutte le seguenti affermazioni indeboliscono l'argomentazione sopra riportata tranne una. Quale?**

- **A** Il farmaco AZT provoca la perdita della vista
- **B** Altri farmaci hanno ritardato di almeno due anni l'insorgere della malattia in più di metà dei pazienti sottoposti a trattamento
- **C** Il farmaco AZT è particolarmente costoso
- **D** I pazienti trattati con AZT hanno successivamente subito un decorso molto più rapido della malattia verso la morte
- **E** Il farmaco AZT è tossico per il feto delle donne che lo assumono in gravidanza

**12** **Una imbarcazione con un prezzo di listino pari a 40.000 euro viene venduta con uno sconto del 30%.**

**A quanto è ammontato lo sconto?**

- **A** 13.333 euro
- **B** 1.200 euro
- **C** 12.000 euro
- **D** 3.000 euro
- **E** 28.000 euro

**Leggere il testo del seguente problema e rispondere alle relative domande.**

Le lettere A, B, C, D, E, F e G, non necessariamente in questo ordine, rappresentano sette numeri interi consecutivi da 1 a 10. Si ha che:

1. D è di 3 unità inferiore ad A;
2. B rappresenta il numero di mezzo;
3. A è di due unità superiore a B;
4. F è inferiore a B dello stesso valore di cui C è maggiore di D;
5. G è maggiore di F.

**13** **Il quinto numero in ordine crescente è:**

**A** A **B** C **C** D **D** E **E** B

**14** **A è tanto maggiore di F quanto minore di G è:**

**A** A **B** B **C** C **D** D **E** E

**15** **Se A = 7, la somma di E e G è pari a:**

**A** 8 **B** 10 **C** 12 **D** 14 **E** 1

**16** **Quanto vale A – F?**

**A** 1 **B** 2 **C** 3 **D** 4 **E** 5

**17** **Un numero intero T è tanto maggiore di C quanto C è maggiore di E. T può essere scritto come A + E. Che numero è D?**

**A** 2 **B** 3 **C** 4 **D** 5 **E** 6

**Per ciascuno degli esercizi seguenti, indicare la rappresentazione che soddisfa la relazione insiemistica esistente tra i 3 termini dati (le alternative proposte per ciascun esercizio sono quelle raffigurate qui di seguito).**

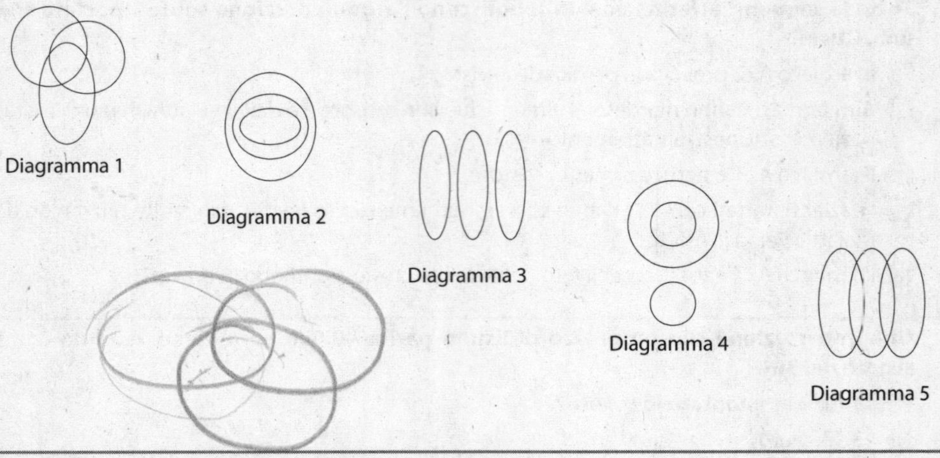


**18 Milanesi, Giornalisti, Amanti della buona cucina.**

- A Diagramma 1
- B Diagramma 2
- C Diagramma 3
- D Diagramma 4
- E Diagramma 5

**19 Romanzi, Libri, Scuole.**

- A Diagramma 1
- B Diagramma 2
- C Diagramma 3
- D Diagramma 4
- E Diagramma 5

**20 Insetti, Animali, Mosche.**

- A Diagramma 1
- B Diagramma 2
- C Diagramma 3
- D Diagramma 4
- E Diagramma 5

**21 Carote, Zucchine, Fruttivendoli.**

- A Diagramma 1
- B Diagramma 2
- C Diagramma 3
- D Diagramma 4
- E Diagramma 5

**Nei seguenti esercizi completare la serie con il numero o la lettera mancante.**

**22** **8, 13, 14, 15, 20, 17, 26, ...?**

- A 32
- B 21
- C 36
- D 18
- E 19

**23** **9, 18, 21, 20, 40, 43, 42, ...?**

- A 48
- B 84
- C 44
- D 68
- E 24

**24** **S, Z, D, H, N, ...?**

- A S
- B R
- C O
- D P
- E Q

**25** **A, 17, C, 14, E, 11, G, ...?**

- A 9
- B 18
- C 14
- D 22
- E 8

**26** **Individuare il numero mancante.**

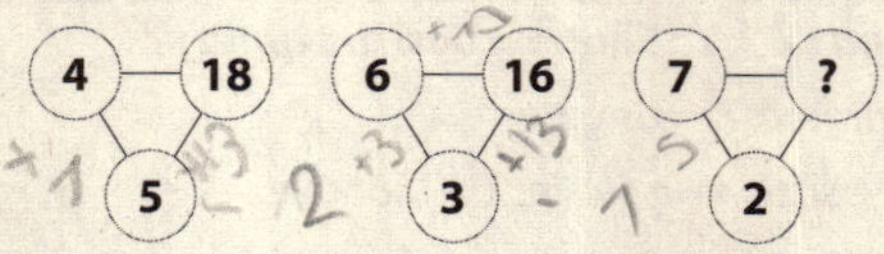


- A 14
- B 12
- C 10
- D 20
- E 24

**27** **Individuare il numero mancante.**

| | | |
|---|---|---|
| 10 | 8 | 2 |
| 30 | 24 | 6 |
| 15 | 12 | ? |

- A 11
- B 9
- C 4
- D 3
- E 6

**Individuare l'alternativa che completa correttamente le seguenti proporzioni tra parole.**

**28** **Acido : X = Y : positivo**

A X = basico; Y = negativo
B X = carattere; Y = pensiero
C X = citrico; Y = neutro
D X = aceto; Y = numero
E X = pH; Y = valore

**29** **X : temperatura = barometro : Y**

A X = colore; Y = tempo
B X = umidità; Y = termometro
C X = stagione; Y = clima
D X = grado; Y = millimetro
E X = termometro; Y = pressione

**30** **Pagina : X = Y : squadra**

A X = libro; Y = giocatore
B X = scrittore; Y = allenatore
C X = penna; Y = righello
D X = libraio; Y = presidente
E X = impaginatore; Y = squadrista

**31** **Pediatra : bambini = X : Y**

A X = gerarca; Y = anziani
B X = casa di riposo; Y = nonni
C X = geriatra; Y = anziani
D X = ortopedico; Y = bambini
E X = donne; Y = ginecologo

**32** ***I giganti della montagna* : X = Y : Silone = *Ossi di seppia* : Z**

A X = Svevo; Y = *Fontamara*; Z = Ungaretti
B X = Svevo; Y = *Conversazione in Sicilia*; Z = Montale
C X = Pirandello; Y = *Conversazione in Sicilia*; Z = Luzi
D X = Vittorini; Y = *Se questo è un uomo*; Z = Ungaretti
E X = Pirandello; Y = *Fontamara*; Z = Montale

**33** **Torino : Piemonte = X : Y**

A X = Enna; Y = Sicilia
B X = Orvieto; Y = Umbria
C X = Oristano; Y = Sardegna
D X = Genova; Y = Liguria
E X = Lodi; Y = Lombardia

 

**34** **Joyce : Dublino = X : Lubecca = Bulgakov : Y**

- A X = Goethe; Y = Berlino
- B X = Mosca; Y = Tolstoj
- C X = Thomas Mann; Y = Mosca
- D X = Brecht; Y = Berlino
- E X = Amsterdam; Y = Puskin

**35** **Surrealismo : X = Futurismo : Marinetti = Impressionismo : Y**

- A X = André Breton; Y = Claude Monet
- B X = André Breton; Y = George Braque
- C X = Edvard Munch; Y = Vincent Van Gogh
- D X = Paul Cézanne; Y = Salvador Dalì
- E X = Salvador Dalì; Y = Umberto Bocciani

**36** **Subordinato : indipendente = X : Y**

- A X = libero; Y = autonomo
- B X = sterile; Y = produttivo
- C X = fertile; Y = fecondo
- D X = ludico; Y = giocoso
- E X = sposato; Y = prigioniero

**Risolvere i seguenti esercizi.**

**37** **Individuare il rapporto anomalo.**

- A Scortese – gentile
- B Alto – basso
- C Flebile – forte
- D Solerte – lento
- E Impersonale – pedissequo

**38** **Quali delle seguenti coppie autore/opera NON è corretta?**

- A Luigi Pirandello / *Uno, nessuno e centomila*
- B Carlo Goldoni / *I rusteghi*
- C Gabriele D'Annunzio / *Cronache di poveri amanti*
- D Italo Svevo / *Una burla riuscita*
- E Filippo Tommaso Marinetti / *Zang Tumb Tumb*

**39** **Individuare il rapporto anomalo.**

- A Polmonite – Infiammazione
- B Diaframma – Muscolo
- C Aorta – Arteria
- D Odontalgia – Indigestione
- E Carcinoma – Tumore

PARTE PRIMA

**40** **Indicare la parola da scartare.**

- A Benaco
- B Volturno
- C Bolsena
- D Trasimeno
- E Maggiore

**41** **Indicare la parola da scartare.**

- A Tennis
- B Baseball
- C Hockey
- D Ping Pong
- E Calcio

**42** **Indicare la parola da scartare.**

- A Traghetto
- B Automobile
- C Motocicletta
- D Bicicletta
- E Aeroplano

**43** **Indicare la parola da scartare.**

- A Poliglotta
- B Politico
- C Polimorfo
- D Politeista
- E Poligamo

**44** **Indicare la parola da scartare.**

- A Compatto
- B Attonito
- C Astratto
- D Scambiato
- E Intatto

**45** **Se treno = 14, tram = 11, bus = 8, trattore = ?**

- A 23
- B 21
- C 27
- D 11
- E 14

**Il grafico seguente rappresenta il numero di ricoveri effettuato nel 2013 da alcune aziende ospedaliere italiane, suddiviso per tipologia di ricovero. Leggere attentamente il grafico e rispondere alle domande seguenti.**

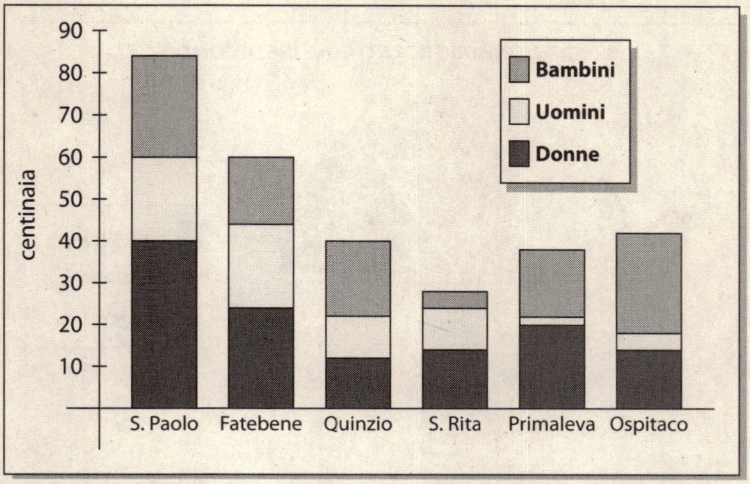


**46** **Quale ospedale ha avuto il maggior numero di ricoveri nel 2013?**

A Fatebene
B Quinzio
C S. Paolo
D Primaleva
E Ospitaco

**47** **Quale ospedale ha ricoverato il minor numero di *uomini* nel 2013?**

A S. Paolo
B Quinzio
C Primaleva
D Ospitaco
E S. Rita

**48** **Quale ospedale ha ricoverato il maggior numero di *donne* nel 2013?**

A S. Rita
B S. Paolo
C Fatebene
D Quinzio
E Ospitaco

**Risolvere i seguenti esercizi.**

**49** **Sapendo che la ripartizione per categorie contrattuali dei dipendenti del Comune di Como è quella rappresentata nel grafico seguente e che il numero di dirigenti è pari a 18, individuare il numero totale dei dipendenti del Comune.**

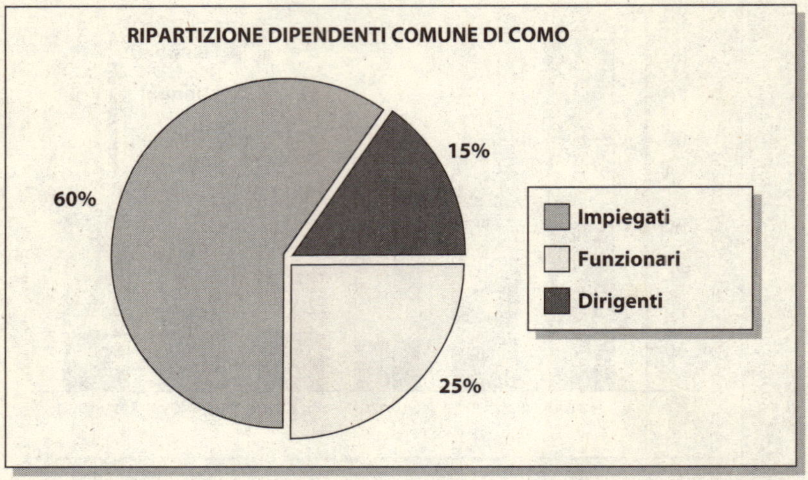


A 57 B 60 C 120 D 72 E 110

**50** **L'azienda Beta vende i propri prodotti in quattro Paesi europei attraverso due divisioni: X e Y. Lo scorso anno ha effettuato vendite come riportato nella tabella seguente:**

| Paese | Vendite totali (migliaia di euro) | Percentuale vendite divisione X |
|---|---|---|
| Italia | 500 | 80 |
| Svizzera | 50 | 50 |
| Germania | 60 | 10 |
| Francia | 20 | 90 |

**Qual è l'ammontare, in euro, delle vendite della divisione Y in Germania nello scorso anno?**

A 50.000
B 6.000
C 90%
D 5.300
E 54.000

# Soluzioni e commenti

**1** L'alternativa che riporta il corretto significato della frase e che rappresenta, dunque, la soluzione è la C: "non hanno confermato l'impossibilità" significa infatti che "è possibile"; quindi "il freddo potrebbe non essere la causa della rottura dei tubi".

**2** Derivato dalla logica aristotelica, il sillogismo è il fondamentale tipo di ragionamento deduttivo ed è formato da una premessa maggiore, da una minore e da una conclusione che dalle due premesse deriva necessariamente. Le premesse date ci dicono che l'insieme degli *ingenui* e dei *cattivi* non hanno intersezioni, mentre quello degli *adulti* e dei *cattivi* sì. Perciò, gli *adulti* compresi anche nell'insieme dei *cattivi* NON possono appartenere anche all'insieme degli *ingenui*. La conclusione del sillogismo dunque è: "qualche adulto non è ingenuo" (risposta esatta B).

**3** L'esercizio è basato su due condizioni, entrambe sufficienti:

- se venerdì starà bene, Laura giocherà la partita;
- se Betty starà bene, giocherà anche lei la partita.

È dunque possibile trarre le seguenti conclusioni:

- se venerdì Laura non gioca la partita, significa che non sta bene;
- se venerdì Betty non gioca la partita, significa che non sta bene.

Osservando la prima conclusione appare evidente che, poiché Laura non sta giocando la partita (dato che è in tribuna a guardarla), sicuramente non sta bene. Ciò consente di escludere le alternative A e C.

Si osservi inoltre che le due condizioni iniziali (e dunque anche le due conclusioni) sono slegate fra loro. Ciò significa in particolare che Laura potrebbe non aver giocato perché non stava bene, senza che per questo si possa concludere alcunché circa la salute di Betty. L'unica cosa certa che si può affermare è che Laura non sta bene, mentre nulla si può dire su Betty.

La risposta al quesito è dunque la E: poiché infatti Laura non gioca, l'unica certezza è che non sta bene.

**4** Schematicamente le informazioni contenute nel testo dell'esercizio si possono riassumere nel seguente modo: $A < B$ e $C \leq B$. Da ciò segue solo che sia A sia C sono quantità inferiori (o, nel caso di C, tutt'al più uguali) a B; altra informazione non può essere ricavata e in particolare non si può dedurre alcuna relazione tra le due quantità stesse (risposta esatta E).

**5** Per individuare la soluzione al quesito si deve considerare l'espressione *non sempre*, che non significa *mai* (non è sinonimo); equivale invece ad affermare che "*almeno in un caso* i testi delle canzoni italiane non sono belli". Inoltre nulla si può dire sulle canzoni straniere, non avendo informazioni al riguardo. La soluzione al quesito è, dunque, fornita dall'alternativa B.

**6** Per risolvere l'esercizio è sufficiente provare a moltiplicare 5 e 6 per la stessa cifra e vedere quando la loro somma è proprio uguale a 22. Moltiplicando, per esempio, 5 e 6 per 2 si ottiene rispettivamente 10 e 12. La somma di questi due valori è 22 (il valore richiesto dall'esercizio) e quindi il valore di X sarà proprio 10. La soluzione del quesito è fornita dall'alternativa D.

**7** Per rispondere al quesito è sufficiente ricordare che 1 tonnellata corrisponde a 1000 kg. Poiché la perdita ammonta al 30% significa che per ogni tonnellata di ferro vi sarà una perdita di 300 kg e verranno prodotti 700 kg di manufatti. Pertanto due tonnellate di ferro danno luogo a 1400 kg di manufatti (risposta corretta A).

8 Se fosse vera l'affermazione I) si potrebbe concludere che Domenico ha le mani grandi, infatti: Domenico ama la musica classica, chi ama la musica classica suona la chitarra (in base all'affermazione I), chi suona la chitarra ha le mani grandi e quindi si può concludere che Domenico ha le mani grandi.

Dal punto di vista grafico si può rappresentare il testo dell'esercizio con il seguente schema:

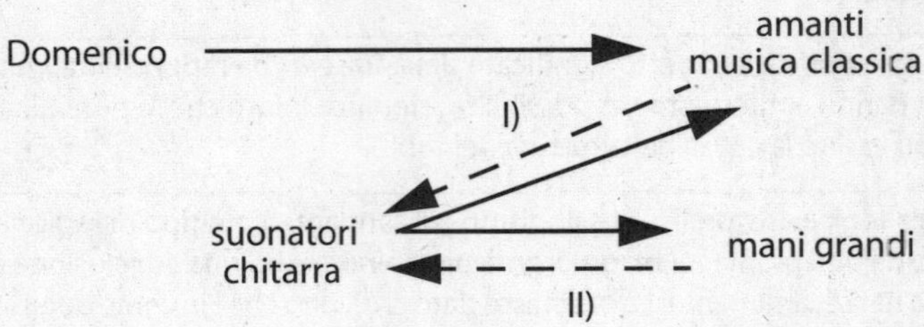


dove le linee continue rappresentano le relazioni specificate dal testo dell'esercizio e le linee tratteggiate rappresentano le relazioni definite dalle affermazioni aggiuntive I) e II). Si può osservare che con l'aggiunta dell'affermazione I) si determina un percorso di frecce che porta da *Domenico* a *mani grandi* mentre l'aggiunta dell'affermazione II) non permette di giungere alla stessa conclusione. La risposta corretta è quindi la A.

9 In questa tipologia di esercizi è bene non farsi distrarre dalla formulazione fantasiosa (Giorgio che sceglie a caso la data del matrimonio), per concentrarsi sull'aspetto matematico del calcolo della probabilità. in altre parole, scegliendo a caso un giorno fra i 365 che compongono l'anno, si hanno meno probabilità di scegliere un giorno nel mese più corto, cioè febbraio (risposta B).

10 Il primo vigneto è un quadrato con perimetro di 120 metri, per cui ogni lato misura 30 metri. Se gli alberi vengono piantati lungo il perimetro a distanza di 6 metri l'uno dall'altro, significa che ci saranno in tutto 20 alberi (120 : 6).

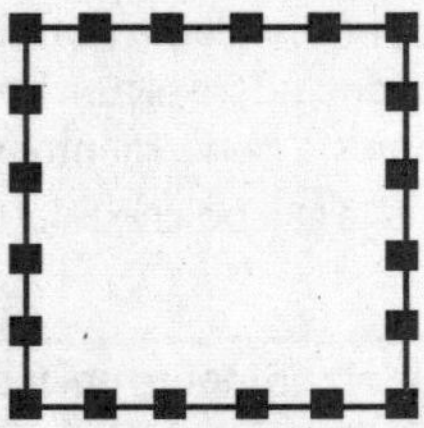

Questo vigneto ha un'area pari a 900 $m^2$. Un vigneto con area quadrupla, cioè pari a 3600 $m^2$, avrà un lato pari a 60 metri. Per recintare un tale quadrato sarà necessario usare il doppio degli alberi utilizzati per il primo vigneto e cioè 40. Attenzione però, la soluzione al quesito non è la E, perché il testo chiede quanti alberi di vite *in più* rispetto al primo vigneto servono (e non quanti ne servono e basta). Perciò la soluzione al quesito è l'alternativa A: necessitano 20 alberi in più rispetto al primo vigneto.

11 La risposta esatta è la C. Infatti, l'argomentazione di partenza si compone di una constatazione ("Recenti scoperte scientifiche hanno mostrato che il farmaco AZT è in grado di ritardare di almeno due anni l'insorgere della malattia nel 55% dei pazienti sieropositivi che lo utilizzano") e di una conclusione ("È dunque opportuno che tale farmaco venga somministrato a tutti i pazienti"). La conclusione si basa dunque sull'efficacia del farmaco in quanto strumento per ritardare l'insorgenza della malattia. È solo contrastando l'efficacia farmacologica, e non il profilo economico del farmaco, che si indebolisce l'argomentazione. L'alternativa C sarebbe stata accettabile solo se l'argomentazione di partenza si fosse basata anche sulla convenienza economica del farmaco.

**12** Se X è pari al valore in denaro dello sconto, per trovare la soluzione è sufficiente risolvere la seguente equazione:

$$X = 30/100 \cdot 40.000$$ (infatti il 30% non è altro che la frazione 30/100),

da cui X = a 12.000 euro (infatti 40.000/100 = 400 che moltiplicato per 30 dà appunto 12.000). La soluzione al quesito è, dunque, fornita dall'alternativa **C**.

**13** Per rispondere ai quesiti di questo esercizio è necessario costruire uno schema di partenza utilizzando le informazioni a una a una. È opportuno cominciare dalla informazione 2), secondo la quale la lettera B "rappresenta il numero di mezzo", ossia il quarto numero sia in ordine crescente sia in ordine decrescente. Si utilizza poi l'informazione 3) secondo la quale "A è di due unità superiore a B". Da cui:

? ? ? B ? A ?

A questo punto è possibile utilizzare l'informazione 1), che consente di collocare D nella posizione immediatamente inferiore a B, da cui:

? ? D B ? A ?

Restano solo le ultime due informazioni. L'ultima ("G è maggiore di F") non può essere utilizzata immediatamente dal momento che non riporta informazioni circa la posizione esatta di alcuno dei due numeri menzionati. È invece possibile utilizzare proficuamente l'informazione 4) ("F è inferiore a B dello stesso valore di cui C è maggiore di D"). Sulla base dei dati finora a disposizione è possibile infatti osservare come F possa essere inferiore a B di due o di tre unità. Viceversa, C può essere maggiore di D di due o di quattro unità. Ne segue che le differenze fra le due coppie di numeri, essendo uguali fra loro, possono solo essere di due unità. Dunque F è inferiore a B di due unità e C è maggiore di D di due unità. Da cui:

? F D B C A ?

A questo punto, sapendo che G è maggiore di F, è possibile completare lo schema di riferimento: G è infatti il numero maggiore ed E quello minore. Da cui:

E F D B C A G

Con questo schema a disposizione è possibile rispondere velocemente ai quesiti. Consultando lo schema è possibile osservare come il quinto numero sia rappresentato dalla lettera C. La risposta esatta è dunque la **B**.

**14** A è maggiore di F di quattro unità. Ne segue che il numero inferiore a G di quattro unità è quello rappresentato dalla lettera D. La risposta esatta è dunque la **D**.

**15** Se A è pari a 7, significa che G è pari a 8 ed E è pari a 2. Ne segue che la somma dei due è pari a 10. La risposta esatta è dunque la **B**.

**16** Essendo la distanza fra A ed F pari a quattro unità, indipendentemente dal valore assunto dai due numeri rappresentati dalle due lettere, la loro differenza è sempre pari a 4. La risposta esatta è dunque la **D**.

**17** Poiché C è maggiore di E di quattro unità, ciò significa che T si colloca al di sopra di C di quattro unità. Graficamente:

E F D B C A G ? T

È possibile a questo punto osservare come T risulti superiore ad A di tre unità, ossia T = A + 3. Essendo inoltre T = A + E, ne segue che E = 3. Poiché infine D è di due unità superiore a E, D è pari a 5. La risposta corretta è dunque la D.

---

18 La rappresentazione insiemistica corretta prevede in questo caso l'intersezione di ciascun insieme con gli altri due (alternativa A). Esistono infatti *giornalisti* che sono *amanti della buona cucina* e che sono *milanesi*, ma anche giornalisti che non amano la buona cucina e che non sono milanesi. Lo stesso vale per gli insiemi degli *amanti della buona cucina* e i *milanesi*, ciascuno dei quali interseca le altre due categorie proposte dall'esercizio.

---

19 Per individuare la rappresentazione corretta è conveniente partire dalle relazioni più evidenti. Nel caso in esame è facile osservare che *romanzi* è parte, cioè è un sottoinsieme, di *libri* (che contiene ovviamente anche libri di altro genere come per esempio saggi o manuali). La soluzione corretta deve dunque presentare un insieme interamente contenuto in un altro insieme. Questa semplice considerazione permette di scartare le alternative A, C ed E. Il terzo termine, *scuole*, è invece estraneo ai primi due da un punto di vista insiemistico e porta dunque a escludere anche l'alternativa B. La risposta esatta è dunque la D.

---

20 Dal momento che le *mosche* sono *insetti* e che gli insetti sono una classe di *animali*, la soluzione di tale esercizio è rappresentata dall'alternativa B.

---

21 In questo caso i tre termini identificano tre categorie distinte e sono quindi correttamente rappresentate dall'alternativa C. Anche se i tre termini in esame presentano delle connessioni (per esempio il fatto che i *fruttivendoli* vendono *carote* e *zucchine*), queste non sono di natura insiemistica e dunque non modificano la relazione tra i tre insiemi che rimane di estraneità.

---

22 In questo caso, si alternano *due* serie di numeri che occupano una le posizioni dispari e l'altra quelle pari della successione data. Rispondono entrambe a un criterio additivo: la prima è composta dai numeri 8, 14, 20, 26 (si aggiunge 6 passando da un elemento al successivo); la seconda è 13, 15, 17… (si aggiunge 2 passando da un elemento al successivo). L'elemento incognito occupa una posizione pari e quindi appartiene alla seconda delle due serie che si alternano. Il suo valore è perciò dato da: 17 + 2 = 19 (risposta E).

---

23 Osservando tale successione, non si evidenzia un andamento regolare, crescente o decrescente. D'altra parte, analizzando ciò che accade passando da un numero al successivo, si riscontra una logica ben precisa che prevede le seguenti operazioni: … x 2 … + 3 … – 1 … x 2… .+ 3 … – 1 … Sulla base di tale logica, il numero mancante è 84 (alternativa B), dato da 42 x 2.

---

24 Ogni lettera della successione si trova quattro posizioni più avanti, nell'alfabeto italiano, rispetto alla precedente. Secondo tale logica la lettera mancante è la R (alternativa B).

---

25 In questo caso è facile osservare che l'elemento incognito appartiene alla successione dei numeri ed è pari a 8. I numeri decrescono infatti di 3 unità. È quindi esatta l'alternativa E.

---

26 In ciascuna delle terne, il numero in alto a destra si ottiene sottraendo 2 al prodotto degli altri due numeri ($18 = 4 \times 5 - 2$ e $16 = 6 \times 3 - 2$). L'alternativa corretta è dunque la B ($12 = 7 \times 2 - 2$).

---

27 In ciascun rettangolo, il numero in basso è pari alla metà di quello centrale (il quale, a sua volta, è pari al triplo di quello superiore).

Secondo tale logica, il numero incognito è pari a 3 (alternativa D).

---

28 *Acido* è il contrario di *basico* così come *negativo* è il contrario di *positivo*. La risposta corretta è quindi la A.

**29** La risposta esatta è la E. Infatti, il *termometro* è lo strumento che misura la *temperatura* così come il *barometro* è lo strumento che misura la *pressione*. L'alternativa B sarebbe corretta unicamente se il *barometro* fosse uno strumento per misurare l'*umidità* (tale strumento è invece l'igrometro). Le alternative A, C e D danno invece luogo a proporzioni prive di significato.

**30** Più *pagine* insieme possono formare un *libro* come più *giocatori* insieme possono formare una *squadra*. Questo è il legame che è alla base dei termini della proporzione, per cui la soluzione all'esercizio è fornita dall'alternativa A.

**31** Il *pediatra* è il medico specializzato nello studio, nella cura e nella prevenzione delle malattie dell'infanzia e ha quindi come pazienti i *bambini*. Il rapporto tra i termini noti della proporzione è pertanto una relazione del tipo professione medica-oggetto delle cure. La stessa relazione è presente nell'alternativa C (il *geriatra* si occupa dei processi fisiologici dell'età senile e ha quindi come pazienti gli *anziani*) che è dunque la risposta corretta. Si osservi che l'alternativa E presenta una relazione dello stesso tipo, ma i termini proposti hanno un ordine invertito.

**32** In questa proporzione sono tre i termini da individuare, ma la logica di risoluzione rimane inalterata. Ci si accorge che il criterio che lega i diversi termini è opera letteraria-autore. Per risolvere il quesito, quindi, è necessario fare ricorso alle proprie conoscenze di cultura letteraria. La soluzione è fornita dall'alternativa E. Infatti *I giganti della montagna* è opera di *Pirandello*, *Fontamara* di *Silone* e *Ossi di Seppia* di *Montale*. A titolo informativo, si ricorda, inoltre, che *Conversazione in Sicilia* è un romanzo di Elio Vittorini e *Se questo è un uomo* di Primo Levi.

**33** Il primo membro della proporzione propone il rapporto tra una regione e il proprio capoluogo. La soluzione al quesito è, quindi, fornita dall'alternativa D, essendo Genova capoluogo della Liguria.

Tutte le altre alternative risultano errate perché, benché le città proposte si trovino effettivamente nelle regioni abbinate, non ne sono il capoluogo.

**34** In questo tipo di quesito viene chiesto di individuare il corretto legame tra tre autori e altrettante città. L'alternativa C è la risposta corretta. Nella fattispecie si può notare che non si tratta di un legame tra autore e luogo di nascita (Bulgakov per sempio non era moscovita ma ucraino di Kiev) quanto piuttosto tra la città d'ambientazione dell'opera letteraria più nota di tre scrittori del Novecento. Infatti, l'*Ulisse* (1922) di Joyce è ambientato a Dublino, *I Buddenbrook* (1901) di Thomas Mann a Lubecca e *Il maestro e Margherita* (1966) di Bulgakov a Mosca.

**35** L'esercizio chiede di abbinare correttamente alle tre correnti artistiche i loro fondatori. La risposta corretta è la A. Così come Marinetti è autore del Manifesto che nel 1909 segnò la nascita del Futurismo, allo stesso modo Breton firmò nel 1924 il Manifesto che segnò la nascita del Surrealismo e Monet partecipò fin dal 1860 agli incontri parigini ospitati dall'Accademia svizzera che segnarono la nascita del movimento pittorico impressionista, la cui massima influenza fu registrata tra il 1867 e il 1880.

**36** *Subordinato* significa dipendente ed è quindi il contrario di *indipendente* (libero, autonomo). La relazione tra i termini noti della proporzione è dunque di opposizione/contrarietà. La risposta corretta è dunque la B: *sterile* (non *fertile*) è infatti il contrario di *produttivo* (*fertile*).

Le alternative A, C e D propongono tutte termini tra loro sinonimi, mentre l'alternativa E è palesemente errata.

**37** Ogni alternativa contiene due termini tra loro contrari a eccezione della E: *pedissequo* si riferisce infatti a chi segue le azioni e le idee altrui adeguandovisi ciecamente, senza apportare nulla di proprio ed è dunque un sinonimo (e non un contrario) di *impersonale*.

La risposta corretta è dunque la E.

**38** In questo esercizio viene fornita la chiave logica che lega i termini delle coppie e che è appunto quella tra autore e opera.

La soluzione al quesito è fornita dall'alternativa **C**, infatti *Cronache di poveri amanti* è opera di Vasco Pratolini e non di Gabriele D'Annunzio come erroneamente indicato.

**39** Analizzando le coppie di termini proposte, si osserva che il rapporto è di appartenenza: il *diaframma* è un *muscolo* (il principale muscolo impegnato nella respirazione, situato tra addome e cavità toracica), così come l'*aorta* è un'*arteria*.

Anche tra i termini *polmonite* e *infiammazione* c'è un rapporto di sottoinsieme nel senso che il primo indica uno stato infiammatorio (come tutti i vocaboli medici che terminano con la desinenza *-ite*) che, nel caso specifico, è a carico dei polmoni. Per ciò che riguarda l'alternativa **E**, il *carcinoma* è una forma di *tumore* maligno. L'unico rapporto anomalo è quello individuato dall'alternativa **D**, dove *odontalgia* significa semplicemente mal di denti e dunque non ha nessun rapporto di sottoinsieme o di appartenenza con *indigestione*.

**40** I termini presenti nelle alternative sono i nomi di famosi laghi italiani con l'eccezione di Volturno che è invece il principale fiume dell'italia meridionale sia per lunghezza sia per portata.

La risposta corretta è quindi la **B**.

**41** Il *tennis*, il *baseball*, l'*hockey* e il *ping pong* sono tutti sport che per essere praticati necessitano dell'utilizzo da parte di almeno uno dei giocatori di uno strumento (nel *tennis* e nel *ping pong* la racchetta, nel *baseball* e nell'*hockey* la mazza); nel *calcio* invece non occorre nessuno strumento, essendo la palla colpita solo con le parti del corpo dei giocatori.

La risposta corretta è dunque la **E**.

**42** Si tratta di mezzi di locomozione a motore a eccezione della *bicicletta* (risposta **D**).

**43** Tutti i termini proposti sono affini poiché tutti composti con il prefisso *poli-* (molto), a eccezione del termine *Politico* (risposta **B**) la cui origine risale alla parola *polis* (città-stato).

**44** La caratteristica che accomuna tutte le alternative proposte tranne *scambiato* è rappresentata dal fatto che tutte contengono al loro interno la parola *atto*.

La soluzione è quindi data dall'alternativa **D**.

**45** La relazione tra numero e lettera si ottiene moltiplicando per 3 il numero delle lettere che compongono la parola e sottraendo 1: "trattore" = 8 x 3 = 24 - 1 = 23 (alternativa corretta **A**).

**46** Dal grafico si può facilmente ricavare il numero di ricoveri complessivo delle singole aziende ospedaliere. Si ricordi che i dati sono espressi in centinaia. Perciò:

- S. Paolo: 8.500 circa
- Fatebene: 6.000 circa
- Quinzio: 4.000 circa
- S. Rita: 3.000 circa
- Primaleva: 3.800 circa
- Ospitaco: 4.200 circa

L'ospedale con il maggior numero di ricoveri nel 2013 è dunque il *S. Paolo* (risposta **C**).

**47** Il numero di *uomini* ricoverati è rappresentato dall'area centrale (quella più chiara); tale area è minima in corrispondenza dell'azienda ospedaliera *Primaleva*. La risposta corretta è dunque la **C**.

**48** Il numero di *donne* ricoverate è rappresentato dall'area più in basso (quella grigio scuro); tale area è massima in corrispondenza dell'azienda ospedaliera *S. Paolo*. La risposta corretta è dunque la **B**.

**49** La risposta corretta è la **C**. È noto che il numero di dirigenti del Comune di Como è pari a 18; dal grafico si ricava inoltre che i dirigenti sono il 15% dei dipendenti comunali. Il numero 18 rappresenta quindi il 15% del totale. Pertanto, per ricavare il numero complessivo di dipendenti comunali è sufficiente moltiplicare 18 per 100 e dividere poi per 15:

$$\text{n° dipendenti comunali: } \frac{18 \cdot 100}{15} = 120$$

**50** Dalla tabella si osserva che l'ammontare complessivo delle vendite in Germania (sia attraverso la divisione X che la divisione Y) è pari a 60. La vendite relative alla divisione X corrispondono al 10% di tale valore, cioè 6. Le vendite della divisione Y sono dunque pari a 60 – 6 = 54. Ma i valori utilizzati sono espressi in migliaia di euro e pertanto la risposta corretta è la **E**.

# Quesiti di cultura generale



1 **Il verbo *catalizzare* significa:**

- A accelerare
- B decontaminare
- C scaricare
- D purificare
- E ornare

2 **Quale personaggio tra i seguenti NON è stato insignito del premio Nobel per la Pace?**

- A Barack Obama
- B Jimmy Carter
- C Michail Sergeevic Gorbacëv
- D Nelson Mandela
- E Giovanni Paolo II

3 **Di quali Paesi europei erano colonie le seguenti regioni o aree geografiche?**

**Indicare, tra gli elenchi di abbinamenti proposti, quello corretto in tutte le sue voci.**

- A Sudafrica – Olanda; Congo – Belgio; Algeria – Francia;
  Isole di Capo Verde – Portogallo; Corno d'Africa – Italia;
  Regioni andine – Spagna; Birmania – Inghilterra; Camerun – Germania
- B Sudafrica – Inghilterra; Congo – Germania; Algeria – Francia;
  Isole di Capo Verde – Spagna; Corno d'Africa – Belgio;
  Regioni andine – del Portogallo; Birmania – Francia; Camerun – Olanda
- C Sudafrica – Olanda; Congo – Germania; Algeria – Inghilterra;
  Isole di Capo Verde – Portogallo; Corno d'Africa – Italia;
  Regioni andine – Spagna; Birmania – Francia; Camerun – Belgio
- D Sudafrica – Belgio; Congo – Olanda; Algeria – Francia;
  Isole di Capo Verde – Inghilterra; Corno d'Africa – Italia;
  Regioni Andine – Spagna; Birmania – Germania; Camerun – Francia
- E Nessuna delle altre alternative è corretta

4 **Quale di queste città NON si trova in Russia?**

- A Mosca
- B Niznij Novgorod
- C Brno
- D San Pietroburgo
- E Tjumen

**5** **Una delle frasi celebri qui riportate NON è abbinata al personaggio a cui è comunemente attribuita: individuatela.**

- **A** Parigi val bene una Messa (Napoleone Bonaparte)
- **B** Guai ai vinti (Brenno)
- **C** Volli, sempre volli, fortissimamente volli (Vittorio Alfieri)
- **D** Venni, vidi, vinsi (Giulio Cesare)
- **E** Libera Chiesa in libero Stato (Cavour)

**6** **Con quale dei seguenti Paesi NON confina la Francia?**

- **A** Italia
- **B** Svizzera
- **C** Belgio
- **D** Austria
- **E** Germania

**7** **Quale delle seguenti affermazioni è vera?**

- **A** Un terminale remoto è un terminale non più utilizzato perché ritenuto obsoleto dal punto di vista tecnologico
- **B** Il sistema operativo è una parte del software applicativo installato su un computer
- **C** La RS232 è un dispositivo di visualizzazione
- **D** Un "card reader" è un dispositivo di input
- **E** Nessuna delle altre risposte è corretta

**8** **"Agitare un liquido in un recipiente" equivale a:**

- **A** debordare
- **B** sciabordare
- **C** affogare
- **D** schiumare
- **E** scialacquare

**9** **Nella bolletta di un'azienda elettrica l'importo da pagare per i consumi è determinato prevalentemente in base:**

- **A** alla tensione della corrente erogata
- **B** alla resistenza degli elettrodomestici usati
- **C** al lavoro che si sarebbe potuto compiere con l'energia consumata
- **D** alla portata del contatore
- **E** al numero dei componenti della famiglia

**10** **Solo una delle seguenti affermazioni è corretta: individuatela.**

- **A** Manzoni fu contrario alla scelta di Roma come capitale d'Italia
- **B** Verga esaltò con parole entusiastiche l'arrivo di Garibaldi in Sicilia
- **C** Mazzini visse parte della sua vita in esilio, in Francia, Svizzera, Gran Bretagna
- **D** Carducci fino alla fine della vita osteggiò la monarchia sabauda
- **E** *Senilità* di Italo Svevo ha per tema il Risorgimento

**11** **Che cos'è *La bottega del caffè*?**

- A Una rivista fondata da Pietro e Alessandro Verri
- B Una lirica di Giuseppe Parini
- C Una commedia di Carlo Goldoni
- D Una commedia di Karol Wojtyla
- E Un romanzo di Aldo Palazzeschi

**12** **Il primo uomo a sorvolare il Polo Nord fu:**

- A Umberto Nobile
- B Richard E. Byrd
- C Ambrogio Fogar
- D Antoine de Saint-Exupéry
- E uno dei fratelli Wright

**13** **Che cos'è il *North American Free Trade Agreement* (NAFTA)?**

- A Un accordo per il commercio fra i Paesi del Nord America
- B Un accordo fra Stati Uniti e Canada per il libero commercio
- C Un accordo fra Stati Uniti, Canada e Messico per contrastare le limitazioni commerciali imposte dall'Unione europea e dal Giappone
- D Un'area di libero scambio che comprende Stati Uniti, Messico e Canada
- E Un accordo di collaborazione con l'Unione europea voluto dal Canada

**14** **I parlamentari possono essere sottoposti a giudizio penale?**

- A Sì, ma solo con l'autorizzazione della Camera alla quale appartengono
- B No, sono sottratti a ogni controllo, giudizio e pena
- C Sì, ma solo se rinunciano volontariamente allo status di parlamentare
- D Sì, come tutti i comuni cittadini
- E No, ma può essere applicata la pena

**15** **Quale filosofo italiano ha scritto, all'inizio del secolo, il *Sommario di pedagogia*?**

- A Benedetto Croce
- B Giuseppe Mazzini
- C Giordano Bruno
- D GianBattista Vico
- E Giovanni Gentile

**16** **Che cos'è il Prodotto Interno Lordo (PIL)?**

- A Una misura della ricchezza complessiva di un Paese
- B Una misura della ricchezza prodotta in un Paese in un certo anno
- C Una misura dell'equilibrio negli scambi con l'estero di un Paese in un certo anno
- D Una misura del grado di indebitamento di uno Stato
- E Una misura del livello del risparmio gestito da uno Stato

**17** **La bandiera dell'Unione europea rappresenta un cerchio di ... stelle dorate su sfondo blu (si completi con l'opzione CORRETTA).**

A 10
B 25
C 15
D 12
E 20

**18** **Che cosa si intende con il termine "economia sommersa"?**

A Le attività produttive svolte sotto il livello del mare
B Le attività produttive svolte dagli artigiani
C Il fenomeno dell'evasione fiscale
D Il lavoro nero
E Le attività legate alla "net economy"

**19** **Con il termine Maghreb si intende:**

A una regione dell'Africa settentrionale comprendente Marocco, Algeria, Tunisia e Libia
B solo una regione del Marocco
C una regione del Medio Oriente comprendente, tra gli altri, Egitto e Arabia Saudita
D tutta l'Africa a sud del Sahara
E l'insieme dei Paesi africani in cui si pratica la religione islamica

**20** **Lorenzo il Magnifico visse:**

A nel Seicento
B nella seconda metà del Quattrocento
C in pieno Cinquecento
D nel Trecento
E durante il periodo illuminista

**21** **La Triplice Alleanza era un patto fra:**

A Regno d'Italia, Impero tedesco e Impero russo
B Impero tedesco, Impero russo e Austria-Ungheria
C Impero giapponese, Impero russo e Regno d'Italia
D Francia, Gran Bretagna e Impero russo
E Impero tedesco, Austria-Ungheria e Regno d'Italia

**22** **Nel luglio 2014, la nave da crociera Costa Concordia, naufragata di fronte all'isola del Giglio nel gennaio 2012, è finalmente approdata nel cantiere dove verrà smantellata. Dove si è concluso il suo ultimo viaggio?**

A Napoli
B Piombino
C Genova
D Marsiglia
E Civitavecchia

23 **Quale tra i seguenti Stati sudamericani è il più meridionale?**

A Brasile
B Paraguay
C Cile
D Uruguay
E Colombia

24 **L'*Orlando furioso* è stato composto da:**

A Ludovico Ariosto
B Francesco Petrarca
C Giacomo Leopardi
D Aristofane
E Pietro Metastasio

25 **La capitale della Finlandia è:**

A Oslo
B Stoccolma
C Copenaghen
D Pietroburgo
E Helsinki

26 **Tra i seguenti mari, quale bagna la Romania?**

A Mar Egeo
B Mar Nero
C Mar Adriatico
D Mare del Nord
E Mar Baltico

27 **Quanti rappresentanti del Parlamento europeo vengono eletti in ogni Stato membro?**

A 10
B 50
C 75
D 100
E Il numero varia da Stato a Stato

28 **L'attacco italiano alla Grecia, nella seconda guerra mondiale, fu motivato:**

A da contrasti politici dovuti alla diversità di regime
B dalla necessità di prevenire un attacco della Grecia all'Italia
C dalla volontà di Mussolini di impadronirsi dei tesori d'arte greci
D dalla volontà di controbilanciare le conquiste tedesche in Europa
E dalla necessità di prevenire un attacco giapponese alla Grecia

29 **Come viene denominata la scuola filosofica fondata da Epicuro?**

A L'Accademia
B Il Peripato
C L'Università
D Il Giardino
E Il Ginnasio

PARTE PRIMA

30 "Erano i capei d'oro a l'aura sparsi
ch 'n mille dolci nodi gli avolgea [...]"

**Francesco Petrarca, *Canzoniere*, sonetto XC**

**Le parole sottolineate danno luogo a una delle figure retoriche sotto elencate. Quale?**

A Allegoria
B Metafora
C Ossimoro
D Metonimia
E Sinestesia

**31 I Carpazi sono separati dai Balcani:**

A dall'Adriatico
B dal Volga
C dal lago d'Aral
D dal Danubio
E dal Mar Nero

**32 In Italia, un lavoratore dipendente può rinunciare alle ferie retribuite?**

A No
B Sì, sempre
C Sì, se la società per la quale si lavora lo richiede espressamente
D Sì, ma è il lavoratore che decide come meglio crede
E Sì, se il sindacato è d'accordo

**33 Quale tra le seguenti reti è più veloce nella trasmissione dati?**

A Rete geografica basata su trasmissione analogica
B Rete telefonica
C Rete ISDN
D Rete algoritmica
E Nessuna delle altre risposte è corretta

**34 Quale delle seguenti composizioni NON è di Leopardi?**

A *Il sabato del villaggio*
B *L'infinito*
C *La ginestra*
D *Pianto antico*
E *La quiete dopo la tempesta*

**35 Dove fu combattuta la più grande battaglia navale della prima guerra mondiale?**

A Jütland
B Falkland
C Leyte
D Hermada
E Port Arthur

**36** **Individua l'informazione scorretta riguardante l'*Ulisse* di James Joyce:**
- A è ambientato a Dublino
- B ha per protagonista Leopold Bloom
- C racconta una giornata del protagonista
- D adotta la tecnica del monologo interiore
- E si svolge nel Medio Evo

**37** **In Italia, tutti possono professare liberamente la propria fede religiosa?**
- A No, deve essere una fede riconosciuta dallo Stato
- B No, solo la fede cattolica è religione di Stato
- C Sì, deve però essere un culto non contrario al buon costume
- D Sì, ma solo della religione cattolica può farsi legittimamente propaganda
- E Sì, ma solo a condizione che sia monoteista

**38** **"Ritenevano che la quantità totale di ricchezza fosse più o meno stabile e che si dovesse quindi cercare di acquisirne la maggior parte possibile; tendevano a identificare la ricchezza con la moneta e i metalli preziosi; si sforzavano di scoraggiare le importazioni; facevano di tutto per favorire le produzioni nazionali e le esportazioni; puntavano a esportare prodotti ad alto valore aggiunto piuttosto che materie prime; valorizzavano le corporazioni come strumento per favorire la competitività delle merci nazionali".**
**Stiamo parlando degli esponenti di uno dei seguenti orientamenti. Quale?**
- A Fisiocrazia
- B Liberalismo
- C Liberismo
- D Mercantilismo
- E Socialismo

**39** **In Italia, chi delibera lo stato di guerra?**
- A Il Governo della Repubblica
- B Il Presidente della Repubblica, capo delle Forze armate
- C Le Camere
- D Il Presidente della Repubblica, di concerto con i Capi di Stato Maggiore di Esercito, Aeronautica e Marina militare
- E Il presidente della Corte Costituzionale

**40** **Quale cascata nel mondo ha il maggior dislivello?**
- A Iguazu
- B Niagara
- C Angel
- D Tugela
- E Paulo Alfonso

**41** **Quale pensatore del periodo rinascimentale morì sul rogo a causa della portata rivoluzionaria delle proprie teorie?**
- A Leonardo da Vinci
- B Giordano Bruno
- C Galileo Galilei
- D Marsilio Ficino
- E Tommaso d'Aquino

**42** **In ambito tecnologico, con OCR si intende:**

- **A** un dispositivo per la stampa di fotografie
- **B** la memorizzazione di dati su CD ROM
- **C** un particolare tasto della tastiera di un computer
- **D** un riproduttore di diapositive
- **E** nessuna delle altre risposte è corretta

**43** **Quale delle seguenti alternative riporta gli eventi nel corretto ordine cronologico?**

- **A** Affare Dreyfus, Rivoluzione francese, Conferenza di Yalta, Prima guerra mondiale, Guerra franco-prussiana
- **B** Guerra franco-prussiana, Affare Dreyfus, Conferenza di Yalta, Prima guerra mondiale, Rivoluzione francese
- **C** Guerra franco-prussiana, Conferenza di Yalta, Prima guerra mondiale, Rivoluzione francese, Affare Dreyfus
- **D** Rivoluzione francese, Guerra franco-prussiana, Affare Dreyfus, Prima guerra mondiale, Conferenza di Yalta
- **E** Rivoluzione francese, Guerra franco-prussiana, Conferenza di Yalta, Prima guerra mondiale, Affare Dreyfus

**44** **Un sinonimo di *anacoreta* è:**

- **A** eremita
- **B** serpente
- **C** antica moneta
- **D** corallo
- **E** anacronistico

**45** **Il contrario di *negligente* è:**

- **A** ligio
- **B** ozioso
- **C** sciatto
- **D** astuto
- **E** intimidito

**46** **Il termine *gestatorio* significa:**

- **A** che gesticola
- **B** riferito al parto
- **C** che serve a portare
- **D** relativo alla gestione
- **E** proprio degli imprenditori

**47** **Qual è il contrario di *requisizione*?**

- **A** Inquisizione
- **B** Perquisizione
- **C** Concessione
- **D** Liberalità
- **E** Non esiste un contrario

**48** **Il plurale di *caposaldo* è:**

A caposaldi
B capisaldo
C capisaldi
D caposaldo
E non esiste

**49** **Scegliere l'alternativa che completa in modo corretto la frase seguente:**
**"Un principio fondamentale della famiglia consiste … dei genitori, esercitata sui figli con … e spirito di amore".**

A nella severità – autorità
B nella ricchezza – sacrificio
C nell'autorità – dolcezza
D nella lealtà – carisma
E nella fragilità – timore

**50** **Individuare le associazioni fra una frase del primo gruppo e una frase del secondo gruppo, in modo che le frasi composte risultino corrette.**

**a) In settembre i pesci**
**b) Dalla barca i pescatori**
**c) Verso sera il mare**
**d) Le maglie della rete**

**1) a volte si strappano sugli scogli del fondo.**
**2) si avvicinano alla costa.**
**3) è pieno di barche da pesca.**
**4) calano le reti nell'acqua.**

A a–1, b–3, c–4, d–2
B a–2, b–3, c–4, d–1
C a–1, b–4, c–3, d–2
D a–2, b–4, c–3, d–1
E a–4, b–3, c–2, d–1

# Soluzioni e commenti



**1** In senso proprio, *catalizzare* significa "aumentare la velocità di una reazione chimica, favorendo il suo verificarsi"; in senso figurato, perciò, vale anche *accelerare*. La risposta esatta è quindi la **A**.

**2** Primo pontefice non italiano della chiesa cattolica romana dal 1521, il polacco Karol Wojtyla scelse il nome di Giovanni Paolo II, restando in carica dal 1978 alla morte, nel 2005. Anche se il suo pontificato è stato giudicato un fattore decisivo per il processo di disgregazione dei regimi del socialismo reale est europeo (avvenuto quasi ovunque in forma sostanzialmente pacifica) e per la fine della guerra fredda, a papa Wojtyla non è mai stato assegnato il premio Nobel per la Pace (risposta esatta **E**).

**3** L'abbinamento corretto tra Paesi europei e rispettive colonie extraeuropee è quello indicato dall'alternativa **A**. Infatti, il Sudafrica è stato in origine colonia olandese, il Congo del Belgio, l'Algeria della Francia, le Isole di Capo Verde del Portogallo, i Paesi del Corno d'Africa (Somalia, Eritrea, Etiopia) dell'Italia, le Regioni andine (Cile, Perú, Bolivia ecc.) della Spagna, la Birmania dell'Inghilterra e il Camerun della Germania.

**4** La risposta esatta è la **C**. Brno è infatti una città della Repubblica Ceca. Si noti che, fino al 1991, il nome di Niznij Novgorod era Gor'kj.

**5** La frase celebre attribuita erroneamente è "Parigi val bene una Messa" che non fu pronunciata da Napoleone Bonaparte ma da Enrico IV Borbone, re di Francia dal 1593 al 1610, quando per ottenere il trono di Francia dovette abiurare la propria fede ugonotta e passare al cattolicesimo (risposta esatta **A**).

**6** La risposta esatta è la **D**: a est la Francia confina con la Germania, con la Svizzera e con l'Italia, ma non con l'Austria.

**7** Per "terminale remoto" si intende un terminale collegato a distanza, quindi l'alternativa **A** è errata. Anche l'alternativa **B** non è corretta, in quanto il sistema operativo costituisce parte del software di base (l'insieme di programmi necessari al funzionamento del computer) e non del software applicativo (programmi di calcolo, videoscrittura, disegno ecc.). La sigla RS232 presente nell'alternativa **C** identifica un interfaccia di input/output di tipo seriale e non un dispositivo di visualizzazione. La risposta corretta è invece la **D**: il "card reader" è infatti un lettore di schede perforate ed è pertanto un dispositivo di input.

**8** Il verbo equivalente a "agitare un liquido in un recipiente" è quello indicato dall'alternativa **B**, che è dunque la risposta corretta. Debordare significa venire fuori, superare un limite, uscire. Schiumare indica l'azione di togliere la schiuma da un liquido, affogare andare sotto, perdere la vita in ambiente liquido ma anche smarrirsi di fornte allae difficoltà o perdersi, dimenticare. Infine scialacquare significa sprecare, perdere, gettare al vento.

**9** La risposta esatta è la **C**. Infatti, a determinare l'importo della bolletta dell'energia elettrica da pagare è il lavoro che si sarebbe potuto compiere con l'energia consumata dall'utenza stessa.

**10** L'unica affermazione corretta è quella relativa al letterato e patriota repubblicano Giuseppe Mazzini, protagonista del nostro Risorgimento che visse buona parte della propria vita in esilio. La risposta corretta è dunque la **C**.

**11** La rivista dei fratelli Verri si intitolava «Il Caffè»; la commedia di papa Wojtyla si intitola *La bottega dell'orefice*: la A e la D sono quindi errate. La risposta corretta è la C.

**12** Il primo sorvolo sul Polo Nord si ebbe nel 1926, ma il primato fu conteso da due diversi equipaggi: gli statunitensi Byrd e Bennet e il duo Nobile-Amundesen a bordo del dirigibile di fabbricazione italiana *Norge*. Soltanto nel 1995 – grazie alla scoperta dei diari di volo, con la registrazione della lettura del sestante cancellata ma ancora leggibile – è stato dimostrato che Byrd non aveva mai raggiunto il Polo Nord. La risposta corretta è dunque la A.

**13** Il NAFTA è un accordo, stipulato nel 1993, fra USA, Messico e Canada per eliminare le dogane e le altre barriere commerciali interne al continente nordamericano. Trattandosi di un'area di libero scambio, a ciascuno dei tre Paesi è consentito di mantenere le proprie tariffe doganali verso i Paesi terzi. A differenza di una comunità integrata come l'Unione europea, ogni Paese che fa parte di un'area di libero scambio è libero di adottare nei riguardi dei Paesi non associati proprie misure. La risposta esatta è dunque la D.

**14** Fino al 1993, l'autorizzazione della Camera di appartenenza era richiesta per l'instaurazione di un giudizio penale a carico del parlamentare e questa circostanza aveva dato origine a diversi abusi, in quanto le Camere si sono sempre dimostrate molto restie a rimettere i loro membri alla giustizia. Grazie alla legge costituzionale n. 3 del 1993, tale autorizzazione non è più necessaria e quindi il processo penale può essere instaurato per il parlamentare come per il comune cittadino. La risposta esatta è dunque la D. Resta però la necessità dell'autorizzazione per sottoporre il parlamentare a perquisizione personale o domiciliare, ad arresto, privazione della libertà personale, detenzione (salvo che egli sia colto nell'atto di commettere un delitto per il quale è previsto l'arresto obbligatorio in flagranza) e per sottoporre le sue conversazioni e comunicazioni a intercettazioni e, ancora, per sequestrarne la corrispondenza.

**15** Per rispondere a questo quesito, qualora non si conoscesse approfonditamente la filosofia italiana, si può procedere per esclusione; Mazzini (risposta B) è un autore del secolo XIX, quindi si può escludere per la non appartenenza temporale; per eguale motivo si possono scartare le alternative C (Bruno) e D (Vico). Effettivamente può sussistere il dubbio fra Croce e Gentile, ma è sufficiente pensare alla grande riforma della scuola studiata da Gentile per riconoscere chi fra i due aveva maggiore interesse per la pedagogia. La risposta esatta è quindi la E.

**16** La risposta esatta è la B: il PIL indica il valore dei beni e dei servizi prodotti sul territorio nazionale nel corso di un anno, a prescindere dalla nazionalità dei produttori, ed è una misura della ricchezza prodotta in un anno in un Paese. La risposta A è errata in quanto il PIL non indica la ricchezza totale di un Paese, ma solo la ricchezza prodotta in un anno. Le risposte C e D corrispondono rispettivamente alle definizioni di "bilancia dei pagamenti" e di "debito pubblico".

**17** Adottata fin dalla metà degli anni Ottanta dalla Comunità Economica Europea, la bandiera delle istituzioni comunitarie è rimasta la stessa con il passaggio dalla CEE all'Unione europea e con la progressiva crescita degli Stati membri. Il simbolo conta 12 stelle dorate su sfondo blu (risposta esatta D). Il loro numero non aumenta con l'aumentare degli aderenti.

**18** Con il termine "economia sommersa" si intende il complesso di attività produttive che sfugge deliberatamente alla rilevazione statistica. Rientra in questa categoria il cosiddetto "lavoro nero", ossia il lavoro retribuito prestato da pensionati, casalinghe, studenti e non residenti e i secondi (o doppi) lavori non dichiarati. La risposta corretta è quindi la D.

**19** Con il termine Maghreb si intendono tutti i Paesi dell'Africa settentrionale che si affacciano sul Mar Mediterraneo a eccezione dell'Egitto. Il termine significa "luogo del tramonto" e alcune definizioni dell'area, delimitata a sud dal deserto del Sahara, includono anche il Sahara occidentale e la Mauritania, che sono affacciate all'Oceano Atlantico. La risposta esatta è dunque la A.

 

20 Avvenuta nel 1492, la morte di Lorenzo de Medici (nato nel 1449 e asceso al potere nel 1469) è per convenzione uno degli avvenimenti considerati momento di passaggio dal Medioevo all'Età moderna. La risposta esatta è dunque la B.

21 La Triplice Alleanza fu un patto militare difensivo contratto tra Regno d'Italia, Impero tedesco e Austria-Ungheria. La risposta corretta è dunque la E. Il primo trattato risale al 1882, il quinto e ultimo nel 1912 si contrapponeneva alla Triplice Intesa tra Gran Bretagna, Francia e Impero russo. Allo scoppio della prima guerra mondiale, l'Italia si dichiarò prima neutrale; nel 1915 entrò in guerra a fianco della Triplice Intesa.

22 A due anni e mezzo dal tragico incidente che provocò la morte di 32 persone, la Costa Concordia è finalmente giunta, dopo una lunga serie di complesse operazioni di rotazione e raddrizamento del relitto, che hanno catturato l'attenzione dei media internazionali e animato polemiche interne, alla sua ultima destinazione: il porto di Genova (risposta esatta C), nei cui cantieri verrà smantellata. Ricordiamo che la Costa Concordia era partita per una crociera nel Mediterraneo, imbarcando oltre 4000 persone (mille di equipaggio), dal porto di Civitavecchia circa tre ore prima del fatale impatto con gli scogli a poche centinaia di metri dalla costa dell'isola del Giglio.

23 Lo stato sudamericano più meridionale tra quelli delle alternative è il Cile (risposta esatta C. La Repubblica presidenziale cilena, infatti, si trova nell'estremità sudoccidentale del continente americano, ha un territorio di estensione doppia rispetto all'Italia e si estende da nord a sud per oltre 4000 km e da est a ovest dall'Oceano Pacifico alla Cordigliera delle Ande per meno di 200km.

24 La risposta corretta è la A. Questo poema in ottave, la cui edizione definitiva in 46 canti uscì nel 1532, rappresenta una delle più alte creazioni letterarie del Rinascimento e fu composto da Ludovico Ariosto (1474-1533).

25 Oslo, Stoccolma e Copenaghen sono rispettivamente le capitali di Norvegia, Svezia e Danimarca. Pietroburgo era la capitale della Russia zarista. La capitale della Finlandia è Helsinki (risposta E).

26 Escluso il Mar Adriatico, che bagna le coste italiane e quelle slovene, croate e albanesi, esclusi il Mar Baltico e quello del Nord che bagnano gli Stati europei più settentrionali, la scelta da compiere è tra Mar Egeo e Mar Nero e ricade su quest'ultimo, l'unico mare che bagna le coste della Romania (risposta esatta B), dove sfocia anche il fiume Danubio. Il Mar Nero bagna anche la Bulgaria, la Turchia, l'Ucraina, la Georgia e la Russia.

27 Il numero di parlamentari europei eletti dai singoli Stati non è uguale per tutti, ma è determinato sulla base della popolazione di ciascuno Stato. Questo criterio risponde d'altronde a una semplice logica democratica, la quale impone uguale diritto di rappresentatività a ogni elettore. Ne consegue che i Paesi con un numero più elevato di cittadini sono anche quelli che eleggono un numero più elevato di parlamentari europei. Alle elezioni del 2009 sono stati eletti 736 eurodeputati di cui 99 tedeschi e 72 francesi, 72 italiani e 72 britannici. La risposta esatta è quindi la E.

28 L'attacco italiano giunse improvviso, soprattutto perché i rapporti tra il regime fascista italiano e quello greco (che all'epoca era una dittatura) erano cordiali. Mussolini cercava però di portare avanti una "guerra parallela" a quella di Hitler, per compensare le conquiste tedesche e per non essere escluso dalla spartizione del "bottino". In questa logica, egli aveva già precedentemente voluto l'attacco alla Francia e quello alle colonie britanniche in Africa. La risposta esatta è la D.

29 Alle maggiori scuole filosofiche dell'antichità si associava per tradizione il nome del luogo fisico (o del proprietario di tale luogo) nel quale il maestro abitualmente discorreva di filosofia con i discepoli: l'*Accademia* è la scuola di Platone, il *Peripato* è quella di Aristotele. *Università* è invece il nome attribuito all'istituzione più tarda, da collegare al periodo medievale; il *Ginnasio* è una palestra in cui i giovani erano educati alla musica, alla letteratura e alla filosofia. La risposta esatta è quindi la D.

**30** La risposta esatta è la B. La metafora infatti consiste nella sostituzione di un termine proprio con un altro che gli sia contiguo, realizzando così una trasposizione di significato per immagini. Esempi di metafora: "il *re* della foresta", "il *muggire* del mare" oppure, come nel nostro caso: "capelli d'oro" (= biondi come l'oro).

**31** I Carpazi sono un sistema montuoso dell'Europa centro-orientale che si estende dalla valle del Danubio alle Porte di Ferro. La risposta corretta è la D.

**32** Si tratta di un diritto irrinunciabile stabilito direttamente dalla Costituzione italiana (articolo 36), così come riportato nella risposta A.

**33** Le risposte A e B sono sostanzialmente equivalenti, in quanto la rete telefonica consente una trasmissione di tipo analogico. Per la trasmissione dati tramite rete telefonica è necessario un dispositivo (modem) che converte l'informazione proveniente da un computer (digitale) in modo che possa essere trasmessa via cavo telefonico (analogica); il computer ricevente deve in questo caso riconvertire in digitale l'informazione in arrivo. La rete ISDN (*Integrated Services Digital Network*) è invece una rete digitale per servizi integrati, che consente, con un unico mezzo, la trasmissione di voce e servizi digitali (trasmissione dati, immagini, suoni ecc) a velocità decisamente più elevate. La rete algoritmica (alternativa D) non esiste e la risposta corretta è dunque la C.

**34** Un quesito di pura erudizione, ma le opere citate sono tutte molto famose. *Pianto antico* è una lirica di Carducci e quindi la risposta esatta è la D.

**35** La battaglia del Leyte risale alla seconda guerra mondiale. Quella di Port Arthur alla guerra russo-giapponese del 1905. L'Hermada è un monte (sul quale pure si combatterono diverse battaglie tra italiani e austriaci). Presso le Falkland, infine, fu combattuta un'importante battaglia navale della prima guerra mondiale, ma non la maggiore. La principale fu quella dello Jütland, che vide opposte la flotta britannica e quella tedesca. Pur avendo inflitto danni maggiori al nemico, la flotta tedesca rientrò nei propri porti e non ne uscì mai più per tutta la durata della guerra.

La risposta esatta è la A.

**36** Pubblicato a Parigi nel 1922, il capolavoro di Joyce è un romanzo che si svolge a Dublino il 14 giugno 1904 e narra, ricalcando la struttura dell'*Odissea* omerica e utilizzando il monologo interiore, come si svolge la giornata di Leopold Bloom, di sua moglie Molly e dell'amico Stephen Dedalus.

L'informazione scorretta è quindi quella dell'alternativa E.

**37** L'unico limite che la Costituzione italiana pone alla libertà di professare la propria religione consiste nella non contrarietà al buon costume. Dal momento che, in base all'articolo 8 "Tutte le confessioni religiose sono egualmente libere davanti alla legge", non esiste una religione di Stato e non hanno senso distinzioni tra credi monotesiti o meno. Si possono così escludere le alternative A, B, D ed E.

La risposta esatta è dunque la C.

**38** La definizione proposta rimanda immediatamente e inequivocabilmente a una teoria economica e questo consente subito di eliminare le alternative B ed E relative a movimenti politici (Liberalismo e Socialismo). Tra le tre restanti alternative, tenuto conto che il liberismo sostiene l'apertura totale del mercato e la fisiocrazia identifica la terra come unica fonte di ricchezza, la scelta deve cadere sul *mercantilismo*, la cui dottrina fu elaborata a partire dal XVII secolo (risposta esatta D).

**39** La risposta corretta è la C: una decisione tanto importante è stata rimessa dalla Costituzione alle Camere in quanto espressione della volontà popolare e depositarie del potere legislativo. Tuttavia la dichiarazione dello stato di guerra è prerogativa del Presidente della Repubblica.

**40** La risposta corretta è la **C**: infatti la cascata Angel, in Venezuela, ha un'altezza di 972 metri ed è la prima nel mondo da questo punto di vista. Le cascate del Niagara hanno invece la maggior portata d'acqua nel mondo (64.680 $m^3$ al secondo).

**41** Galileo Galilei, in quanto sostenitore della teoria eliocentrica, fu effettivamente costretto all'abiura dalla Chiesa cattolica, che considerava quelle posizioni scientifiche in contrasto con la dottrina religiosa; non venne però condannato a morte. Marsilio Ficino e Leonardo da Vinci, pur nel difficile clima nel quale vissero, riuscirono a non compromettere la propria vita. Non altrettanto fortunato fu Giordano Bruno, il quale effettivamente morì sul rogo a causa delle sue teorie filosofiche si opponevano alla visione teologica allora dominante. Tommaso D'Aquino (1225-1274), massimo esponente della Scolastica, è da escludere sia perché non visse in erà rinascimentale sia perché è uno dei dottori della Chiesa. La risposta corretta è dunque la **B**.

**42** La risposta corretta è la **E**. OCR è, infatti, l'acronimo di *Optical Character Recognition* (riconoscimento ottico dei caratteri) e indica il software utilizzato, unitamente agli scanner, per tradurre in formato testo immagini contenenti caratteri. Per mezzo di uno scanner e di un programma OCR è infatti possibile "leggere" un documento cartaceo e convertirlo in forma digitale, in modo che sia manipolabile tramite computer.

**43** Ecco il corretto ordine cronologico degli avvenimenti presenti nelle alternative: la Rivoluzione francese data al 1789, la guerra franco-prussiana fu combattuta nel 1870-71, l'affare Dreyfus si sviluppò nel frangente 1894-1906, la prima guerra mondiale durò dal 1914 al 1918 e la Conferenza di Yalta si svolse nel febbraio del 1945. La risposta corretta è dunque la **D**.

**44** La risposta corretta è la **A**: *anacoreta* è infatti colui che abbandona la propria comunità e sede di vita per ritirarsi altrobe, in solitudine; perciò vale anche *eremita*.

**45** Il termine *negligente* deriva dal latino *negligere*, ossia "trascurare". Tra le alternative proposte, un contrario di *negligente* può essere *ligio*, che significa "scrupolosamente osservante" (esempio: *ligio* al dovere). La risposta corretta è la **A**.

**46** La risposta esatta è la **C**. Aggettivo di uso residuale, deriva dal latino *gestare* ("portare", intensivo di *gerere*). È ormai noto quasi esclusivamente nell'abbinamento *sedia gestatoria*: il grande seggio portato a spalla, sul quale il papa veniva trasportato e da cui benediva la folla.

**47** La *requisizione* è un provvedimento amministrativo con il quale si impone d'autorità la prestazione di cose o di servizi. Un provvedimento contrario non esiste, per quanto a livello intuitivo si sarebbe portati a pensare che una concessione o una liberalità realizzino un risultato opposto. La risposta esatta è comunque la **E**.

**48** Risposta esatta **C**: *caposaldo* è un nome composto da sostamtivo + aggettivo, che volge al plurale entrambi i suoi membri (come per esempio *piazzaforte/piazzeforti*).

**49** La soluzione deve essere ricercata sulla base del significato dei vocaboli proposti, dal momento chetutti si inseriscono correttamente nella sintassi della frase. Perciò, le alternative **A**, **B** ed **E** possono essere scartate in quanto è privo di senso dire che un fondamento della famiglia consiste nella *severità*, o nella *ricchezza* o nella *fragilità* dei genitori. Analogamente, l'alternativa **D** è errata in quanto non ha alcun senso parlare di esercizio della *lealtà* con *carisma*. È invece verosimile che l'*autorità* debba essere esercitata con *dolcezza*. La risposta esatta è la **C**.

**50** È possibile giungere alla soluzione anche analizzando solo le prime due frasi. La a) e la b) sono infatti facilmente associabili rispettivamente alla 2) e alla 4) ("In settembre i pesci si avvicinano alla costa", "Dalla barca i pescatori calano le reti nell'acqua"). L'unica alternativa che rispetta queste due associazioni è la **D**.

parte seconda

# BIOLOGIA

# Quesiti

1 **Quale di queste sostanze è un monosaccaride?**

A Maltosio
B Amilosio
C Saccarosio
D Galattosio
E Lattosio

2 **La struttura primaria di una proteina è sostenuta da uno dei seguenti legami chimici:**

A legami peptidici tra residui laterali di amminoacidi contigui
B legami disolfuro tra cisteine non contigue
C interazioni idrofobiche tra amminoacidi apolari
D interazioni deboli tra catene polipeptidiche adiacenti
E legami peptidici tra gruppi carbossilici e gruppi amminici di amminoacidi contigui

3 **Gli amminoacidi utilizzati per formare le proteine sono:**

A 4
B 20
C 30
D 100
E 45

4 **I trigliceridi sono formati da:**

A una molecola di glicerolo e tre di acidi grassi
B tre molecole di glicerolo e una di acidi grassi
C tre molecole di glicerolo e tre di acidi grassi
D tre monogliceridi
E una molecola di zucchero e tre di acidi grassi

5 **Il citoplasma delle cellule è composto prevalentemente da:**

A proteine
B lipidi
C glucidi
D acqua
E polimeri

BIOLOGIA

6 **L'ordine di grandezza delle dimensioni delle cellule umane è:**

A il millimetro

B il dalton

C il micron

D l'angstrom

E il microlitro

7 **Tutte le cellule batteriche sono sprovviste di:**

A parete

B ribosomi

C DNA

D nucleolo

E membrana plasmatica

8 **La proprietà chimico-fisica di alcune molecole di membrana detta "anfipatia" consiste:**

A nella coesistenza di regioni polari e apolari in una stessa molecola

B nel carattere di polarità e idrofobia delle teste dei lipidi

C in una caratteristica non posseduta dai fosfolipidi e dagli sfingolipidi

D in una caratteristica comune a tutti i componenti della membrana

E nel possedere teste apolari, rivolte verso le soluzioni acquose dell'interno e dell'esterno della cellula, e code polari, rivolte le une verso le altre

9 **I ribosomi sono organelli cellulari:**

A interessati alla sintesi delle proteine

B interessati alla respirazione cellulare

C presenti solo nelle cellule eucariotiche

D presenti solo nelle cellule procariotiche

E interessati al processo di glicolisi

10 **Dove esplica la sua attività l'enzima catalasi?**

A Perossisomi

B Mitocondri

C Apparato di Golgi

D Lisosomi

E Cloroplasti

11 **Quali delle seguenti correlazioni è errata?**

A Virus / RNA

B Batteri / parete cellulare

C Batteri / DNA circolare

D Eucarioti / mitocondri

E Virus / ribosomi

**12** **Se un prelievo di sangue, dopo aggiunta di anticoagulante, viene diluito 5 volte in acqua, cosa succede al plasma e alle cellule?**

- A La soluzione diviene ipertonica e le cellule si raggrinziscono
- B Il pH del plasma aumenta
- C Il pH del plasma diminuisce
- D La soluzione diviene ipotonica e le cellule scoppiano
- E Si degradano le proteine del plasma, come l'albumina

**13** **Diffusione semplice e diffusione facilitata:**

- A sono entrambe dipendenti dalla disponibilità di vettori proteici
- B sono entrambe dipendenti dall'esistenza di un gradiente di concentrazione
- C sono entrambe dipendenti dalla disponibilità di energia
- D sono entrambe meccanismi di trasporto vettoriale, capaci di introdurre sostanze nelle cellule senza permetterne l'uscita
- E non sono un trasporto passivo

**14** **Quale delle seguenti affermazioni riguardanti la cellula vegetale è vera?**

- A Ha centrioli simili a quelli delle cellule animali
- B Ha la tipica organizzazione dei procarioti
- C Immagazzina acqua e sostanze nutritive di riserva nei vacuoli
- D È l'unica a essere circondata da una parete
- E Non possiede mitocondri

**15** **I virus sono:**

- A cellule eucariote
- B cellule procariote
- C particelle submicroscopiche bioparassite
- D commensali
- E parassiti facoltativi

**16** **Per fagocitosi si intende:**

- A l'eliminazione di sostanze tossiche dalla cellula per mezzo di vacuoli
- B l'inglobamento di particelle solide estranee da parte della cellula
- C l'assorbimento di sostanze liquide da parte della cellula
- D la distruzione dei batteri causata dai fagi
- E la distruzione dei fagi a opera dei batteri

**17** **Nella molecola di ATP sono legati tra loro:**

- A l'adenina, il ribosio e tre gruppi fosfato
- B l'adenina e tre gruppi fosfato
- C l'adenosina, il ribosio e un solo gruppo fosfato
- D l'adenosina, il ribosio e due gruppi fosfato
- E l'adenosina, il trifosfato e tre gruppi fosfato

18 **Un enzima:**

A è il prodotto di una reazione chimica

B ha una struttura lipidica

C viene consumato durante la reazione chimica

D è il reagente di una reazione chimica

E accelera la velocità di una reazione chimica

19 **Il prodotto iniziale e finale del ciclo di Krebs è:**

A il ribosio

B l'ATP

C l'acido piruvico

D l'acido ossalacetico

E l'acido citrico

20 **La fermentazione alcolica è propria di organismi:**

A aerobi

B anaerobi

C che fanno fotosintesi

D che hanno la fosforilazione ossidativa

E che fissano l'azoto

21 **Il processo fotosintetico rimuove dall'ambiente:**

A anidride carbonica

B ossigeno

C zuccheri

D clorofilla

E azoto

22 **Quando una molecola di clorofilla è colpita da energia luminosa:**

A tutte le lunghezze d'onda sono assorbite

B tutte le lunghezze d'onda sono riflesse

C la luce verde è la più assorbita

D la luce verde non è assorbita

E la luce rossa è riflessa

23 **Che differenza c'è tra un nucleo aploide e un nucleo diploide?**

A Il nucleo aploide presenta corredo cromosomico 2n, quello diploide presenta corredo cromosomico n

B Il nucleo aploide presenta corredo cromosomico n, quello diploide presenta corredo cromosomico 2n

C Il nucleo aploide ha n cromosomi e quello diploide 2n + 1 cromosomi

D Il nucleo aploide ha n cromosomi e quello diploide non ha cromosomi

E Nessuna delle altre risposte è corretta

**24** **Attraverso la divisione mitotica:**

A da una cellula aploide si ottengono due cellule diploidi

B da una cellula diploide si ottengono due cellule aploidi

C da una cellula aploide si ottengono due cellule aploidi

D da una cellula diploide si ottengono due cellule diploidi

E da una cellula germinale si ottengono quattro cellule aploidi

**25** **La colchicina inibisce la formazione del fuso mitotico. Nelle cellule eucariotiche trattate con questa sostanza:**

A non si duplica il DNA

B non si condensano i cromosomi

C non avviene il crossing-over

D non avviene la divisione cellulare

E viene persa la forma

**26** **In quale fase del ciclo cellulare avviene la replicazione del DNA?**

A Profase

B $G_1$

C $G_2$

D Anafase

E S

**27** **Con il termine "anfigonia" si indica:**

A la riproduzione che avviene mediante fusione tra gamete maschile e femminile

B l'istinto predatorio delle rane

C la riproduzione che avviene mediante fusione tra due gameti maschili

D una malattia delle gonadi

E la riproduzione degli anfibi

**28** **Quale delle seguenti frasi è corretta?**

A Nella meiosi si verificano due divisioni nucleari successive che fanno seguito a un solo ciclo di replicazione del DNA

B Al termine della mitosi si hanno 2 cellule figlie con numero cromosomico n

C Al termine della meiosi si hanno 4 cellule figlie con numero cromosomico 2n

D Al termine della meiosi si hanno 4 cellule figlie con identico patrimonio genetico

E Nell'interfase meiotica si ha replicazione del DNA

**29** **La fase della meiosi in cui si verifica il "crossing-over" è detta:**

A diplotene

B anafase

C profase I

D leptotene

E metafase

**30** **La frequenza di crossing-over tra due geni associati sullo stesso cromosoma dipende dal(la):**

- A rapporto di dominanza relativa
- B diversa espressione fenotipica
- C distanza che intercorre tra i due
- D gerarchia genotipica in cui sono espressi
- E diverso grado di pleiotropia

**31** **I soggetti affetti dalla sindrome di Down sono caratterizzati dalla seguente anomalia cromosomica:**

- A hanno 21 cromosomi in ogni cellula
- B hanno un cromosoma 21 in più
- C hanno un cromosoma 21 in meno
- D hanno 21 copie del cromosoma 3
- E sono privi di entrambi i cromosomi 21

**32** **Una cellula umana con 22 autosomi e un cromosoma Y è:**

- A un uovo
- B una cellula anomala
- C uno spermatozoo
- D una cellula somatica di un maschio
- E uno zigote

**33** **Per fenotipo si intende:**

- A la capacità di un organismo di adattarsi all'ambiente
- B l'insieme delle informazioni genetiche contenute nei cromosomi
- C il numero di cromosomi caratteristico della specie
- D una tappa nel processo di formazione di una nuova specie vivente
- E l'insieme delle caratteristiche di un organismo, risultanti dall'interazione fra geni e ambiente

**34** **Un paziente affetto da malattia autosomica recessiva è:**

- A eterozigote
- B omozigote dominante
- C emizigote
- D omozigote recessivo
- E eterogeneo

**35** **La otosclerosi è una malattia genetica ereditaria autosomica dominante. Un soggetto malato è eterozigote per il gene mutato e sposa un individuo sano. In termini percentuali qual è la probabilità di avere figli sani che ha questa coppia?**

- A 25%
- B 5%
- C 75%
- D 100%
- E 50%

**36** **Dall'incrocio di due eterozigoti Bb quale percentuale di omozigoti si ottiene?**

A 25%
B 50%
C 5%
D 75%
E 0%

**37** **Cos'è la pleiotropia?**

A Un sinonimo di codominanza
B L'effetto sommativo di più geni su un unico fenotipo
C L'effetto di un singolo gene su più di un carattere
D L'effetto di più geni su un singolo carattere
E Una malattia genetica

**38** **I gruppi sanguigni dei figli di genitori con gruppo sanguigno AB (A e B alleli codominanti) saranno:**

A 25% A, 50% AB, 25% B
B 50% A e 50% B
C 100% AB
D 25% A, 25% AB, 25% B, 25% 0
E non si può prevedere

**39** **Nella specie umana, il maschio eredita il cromosoma Y:**

A dalla madre
B da entrambi i genitori
C dal padre
D dal padre o dalla madre a seconda dei livelli di ormoni sessuali dei genitori
E nel 50% dei casi dalla madre e nel 50% dei casi dal padre

**40** **La fenilchetonuria (PKU) è una malattia autosomica recessiva. Se due genitori sani hanno un bambino affetto da PKU, quali sono i loro genotipi rispetto a PKU?**

A Ambedue eterozigoti; cioè portatori di un allele normale e un allele mutato
B Un genitore omozigote per l'allele mutato e l'altro omozigote per l'allele normale
C La madre portatrice di un allele normale su un cromosoma X e di un allele mutato sull'altro cromosoma X, e il padre portatore dell'allele mutato sul cromosoma X
D Non si può dedurre
E Un genitore omozigote per l'allele normale, l'altro eterozigote

**41** **Il daltonismo è una alterazione della percezione dei colori collegata a un gene recessivo presente nel cromosoma X. Quale delle seguenti situazioni è compatibile con la eventuale nascita di una femmina daltonica?**

A Il padre è daltonico e la madre sana
B La madre è daltonica e il padre è sano
C La madre è portatrice e il padre sano
D Nessuna delle alternative proposte è corretta
E La madre è portatrice e il padre è daltonico

BIOLOGIA

42 **I gemelli biovulari hanno sesso:**

A talvolta uguale, talvolta diverso
B dipende da quale ovulo viene fecondato
C sempre maschile
D sempre uguale
E sempre diverso

43 **Quale delle seguenti affermazioni riguardanti un organismo aploide è vera?**

A Gli unici organismi aploidi sono i batteri
B Nell'organismo aploide gli effetti di una mutazione genetica si manifestano solo se dominanti
C Nell'organismo aploide gli effetti di una mutazione genetica si manifestano sicuramente
D Non esistono organismi aploidi: aploidi sono solo i gameti
E Nel caso di un organismo aploide il numero dei cromosomi per convenzione si indica con 1/2 n

44 **Quale tra le seguenti malattie dell'uomo NON è una malattia ereditaria?**

A Anemia falciforme
B Fibrosi cistica
C Distrofia muscolare
D Sindrome di Tay-Sachs
E Sindrome di Turner

PARTE SECONDA

45 **I nucleotidi che costituiscono il DNA sono formati dalle seguenti molecole:**

A acido fosforico, desossiribosio e una base azotata fra adenina, guanina, citosina e uracile
B acido fosforico, ribosio e una base azotata fra adenina, guanina, citosina e timina
C acido fosforico, ribosio e una base azotata fra adenina, guanina, citosina e uracile
D acido fosforico, desossiribosio e una base azotata fra adenina, guanina, citosina e timina
E due molecole di acido fosforico, desossiribosio e una base azotata fra adenina, guanina, citosina e timina

46 **Nel DNA si formano due legami idrogeno tra le coppie di basi complementari:**

A citosina e timina
B timina e guanina
C uracile e timina
D adenina e timina
E guanina e citosina

47 **Si analizza la composizione nucleotidica di 5 campioni di DNA e si ottengono i risultati sotto indicati. In quale caso si è certamente verificato un errore nell'analisi?**

A 30% citosina, 30% adenina, 20% guanina, 20% timina
B 35% guanina, 35% citosina, 15% timina, 15% adenina
C 25% adenina, 25% citosina, 25% guanina, 25% timina
D 33% timina, 17% citosina, 17% guanina, 33% adenina
E 50% basi puriniche, 50% basi pirimidiniche

**48** **La cromatina è:**

A il complesso costituito da DNA, proteine acide e basiche e RNA
B il complesso costituito da RNA e DNA
C il complesso costituito da ribosomi e RNA messaggero
D il complesso nucleoproteico costituito da DNA e istoni
E il complesso costituito da RNA, DNA e proteine acide

**49** **La duplicazione del DNA:**

A utilizza ribonucleotidi
B è un processo di tipo conservativo
C avviene con polarità 3' $\rightarrow$ 5'
D è un processo aconservativo
E è un processo di tipo semiconservativo

**50** **In una molecola di RNA due nucleotidi adiacenti sono uniti tra loro da:**

A un legame peptidico
B un legame idrogeno
C forze di van der Waals
D un legame fosfodiesterico
E un ponte disolfuro

**51** **Come viene definita la sintesi di RNA a partire da DNA?**

A Trasformazione
B Traduzione
C Replicazione
D Duplicazione
E Trascrizione

**52** **Quale delle seguenti affermazioni riguardanti l'RNA è corretta?**

A mRNA, tRNA e rRNA vengono trascritti da sequenze nucleotidiche del DNA
B L'uracile è presente solo nelle molecole di mRNA (da cui vengono tradotte le sequenze amminoacidiche) e non in quelle di tRNA o rRNA
C Le molecole di mRNA sono quasi sempre più piccole delle molecole di tRNA
D mRNA, tRNA e rRNA vengono tradotti nelle corrispondenti sequenze aminoacidiche all'interno dei ribosomi
E mRNA viene trascritto da sequenze nucleotidiche del DNA, mentre tRNA e rRNA hanno altra provenienza

**53** **Il codice genetico è organizzato in:**

A triplette di amminoacidi
B triplette di nucleotidi
C coppie di nucleotidi
D coppie di basi azotate
E coppie di amminoacidi

BIOLOGIA

**54** **Il prodotto della traduzione dell'RNA messaggero è:**

A uno zucchero
B un fosfolipide
C un altro RNA
D una molecola di DNA
E una proteina

**55** **Che cos'è una mutazione genica?**

A La formazione di un cromosoma aggiuntivo nel corredo genetico
B Una variazione del fenotipo
C L'eliminazione di un cromosoma nel corredo genetico
D Un errore nella replicazione del genoma di un individuo
E La nascita di una nuova specie

**56** **Una cellula dello stomaco produce pepsina e non insulina perché:**

A sono attivi solo i geni per la produzione di pepsina
B ha geni diversi rispetto a una del pancreas
C non presenta il gene dell'insulina
D l'insulina prodotta non viene trasferita nello stomaco
E non sono presenti recettori per l'insulina

**57** **Una caratteristica del genoma dei procarioti ma non di quello delle cellule eucariotiche è:**

A presenza di sequenze ripetute
B presenza di geni discontinui
C organizzazione dei geni in operoni
D struttura a doppia elica del DNA
E suddivisione del materiale genetico in più cromosomi

**58** **Quale delle seguenti affermazioni relative al DNA è FALSA?**

A Alcuni virus contengono DNA
B Il DNA ha una struttura a doppia elica
C È presente anche nei ribosomi*
D Il DNA è formato da nucleotidi
E Il DNA è presente sia negli eucarioti sia nei procarioti

**59** **Un elemento genetico contenuto in una cellula ospite, che si replica indipendentemente dai cromosomi dell'ospite si definisce:**

A plastide
B plasmide
C poligenico
D oligomero
E transgene

**60** **Dei seguenti abbinamenti tra strumenti della tecnologia del DNA e relativi usi, uno è errato. Quale?**

- A DNA polimerasi – reazione a catena della polimerasi per amplificare frammenti di DNA
- B Enzima di restrizione – produzione di RFLP
- C Trascrittasi inversa – produzione di cDNA dall'mRNA
- D DNA ligasi – enzima che taglia il DNA creando le estremità adesive degli enzimi di restrizione
- E Elettroforesi – sequenziamento del DNA

**61** **L'industria farmaceutica deve continuamente produrre nuovi antibiotici perché i batteri a essi sensibili nel giro di qualche anno diventano in grado di resistere a tali farmaci. Ciò avviene perché:**

- A con il passare del tempo, tutti i batteri si sono abituati all'antibiotico
- B la presenza dell'antibiotico induce mutazioni che conferiscono resistenza all'antibiotico
- C la selezione naturale ha eliminato i batteri meno nocivi
- D la selezione naturale favorisce i batteri che presentano naturalmente resistenza agli antibiotici
- E l'antibiotico ha subito una mutazione e non è più efficace

**62** **Per specie si intende:**

- A un gruppo di individui capaci di riprodursi per incrocio e generare prole fertile
- B un gruppo di individui fenotipicamente simili
- C un gruppo di individui genotipicamente identici
- D un gruppo di individui fenotipicamente identici
- E un gruppo di individui che vivono nello stesso habitat



**63** **"La marmotta, mammifero placentato, e il vombato, mammifero marsupiale, hanno raggiunto evolutivamente un aspetto molto simile". Quale delle seguenti affermazioni in merito a questo brano è corretta?**

- A Ciò vuol dire che, accoppiandosi tra loro, marmotta e vombato possono dare una specie con caratteri intermedi
- B Ciò vuol dire che il vombato rappresenta una sottospecie della marmotta
- C Quello descritto è un esempio di evoluzione convergente
- D Quello descritto è un esempio di diffusione adattativa
- E Quello descritto è un esempio di confluenza adattativa

**64** **I primi primati compaiono:**

- A nel Precambriano
- B all'inizio dell'Eocene
- C all'inizio del Cretaceo
- D all'inizio del Giurassico
- E all'inizio del Paleocene

**65** **Quale dei seguenti organismi NON è autotrofo?**

- A Cactus
- B Cianobatterio
- C Pesce
- D Palma
- E Fitoplancton

**66 Quale dei seguenti organismi non è dotato di scheletro interno?**

A Vipera
B Rana
C Tartaruga
D Squalo
E Aragosta

**67 Quale delle seguenti sostanze è presente esclusivamente negli organismi autotrofi?**

A Glicogeno
B Adrenalina
C DNA
D Clorofilla
E Collagene

**68 Quali sono gli invertebrati filogeneticamente più vicini ai vertebrati?**

A I ciclostomi
B Gli artropodi
C Gli echinodermi
D I cefalocordati
E I tunicati

**69 Quale fra i seguenti animali produce uova dotate di guscio rigido?**

A Trota
B Pinguino
C Canguro
D Rana
E Salmone

**70 In quale classe di animali i globuli rossi non presentano nucleo?**

A Nei poriferi
B Negli anellidi
C Nei pesci
D Solo nei mammiferi
E Solo nei crostacei

**71 La maggior parte dei parassiti intestinali hanno sistemi digerenti:**

A eccezionalmente ben sviluppati
B estremamente lunghi
C estremamente circonvoluti
D eccezionalmente ben dotati di ghiandole digestive
E molto ridotti

**72** **L'habitat è rappresentato:**

A dal luogo in cui l'animale vive
B dalla regione geografica in cui l'animale vive
C dalla caratteristiche fisiche di un animale
D dall'insieme delle tane che l'animale ha nella sua vita
E dal luogo dove un animale va in letargo

**73** **Indicare quale dei seguenti stadi dello sviluppo embrionale avviene dopo la blastula:**

A zigote
B morula
C organogenesi
D gastrula
E segmentazione

**74** **Durante lo sviluppo embrionale dell'uomo dall'ectoderma si formerà:**

A l'intestino
B il tessuto muscolare
C l'epidermide e il tessuto nervoso
D il sistema circolatorio
E solo l'encefalo

**75** **Le cellule gliali appartengono:**

A al tessuto cartilagineo
B al tessuto osseo
C al tessuto epiteliale
D al tessuto connettivo
E al tessuto nervoso

**76** **La cartilagine è:**

A un tipo di tessuto connettivo
B un organo di senso
C un tipo di muscolo
D una ghiandola
E un osso

**77** **Che cosa sono gli osteoclasti?**

A Cellule tipiche del tessuto osseo secernenti la matrice dell'osso
B Cellule capaci di erodere la matrice dell'osso
C Cellule tipiche dei tessuti embrionali
D Cellule del connettivo che producono le fibre proteiche di questo tessuto
E Cellule del midollo che stimolano la produzione dell'osso

BIOLOGIA

**78** **In quale regione della colonna vertebrale cinque vertebre sono fuse insieme in un unico blocco?**

A Regione sacrale

B Regione toracica

C Regione cervicale

D Regione lombare

E Coccige

**79** **Quale delle cinque parole sotto riportate non va d'accordo con le altre quattro, affini invece tra loro?**

A Perone

B Omero

C Tibia

D Rotula

E Metatarso

**80** **I legamenti servono a:**

A garantire l'azione contrattile del muscolo sulla superficie articolare dell'osso

B legare i muscoli scheletrici tra di loro

C connettere i muscoli scheletrici alle ossa

D connettere le ossa tra loro, mantenendole in posizione appropriata

E assicurare la giusta tensione alla muscolatura liscia

**81** **La striatura in bande chiare e scure della muscolatura scheletrica è dovuta alla:**

A disposizione spaziale delle molecole di actina all'interno del sarcomero

B disposizione spaziale delle molecole di miosina all'interno del sarcomero

C costanza della distanza compresa tra le linee Z del sarcomero

D variabilità periodica della distanza compresa tra le linee Z del sarcomero

E disposizione spaziale delle molecole di actina e miosina all'interno del sarcomero

**82** **Durante la contrazione dei sarcomeri:**

A i filamenti sottili di actina si accorciano

B le linee Z si allontanano

C i filamenti di miosina si accorciano e quelli di actina si allungano

D i filamenti sottili di actina scorrono su quelli spessi di miosina

E i filamenti sottili di miosina scorrono su quelli spessi di actina

**83** **Le cellule staminali sono cellule:**

A del tessuto nervoso

B specializzate per la riproduzione sessuata

C sempre totipotenti

D presenti solamente negli embrioni

E indifferenziate all'origine, che possono poi generare, in determinate condizioni, una linea cellulare o un'altra

**84** **In quale parte del corpo portano il sangue le arterie succlavie?**

A Nel torace
B Nell'addome
C Nelle spalle e nelle braccia
D Nelle gambe
E Nella testa e nel collo

**85** **Qual è normalmente il volume del sangue circolante in un uomo adulto di corporatura media?**

A 1/2 litro
B 5 litri
C 1 litro
D 10 litri
E 12 litri

**86** **Il plasma è:**

A la parte liquida del sangue
B la parte corpuscolata del sangue
C il sangue senza la componente dei globuli rossi
D la parte liquida del sangue che rimane dopo la coagulazione
E un sinonimo di sangue

**87** **Quale tra le seguenti affermazioni riguardanti il sistema cardiovascolare è ERRATA?**

A Nei mammiferi il cuore è diviso in cuore destro e cuore sinistro, ciascuno con un atrio e un ventricolo
B In un uomo adulto a riposo il battito cardiaco si ripete mediamente circa 70 volte in un minuto
C Attraverso le arterie polmonari il sangue deossigenato raggiunge i polmoni
D L'endotelio dei capillari ha lo spessore di una sola cellula per facilitare gli scambi di sostanze tra il sangue e le cellule
E Il sangue in uscita dal cuore percorre l'aorta oppure la vena polmonare

**88** **Se la temperatura corporea di un individuo supera i 37°C, i sistemi di controllo dell'omeostasi fanno sì che nel suo organismo si verifichi:**

A dilatazione dei vasi sanguigni
B assenza di sudorazione
C costrizione dei vasi sanguigni
D aumento dell'attività respiratoria
E diminuzione del flusso sanguigno verso l'apparato cutaneo

**89** **Le pleure sono:**

A avvolgimenti degli alveoli polmonari
B una struttura meningea
C membrane di rivestimento dei polmoni
D membrane fibrose
E annessi embrionali

**90** **L'amilasi è un enzima secreto da:**

- A pancreas
- B fegato
- C stomaco
- D ghiandola lacrimale
- E surrene

**91** **Durante la digestione, qual è la funzione dell'enzima pepsina?**

- A Nello stomaco, comincia la digestione chimica dei carboidrati
- B Nello stomaco, idrolizza le catene proteiche in polipeptidi più corti
- C Nello stomaco, stimola la secrezione dei succhi gastrici
- D Nell'intestino, idrolizza peptidi proteici in catene più corte
- E Nell'intestino, stimola la digestione dei grassi insaturi

**92** **Il dotto coledoco ha la funzione di collegare:**

- A la vescica biliare con la cistifellea
- B il fegato e la cistifellea con i reni
- C la cistifellea con lo stomaco
- D il fegato e la cistifellea con l'intestino tenue
- E il pancreas con lo stomaco

**93** **I glomeruli fanno parte del:**

- A rene
- B fegato
- C pancreas
- D sangue
- E polmone

**94** **Rispetto alla vescica, le vescicole seminali si trovano:**

- A posteriormente e inferiormente
- B posteriormente e superiormente
- C anteriormente e inferiormente
- D anteriormente e lateralmente
- E anteriormente e superiormente

**95** **Il nefrone è:**

- A l'unità funzionale del rene
- B l'unità funzionale del muscolo striato
- C la struttura responsabile della sintesi e secrezione dell'insulina
- D la cellula nervosa
- E la struttura encefalica responsabile del coordinamento motorio

**96** **L'acrosoma è una struttura presente:**

- A negli ovociti primari
- B nelle cellule nervose
- C nei macrofagi
- D negli spermatozoi
- E nei globuli rossi

**97** **La placenta è:**

- A il liquido entro cui si sviluppa l'embrione
- B un ormone
- C l'organo di connessione tra madre e feto
- D una vitamina
- E un enzima salivare

**98** **Cosa sono le sinapsi?**

- A Zone di contatto tra due neuroni in cui si effettua la trasmissione degli impulsi nervosi
- B Organuli cellulari propri dei neuroni
- C Organuli cellulari propri delle cellule vegetali
- D Zone di contatto tra due batteri durante lo scambio di materiale genetico
- E Punti di contatto tra cellule contigue che permettono il passaggio di sostanze da una cellula all'altra

**99** **I nervi cranici sono:**

- A 10 paia
- B 8 paia
- C 6 paia
- D 25
- E 12 paia

**100** **Gli assoni mielinizzati organizzano:**

- A la corteccia cerebellare
- B i nuclei della base
- C il cervelletto
- D la sostanza bianca del midollo spinale
- E la corteccia telencefalica

**101** **Il sistema nervoso autonomo:**

- A si attiva solo in situazioni di pericolo
- B contribuisce a mantenere l'omeostasi dell'organismo
- C è controllato dalla volontà
- D innerva la muscolatura scheletrica
- E fa parte del sistema nervoso centrale

**102** **La struttura dell'occhio utile a variare la quantità di luce che entra è:**

A l'iride

B il cristallino

C la retina

D la cornea

E la sclerotica

**103** **La figura rappresenta l'orecchio umano. Quale alternativa presenta gli abbinamenti corretti?**

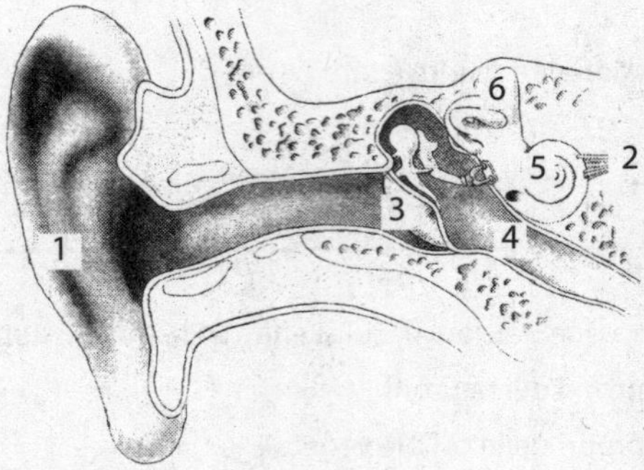


A 1-padiglione auricolare; 2-nervo acustico; 3-timpano; 4-tromba di Eustachio; 5-coclea; 6-canali semicircolari

B 1-padiglione auricolare; 2-timpano; 3-nervo acustico; 4-tromba di Eustachio; 5-canali semicircolari; 6-coclea

C 1-padiglione auricolare; 2-nervo acustico; 3-timpano; 4-tromba di Eustachio; 5-chiocciola; 6-canali semicircolari

D 1-padiglione auricolare; 2-nervo acustico; 3-chiocciola; 4-tromba di Eustachio; 5-timpano; 6-canali semicircolari

E 1-padiglione auricolare; 2-canali semicircolari; 3-chiocciola; 4-nervo acustico; 5-tromba di Eustachio; 6-timpano

**104** **L'acetilcolina è un:**

A neurotrasmettitore

B ormone steroideo

C enzima del succo enterico

D pigmento della cute

E pigmento biliare

**105** **Quale delle seguenti sostanze è un ormone?**

A La cheratina

B Il colesterolo

C La somatotropina

D La bile

E La ptialina

**106** **Quale dei seguenti NON è un ormone steroideo?**

A Cortisolo

B Progesterone

C Adrenalina

D Aldosterone

E Testosterone

**107** **Quale ormone, tra i seguenti, viene prodotto dalla corteccia surrenale?**

A Epinefrina

B Ossitocina

C Glucagone

D Somatotropina

E Aldosterone

**108** **Il pancreas è:**

A un ormone

B una ghiandola a secrezione sia interna che esterna

C una ghiandola solo endocrina

D una ghiandola solo esocrina

E la più voluminosa ghiandola del corpo umano

**109** **Quale organo produce la proteina albumina?**

A Pancreas

B Cistifellea

C Cuore

D Surrene

E Fegato

**110** **Una sostanza riconosciuta come estranea all'organismo dal sistema immunitario è:**

A un anticorpo

B una citochina

C un antigene

D un'immunoglobulina

E un interferone

**111** **Quali sono le cellule del sistema immunitario deputate a produrre le immunoglobuline (o anticorpi)?**

A I linfociti B

B I monociti

C I globuli rossi

D I macrofagi

E I linfociti T

BIOLOGIA

**112 Il carente apporto di vitamina D può essere causa di:**

A rachitismo

B diabete

C morbo celiaco

D psoriasi

E ittero

**113 L'organo del corpo umano di dimensioni maggiori, in assoluto, rispetto agli altri organi è:**

A il cervello

B il cuore

C il fegato

D l'intestino

E la pelle

**114 I rumori dell'intestino, quando si muove, sono detti:**

A rantoli

B murmuri

C borbottii

D borborigmi

E fruscii



**115 Il lisozima è una sostanza antimicrobica che agisce principalmente:**

A sui virus

B sui miceti patogeni

C sui batteri gram positivi

D sui protozoi

E sulle spore

**116 Sir A. Fleming vinse il premio Nobel per aver scoperto:**

A il lisozima

B la penicillina

C le piastrine

D un liquido di fissaggio

E un ormone surrenalico

**117 Per criptorchidismo si intende:**

A lo studio dei pipistrelli

B malformazione dell'uretra

C mancata discesa del testicolo nella borsa scrotale

D mancata fusione delle lamine palatine

E la particolare riproduzione di alcuni vegetali

**118** **La tecnica di analisi prenatale che oggi permette di diagnosticare anomalie genetiche nell'embrione, basata sul prelievo del liquido, si chiama:**

- A isterosalpingografia
- B colposcopia
- C angiografia
- D ecografia
- E amniocentesi

**119** **I tumori:**

- A sono malattie ereditarie in alcune rare famiglie e per casi ben definiti (es. retinoblastoma)
- B compaiono solo dopo la quinta decade di vita
- C sono sempre direttamente causati dall'inquinamento
- D sono sempre malattie ereditarie
- E non hanno alcun rapporto con alterazioni geniche

**120** **L'infezione fungina di organi o tessuti viene denominata:**

- A narcosi
- B virosi
- C sepsi
- D parassitosi
- E micosi

# Soluzioni e commenti

1 Il maltosio è un disaccaride, costituito da due molecole di glucosio, che si forma nel corso della digestione dell'amido. L'amilosio, polimero lineare di $\alpha$-glucosio, è una delle due molecole che formano l'amido (l'altra è l'amilopectina, polimero ramificato di $\alpha$-glucosio). Il saccarosio (lo zucchero da tavola) è un disaccaride formato da una molecola di glucosio e una di fruttosio. Il galattosio è un monosaccaride che, legandosi al glucosio, forma il disaccaride lattosio. La risposta corretta è quindi la **D**.

2 Le proteine sono formate da un gran numero di amminoacidi legati a formare una lunga molecola (un polipeptide) che si avvolge su se stessa in modo caratteristico e può associarsi ad altre catene polipeptidiche. Una proteina può presentare quattro livelli di struttura:

- la *struttura primaria* è definita dalla sequenza degli amminoacidi legati uno all'altro da legami peptidici che si formano tra il gruppo carbossilico di un amminoacido e il gruppo amminico dell'amminoacido contiguo;
- la *struttura secondaria*, è determinata dalla disposizione nello spazio degli amminoacidi che formano la catena;
- la *struttura terziaria* è la struttura tridimensionale tipica delle proteine globulari, originata dal ripiegamento su se stessa della struttura secondaria;
- la *struttura quaternaria* è data dalla presenza di due o più subunità peptidiche.

Mentre la catena polipeptidica è caratterizzata dalla presenza di legami peptidici (covalenti), le strutture secondaria, terziaria e quaternaria sono mantenute da legami deboli, come interazioni elettrostatiche e legami a idrogeno. Si deduce che la risposta corretta è la **E**.

3 Le proteine sono formate da 20 amminoacidi diversi, risposta **B**. L'organismo umano non è in grado di sintetizzare la metà di questi amminoacidi, che devono essere assunti con l'alimentazione e per questo motivo sono definiti "essenziali".

4 I *trigliceridi* sono esteri di glicerolo con acidi grassi, cioè acidi carbossilici a elevato numero di atomi di carbonio. Il glicerolo è un alcol a tre atomi di C e tre gruppi –OH e nella formazione di un trigliceride ogni gruppo –OH lega un acido grasso; la risposta corretta è quindi la **A**.

5 Il citoplasma è una soluzione acquosa contenente i numerosi composti chimici necessari allo svolgimento delle funzioni cellulari, il componente più abbondante è quindi l'acqua; risposta **D**.

6 Le risposte **B** ed **E** sono da scartare perché il dalton e il litro non sono unità di misura della lunghezza. Il millimetro, il micron (o micrometro) e l'angstrom sono invece unità di misura della lunghezza. Il millimetro si può facilmente scartare, infatti se l'ordine di grandezza delle cellule umane fosse il millimetro, queste sarebbero visibili a occhio nudo, cosa che non accade. L'ordine di grandezza delle cellule umane è il micron, pari alla millesima parte del millimetro ($10^{-3}$ mm o $10^{-6}$ m); risposta **C**. L'angstrom, invece, pari a $10^{-10}$ m, è l'ordine di grandezza delle strutture subcellulari.

7 I batteri sono organismi unicellulari *procarioti* privi di organelli (a eccezione dei ribosomi) e di nucleo: hanno, infatti, un'unica molecola circolare di DNA a doppio filamento libera nel citoplasma. I batteri possiedono la membrana plasmatica, il materiale genetico (DNA) e i ribosomi, responsabili della sintesi delle proteine; sono inoltre protetti da una parete cellulare, costituita da peptidoglicano. Non possiedono invece il nucleolo, addensamento presente all'interno del nucleo delle cellule eucariotiche; la risposta corretta è quindi la **D**.

8 Una molecola è detta "anfipatica" quando comprende una regione polare e una regione apolare; risposta **A**. I fosfolipidi che formano la membrana cellulare hanno questa caratteristica.

9 I ribosomi sono organelli cellulari presenti sia nelle cellule procariotiche sia in quelle eucariotiche (le risposte **C** e **D** sono quindi errate), responsabili della sintesi delle proteine; risposta **A**.

10 L'enzima catalasi catalizza la demolizione dei perossidi, composti particolarmente ricchi di ossigeno come il perossido di idrogeno, $H_2O_2$. I perossidi si formano nel corso di diverse reazioni metaboliche e devono essere demoliti perché, essendo fortemente ossidanti, risultano dannosi per le strutture cellulari. L'enzima catalasi si trova all'interno dei perossisomi, organuli cellulari deputati proprio alla demolizione di questi composti; risposta **A**.

11 Per rispondere correttamente al quesito è necessario individuare la correlazione errata. I batteri, procarioti, possiedono un'unica molecola di DNA, circolare, ed esternamente al plasmalemma è presente un'ulteriore struttura protettiva: la parete cellulare. Le correlazioni **B** e **C**, corrette, non rappresentano quindi risposta esatta al quesito. Gli eucarioti, a differenza dei procarioti, possiedono un nucleo cellulare delimitato da una membrana e sono dotati di organelli piuttosto complessi, fra cui i mitocondri; anche la risposta **D** può quindi essere esclusa. I virus sono entità biologiche formate semplicemente da un involucro proteico contenente solo una molecola di acido nucleico, che può essere DNA oppure RNA; la correlazione virus/RNA è quindi corretta, mentre la correlazione virus/ribosomi è errata; la risposta esatta è quindi la **E**.

12 Il sangue è composto da una parte liquida, detta plasma, e da specifici elementi cellulari (eritrociti, leucociti e piastrine). Se un prelievo di sangue viene diluito 5 volte, il pH del plasma non cambia perché sono presenti sistemi tampone; cambia invece la concentrazione dei soluti e il plasma diventa ipotonico (cioè meno concentrato) rispetto al contenuto cellulare. In queste condizioni l'acqua si sposta dal comparto dove è presente la soluzione più diluita verso la soluzione più concentrata, quindi entra per osmosi nelle cellule che si gonfiano fino a scoppiare. Risposta **D**.

13 La membrana cellulare può essere attraversata da varie sostanze secondo diversi meccanismi. La diffusione è un processo di trasporto passivo, cioè che non richiede energia e sfrutta il gradiente di concentrazione fra i due lati della membrana. Solo poche molecole, piccole e non polari come $O_2$ e $CO_2$, possono attraversare liberamente la membrana: per quelle di dimensioni maggiori, e per gli ioni, sono necessarie proteine che fungono da trasportatori. Quando le sostanze si spostano secondo il gradiente di concentrazione (dal comparto a concentrazione maggiore verso quello a concentrazione minore) il processo è spontaneo e non richiede dispendio energetico (ATP), quando invece si spostano contro il gradiente di concentrazione è necessario ATP e si parla di trasporto attivo. La risposta corretta è la **B**.

14 La cellula vegetale si differenzia dalla cellula animale per tre aspetti principali:

- è dotata di una parete cellulare composta essenzialmente di cellulosa;
- contiene uno o più vacuoli che possono arrivare a occupare gran parte del citoplasma e fungono da riserva di sostanze oltre che da sostegno;
- contiene i cloroplasti, organuli responsabili della fotosintesi clorofilliana.

Come la cellula animale è delimitata da una membrana cellulare ma, diversamente dai procarioti, contiene un nucleo, mitocondri, reticolo endoplasmatico, ribosomi e apparato di Golgi. Non possiede però centrioli, tipici delle cellule animali. Si conclude che la risposta corretta è la **C**.

15 I virus sono entità biologiche prive di struttura cellulare (la **A** e la **B** si possono quindi scartare). Sono formati da un involucro di natura proteica (il capside) contenente il materiale genetico, che può essere DNA o RNA. Possono replicarsi solo all'interno di una cellula ospite, di cui sfruttano l'apparato biochimico; per questo sono definiti parassiti endocellulari obbligati. La risposta corretta è la **C**.

16 La fagocitosi è un processo tramite il quale una cellula può inglobare particelle solide di notevoli dimensioni (risposta **B**). Avviene attraverso la formazione di invaginazioni della membrana: in seguito, queste si saldano formando piccole vescicole che racchiudono la particella in questione e la portano verso l'interno.

17 La molecola dell'ATP, principale "moneta di scambio" dell'energia nella cellula, è formata da una molecola di ribosio (zucchero a 5 atomi di carbonio) che lega la base azotata adenina e 3 gruppi fosfato, come si può vedere nella formula riportata a lato. La risposta corretta è la **A**.

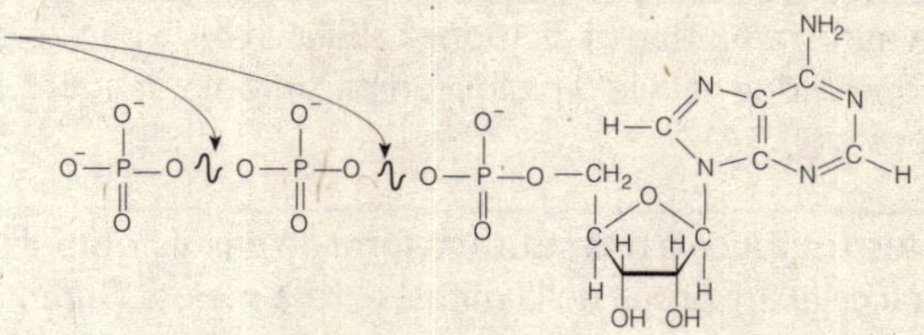


18 Gli enzimi sono i catalizzatori delle reazioni biochimiche. Di natura proteica, permettono di accelerare le reazioni che si svolgono all'interno della cellula. Ogni enzima catalizza una specifica reazione (o al limite poche, molto simili), partecipa alla reazione legando uno o più substrati specifici e si ritrova intatto al termine della reazione, quindi non figura tra i reagenti né tra i prodotti. La risposta corretta è la **E**.

19 Il ciclo di Krebs comprende una serie di reazioni di cui la prima è quella in cui il gruppo acetilico dell'acetil-CoA (derivante dal piruvato formato durante la glicolisi) si lega a una molecola di acido ossalacetico, formando acido citrico. Questa sostanza subisce una serie di trasformazioni nel corso delle quali il gruppo acetile viene demolito in due molecole di $CO_2$, si formano ATP, NADH e $FADH_2$ e si rigenera una molecola di acido ossalacetico. La risposta corretta è quindi la **D**.

20 La glicolisi è una via metabolica, presente in tutti i viventi, che permette di produrre ATP dalla demolizione parziale del glucosio. Nel corso della glicolisi, una molecola di glucosio (a 6 atomi di C) viene scissa in due molecole di piruvato (a 3 atomi di C) e allo stesso tempo vengono sintetizzate una molecola di ATP e una di NADH. In condizioni aerobiche (cioè in presenza di ossigeno) e negli organismi che sono in grado di svolgere queste reazioni, il catabolismo del glucosio procede con la respirazione cellulare, e il NADH viene riossidato a $NAD^+$ grazie alla catena di trasporto di elettroni mitocondriale.

Gli organismi anaerobi, che vivono in assenza di ossigeno e non svolgono la respirazione cellulare, riossidano il NADH a $NAD^+$ tramite reazioni dette fermentazioni, in cui il piruvato viene ridotto e trasformato in altri composti, come l'acido lattico nella fermentazione lattica e l'etanolo nella fermentazione alcolica.

La risposta corretta è quindi la **B**.

21 La fotosintesi è un processo, svolto dai vegetali e da alcuni procarioti, che permette di organicare il carbonio, cioè trasformare $CO_2$ (composto inorganico) in glucosio (composto organico), sfruttando l'energia luminosa del sole.

I composti necessari per lo svolgimento della fotosintesi, che i vegetali assorbono dall'ambiente, sono anidride carbonica e acqua, mentre i prodotti di questa via metabolica sono glucosio e ossigeno, secondo l'equazione globale:

$$6\,CO_2 + 6\,H_2O \rightarrow C_6H_{12}O_6 + 6\,O_2$$

La risposta corretta al quesito è quindi la **A**.

BIOLOGIA

22 La clorofilla è un pigmento, cioè una molecola organica che appare colorata perché assorbe specifiche lunghezze d'onda nell'ambito della luce visibile. Quando una molecola di clorofilla è colpita da energia luminosa assorbe in particolare la luce rossa e la luce blu, mentre non assorbe la luce verde. Risposta esatta **D**.

23 Un nucleo (e quindi una cellula) aploide contiene un'unica serie di cromosomi anziché coppie di cromosomi omologhi e questa condizione viene indicata con *n*. Un nucleo diploide invece possiede due serie di cromosmi, e viene indicato con 2*n*. La risposta corretta è la **B**.

24 La mitosi è un tipo di divisione cellulare che, a partire da una cellula diploide, permette la formazione di due cellule diploidi con partimonio genetico identico fra loro e a quella di partenza. Risposta **D**.

25 Il fuso mitotico è una struttura formata da microtubuli che si forma nella cellula, fra i due opposti poli cellulari, prima della mitosi e della meiosi. Durante la divisione cellulare i cromosomi aderiscono ai microtubuli che formano il fuso: l'accorciamento di questi, durante l'anafase, fa sì che i cromosomi si distribuiscano in modo equo alle cellule figlie. La formazione del fuso mitotico non ha a che fare con la dulicazione del DNA, né con la condensazione dei cromosomi, né con il mantenimento della forma della cellula. Le cellule trattate con colchicina non riescono a effettuare la divisione cellulare; risposta **D**.

26 Il ciclo cellulare è il ciclo vitale di una cellula eucariotica ed è suddiviso in quattro fasi distinte: $G_1$, S, $G_2$, e M. Le prime tre fasi costituiscono l'interfase, mentre la fase M è la mitosi, cioè la divisione cellulare. Durante l'interfase la cellula si accresce, sintetizza sostanze e produce organuli, materiali che verranno distribuiti alle cellule figlie al momento della divisione cellulare. In particolare, durante la fase S si svolge la replicazione del DNA cellulare, così che all'inizio della mitosi il materiale genetico è duplicato e le cellule figlie ricevono una dotazione genetica perfettamente identica a quella della cellula di partenza. La risposta corretta è la **E**.

27 Anfigonia è sinonimo di riproduzione sessuata; indica quindi un tipo di riproduzione che avviene mediante la fusione tra un gamete femminile e un gamete maschile, entrambi aploidi. Risposta **A**.

28 La mitosi è un processo di divisione cellulare (anzi, più precisamente una divisione del nucleo) che, a partire da una cellula, permette la formazione di due cellule con patrimonio genetico identico fra loro e a quella di partenza. La meiosi invece è una modalità di divisione in base alla quale da una cellula diploide (2n) si formano quattro cellule aploidi (n), cioè con un patrimonio genetico dimezzato; le cellule figlie hanno patrimonio genetico diverso fra loro e diverso dalla cellula di partenza. La meiosi consta di due successive divisioni, però il DNA si replica solo una volta, prima della prima divisione meiotica. La risposta corretta è quindi la **A**.

29 Il crossing-over avviene durante la profase della meiosi I, ed è il processo più lungo e complicato della prima profase meiotica che viene suddivisa in 5 stadi: *leptotene*, *zigotene*, *pachitene* (in cui si verifica il crossing-over), *diplotene* e *diacinesi*. La risposta corretta è quindi la **C**.

30 Il crossing-over è un processo che permette lo scambio di porzioni di cromosomi omologhi fra cromatidi non fratelli. In questo modo si realizza la ricombinazione degli alleli dei geni associati sullo stesso cromosoma; dato che è un evento casuale, la frequenza di crossing-over tra due geni associati sullo stesso cromosoma dipende esclusivamente dalla distanza che intercorre tra i due geni. La risposta corretta è pertanto la **C**.

31 La sindrome di Down è provocata dalla presenza di tre copie (condizione detta di *trisomia*) del cromosoma numero 21. La risposta esatta è quindi la **B**.

32 Una cellula umana con 22 autosomi e un cromosoma Y è un gamete, infatti contiene 23 cromosomi, pari alla metà della normale dotazione diploide presente nelle cellule somatiche. Dato che il cromosoma sessuale è Y anziché X, si deduce che è un gamete maschile, cioè uno spermatozoo: risposta **C**.

33 Il fenotipo rappresenta l'insieme delle caratteristiche che si manifestano in un organismo, determinate dal suo genotipo e dall'interazione del genotipo con l'ambiente esterno.

La risposta giusta è quindi la **E**.

34 Una malattia autosomica recessiva è causata da un gene localizzato su uno degli autosomi, che si manifesta solo quando l'individuo è omozigote per quell'allele, cioè possiede due copie della forma allelica che provoca la malattia. Un carattere recessivo si esprime a livello fenotipico solo negli individui con genotipo omozigote recessivo, perché negli eterozigoti l'effetto dell'allele recessivo è mascherato da quello dell'allele dominante. Si deduce che un paziente affetto da una malattia autosomica recessiva sarà omozigote recessivo; risposta **D**.

35 L'otosclerosi è una malattia a carattere ereditario che interessa l'orecchio. Si tratta di una malattia autosomica dominante, ciò significa che l'allele che la provoca è un allele dominante localizzato su uno degli autosomi, quindi si manifesta sia in omozigosi sia in eterozigosi. Indicando con O l'allele dominante che provoca la malattia e con o l'allele normale, si può dire che il soggetto malato proposto dal quesito ha genotipo Oo e produce gameti che contengono per metà l'allele O e per metà l'allele o. L'individuo sano con cui il primo si accoppia ha genotipo oo e produce esclusivamente gameti contenenti l'allele o. Si può prevedere, statisticamente, che i figli di questa coppia avranno per il 50% genotipo Oo e per il 50% genotipo oo, saranno quindi per il 50% sani e per il 50% malati. La risposta corretta è la **E**.

36 Dati due individui eterozigoti Bb, ognuno di loro produce gameti che contengono per metà l'allele recessivo (b) e per metà l'allele dominante (B). I possibili genotipi che si ottengono dall'incrocio tra due eterozigoti si ricavano attraverso la seguente tabella di probabilità:

| | | **gameti maschili** | |
|---|---|---|---|
| | | 1/2 B | 1/2 b |
| **gameti femminili** | 1/2 B | 1/4 BB | 1/4 Bb |
| | 1/2 b | 1/4 Bb | 1/4 bb |

Si ottengono dunque tre classi genotipiche: 1/4 di omozigoti dominanti (BB), 2/4 di eterozigoti (Bb) e 1/4 di omozigoti recessivi (bb). La percentuale di omozigoti è quindi pari al 50%; risposta **B**.

37 La pleiotropia è un fenomeno genetico per il quale un unico gene influenza diversi aspetti del fenotipo di un individuo. Questo si verifica quando un unico gene determina una serie di effetti differenti; un esempio è dato dai geni che controllano la produzione degli ormoni: la carenza di un ormone spesso determina infatti numerosi effetti. La risposta corretta è la **C**.

38 I gruppi sanguigni sono determinati da un sistema a tre alleli: $I^A$, $I^B$ e $I^0$, con $I^A$ e $I^B$ codominanti fra loro e dominanti su $I^0$. Un individuo di gruppo AB possiede entrambe le forme alleliche codominanti, ha quindi genotipo $I^AI^B$ e produce gameti contenenti per il 50% l'allele $I^A$ e per il 50% l'allele $I^B$.

BIOLOGIA

Dall'incrocio fra due individui di questo tipo (come indicato nella tabella) si forma una progenie caratterizzata per il 25% da genotipo $I^AI^A$ (appartenente al gruppo A), per il 25% $I^BI^B$ (gruppo B) e per il 50% $I^AI^B$ (gruppo AB); risposta **A**.

| | | gameti maschili | |
|---|---|---|---|
| | | 1/2 $I^A$ | 1/2 $I^B$ |
| gameti femminili | 1/2 $I^A$ | 1/4 $I^AI^A$ | 1/4 $I^AI^3$ |
| | 1/2 $I^B$ | 1/4 $I^AI^B$ | 1/4 $I^BI^B$ |

39 Nella specie umana, la coppia dei cromosomi sessuali è XX nella femmina e XY nel maschio. Al momento della formazione dei gameti i due cromosomi sessuali si separano (come accade alle coppie di autosomi), quindi le cellule uovo contengono sempre un cromosoma X, mentre gli spermatozoi contengono per il 50% il cromosoma X e per il 50% il cromosoma Y.

Al momento della fecondazione, se lo spermatozoo contiene il cromosoma X si formerà uno zigote con genotipo XX e quindi un individuo di sesso femminile, se lo spermatozoo contiene il cromosoma Y si formerà uno zigote con genotipo XY e quindi un individuo di sesso maschile. Si deduce che il cromosoma Y, che caratterizza un individuo di sesso maschile, è sempre di provenienza paterna (risposta **C**), mentre il cromosoma X è di provenienza materna.

40 Se il bambino è affetto da fenilchetonuria, il suo genotipo è omozigote recessivo. Dato che i due alleli sono uno di provenienza materna e uno di provenienza paterna e che i genitori sono entrambi sani, questi ultimi non possono che essere entrambi eterozigoti per quel carattere. L'alternativa corretta è dunque la **A**.

41 Il daltonismo è una malattia genetica ereditaria caratterizzata dall'incapacità di distinguere i colori, in particolare il rosso e il verde. Si tratta di una malattia legata al sesso determinata da un allele recessivo localizzato sul cromosoma X (che possiamo indicare con $X^d$). Il daltonismo si manifesta nei maschi ogni volta che il cromosoma X porta questa forma allelica (avranno quindi genotipo $X^dY$) e nelle femmine solo in caso di omozigosi ($X^dX^d$).

Le malattie di questo tipo sono colpiscono prevalentemente individui di sesso maschile, in ogni caso una femmina daltonica può nascere dalla coppia formata da padre e madre entrambi daltonici oppure da un padre daltonico e madre portatrice sana (con genotipo $XX^d$).

La risposta corretta è la **E**.

42 La nascita di due gemelli biovulari (o dizigotici) si verifica quando durante un ciclo mestruale, eccezionalmente, sono rilasciati due ovociti, che poi sono fecondati da due diversi spermatozoi, formando due zigoti distinti. I gemelli biovulari non sono dunque geneticamente identici, bensì hanno la stesso grado di somiglianza genetica di due fratelli e possono quindi essere sia dello stesso sesso, sia di sesso diverso. La risposta esatta è la **A**.

43 Un organismo aploide possiede un'unica serie di cromosomi anziché coppie di cromosomi omologhi e questa condizione viene indicata con *n* (la **E** è quindi errata). I batteri sono aploidi, ma hanno questa caratteristica anche altri organismi sebbene solo in una fase del coclo vitale, per esempio i muschi (la **A** e la **D** sono errate). Se un organismo possiede un'unica serie di cromosmi non si può parlare di omozigosi o eterozigosi, perché ogni gene è presente con un solo allele; in queste condizioni qualsiasi mutazione genetica si manifesta nel fenotipo. La risposta corretta è quindi la **C**.

44 L'anemia falciforme è una malattia genetica ereditaria dovuta a una mutazione puntiforme nel gene che codifica per la catena β dell'emoglobina; in seguito a tale alterazione le molecole di emoglobina tendono ad aggregarsi, conferendo ai globuli rossi una forma a falce (**A** errata). An-

che le distrofie muscolari sono malattie ereditarie caratterizzate da degenerazione progressiva del sistema muscolare (C errata). La fibrosi cistica, o mucoviscidosi, è una malattia genetica autosomica recessiva (B errata), causata da una mutazione di un gene che codifica per una proteina coinvolta nel trasporto di cloro e sodio – e conseguentemente di acqua – attraverso le membrane cellulari. Questa anomalia porta, nelle ghiandole esocrine, alla secrezione di muco denso e vischioso, causando ostruzione dei dotti ghiandolari. Fra le manifestazioni cliniche tipiche della malattia, causate da questa alterazione delle ghiandole esocrine, si ricordano infezioni polmonari ricorrenti, insufficienza pancreatica e cirrosi epatica.

La malattia di Tay-Sachs è una malattia genetica ereditaria rara (D errata), dovuta alla mancanza dell'enzima che demolisce il ganglioside GM2 (un particolare lipide tipico dei tessuti nervosi), che così si accumula nel cervello. La malattia di Tay-Sachs insorge tra il terzo e il sesto mese di vita e si manifesta con progressivo ritardo dello sviluppo, deterioramento delle facoltà intellettive, paralisi, sordità, cecità; è possibile la diagnosi prenatale tramite l'esame del liquido amniotico. Non si conosce alcun trattamento. La sindrome di Turner è una malattia genetica dovuta a un'anomalia numerica dei cromosomi sessuali: gli individui colpiti da tale sindrome sono dotati di un solo cromosoma X (genotipo X0), hanno sesso femminile ma sono sterili e presentano in alcuni casi ritardo mentale.

Tutte le malattie proposte dal quesito sono quindi ereditarie, tranne la sindrome di Turner, che è dovuta a una mutazione genomica causata da una meiosi irregolare; la risposta corretta è quindi la E. Inoltre, la malattia non è trasmissibile alla prole poiché le femmine con sindrome di Turner non possono avere figli.

---

**45** L'acido desossiribonucleico (DNA) è un polimero di nucleotidi ciascuno formato da una molecola di desossiribosio, una molecola di acido fosforico (detto anche gruppo fosfato) e una base azotata fra adenina, guanina, citosina e timina. La risposta corretta è quindi la D.

---

**46** La molecola del DNA è formata da due filamenti avvolti a elica, ognuno dei quali è un polimero di nucleotidi, che si differenziano per la presenza di quattro diverse basi azotate: adenina, guanina, citosina e timina. Le due eliche polinucleotidiche sono unite grazie ai legami idrogeno che si formano fra basi complementari: l'adenina si appaia con la timina e la citosina si appaia con la guanina. In particolare fra citosina e guanina si formano tre legami idrogeno, mentre fra timina e adenina se ne formano due. La risposta esatta è la D.

---

**47** Come abbiamo visto al quesito precedente, le due eliche polinucleotidiche che formano il DNA sono unite grazie ai legami idrogeno che si formano fra adenina e timina e fra citosina e guanina. La quantità di timina è quindi sempre uguale alla quantità di adenina, mentre la quantità di guanina corrisponde a quella di citosina. Da quanto appena visto si deduce che non è possibile che un campione di DNA risulti composto come suggerito dall'alternativa A: 30% citosina, 30% adenina, 20% guanina e 20% timina, in questo caso infatti non è rispettata la complementarietà fra le basi. La A è quindi la risposta corretta al quesito.

---

**48** La cromatina è un complesso formato da DNA e proteine che nelle cellule non in divisione forma un ammasso di filamenti visibile al microscopio ottico come una masserella colorata ma indifferenziata, mentre al momento della divisione si condensa a formare i cromosomi. Le proteine specifiche della cromatina sono proteine basiche dette istoni. L'alternativa corretta è quindi la D.

---

**49** La duplicazione del DNA è il processo che permette la sintesi di due molecole identiche di DNA a partire da una molecola "parentale". La molecola preesistente si "apre" grazie all'azione dell'enzima elicasi, poi la DNA polimerasi produce i nuovi filamenti polinucleotidici, utilizzando i desossiribonucleotidi presenti nel nucleo. La sintesi dei nuovi filamenti di DNA avviene in direzione 3' → 5' ed è detta *semiconservativa* perché ognuna delle due emieliche parentali viene utilizzata come stampo per la sintesi di un nuovo filamento, in modo che ognuna delle due doppie eliche di DNA prodotte dalla duplicazione è formata da un filamento "parentale" e da un filamento "nuovo". La risposta corretta è la E.

50 L'RNA (acido ribonucleico) è un polimero di nucleotidi che differisce dal DNA per alcune caratteristche: lo zucchero non è desossiribosio bensì ribosio; al posto della base azotata timina si trova uracile; infine non è a doppia elica, ma a elica singola.

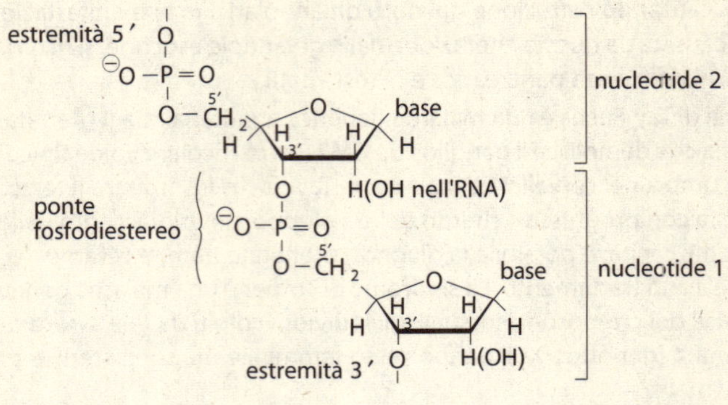


Come nel DNA, invece i nucleotidi che formano un filamento sono uniti fra loro da legami fosfodiesterici; risposta **D**. Un legame di questo tipo si forma quando il gruppo fosfato legato al carbonio 5′ di un nucleotide reagisce con l'ossidrile legato al carbonio 3′ del nucleotide adiacente, come illustrato a fianco.

PARTE SECONDA

51 Il processo mediante il quale l'informazione contenuta in un gene viene copiata in una molecola di mRNA è la trascrizione; risposta **E**. La sintesi dell'mRNA si basa sull'accoppiamento delle basi complementari: quando un gene deve essere trascritto, i due filamenti del tratto di DNA corrispondente si aprono e uno di essi funziona da stampo per la sintesi di una molecola di mRNA a esso complementare, grazie all'azione dell'enzima RNA polimerasi.

52 L'RNA è presente nella cellula con tre principali tipologie: messaggero (mRNA), di trasporto (tRNA) e ribosomiale (rRNA), in tutti i casi, la base azotata timina è sostituita da uracile (la risposta **B** può quindi essere esclusa). Tutti i tipi di DNA sono prodotti dalla cellula utilizzando come "stampo" specifici tratti di DNA, e hanno funzioni diverse nella cellula. L'rRNA è un costituente dei ribosomi, l'mRNA porta nel citoplasma il messaggio genetico del DNA e funge da "guida" per la sintesi delle proteine; il tRNA infine, trasporta gli amminoacidi durante la sintesi proteica, permettendo la traduzione del messaggio genetico in catena polipeptidica. L'alternativa **E** è quindi errata, come pure la **C**, infatti le molecole di mRNA sono generalmente più grandi di quelle di tRNA. La risposta corretta è la **A**.

53 Il codice genetico, scritto sul DNA, è costituito da *triplette di nucleotidi*; ogni tripletta corrisponde a uno specifico amminoacido e si può considerare una parola di codice per quell'amminoacido. La risposta esatta è pertanto la **B**.

54 La *traduzione* è il processo tramite il quale il messaggio contenuto in una specifica sequenza di codoni (nucleotidi) sull'mRNA viene tradotto sotto forma di sequenza specifica di amminoacidi legati tra loro in una catena polipeptidica (ovvero una proteina). La risposta esatta è dunque la **E**.

55 Una mutazione, in generale, è un cambiamento improvviso del patrimonio genetico che può interessare una parte più o meno grande del genoma. In particolare, una mutazione genica è un cambiamento che riguarda un solo gene, e si verifica in seguito a un errore al momento della replicazione del DNA: se non viene rispettata la complementarietà fra le basi azotate il filamento di DNA che si forma conterrà un nucleotide diverso dalla molecola originale, e quindi una diversa "parola" del codice. La risposta esatta è la **D**.

**56** Tutte le cellule dell'organismo (a parte quelle riproduttive) possiedono lo stesso patrimonio genetico, cioè contengono gli stessi geni. Le cellule dei diversi tessuti sono differenziate dal punto di vista morfologico e fisiologico, perché in ogni cellula sono attivati e tradotti in proteine solo alcuni geni. Così, per esempio, nelle cellule β del pancreas è attivo il gene dell'insulina e queste producono insulina; nelle cellule della mucosa gastrica, invece, il gene dell'insulina è disattivato mentre è attivo il gene che permette la produzione della pepsina. La risposta corretta è quindi la A.

**57** Il DNA ha sempre struttura a doppia elica, sia negli eucarioti sia nei procarioti, la risposta D si può quindi escludere. Le sequenze ripetute e i geni discontinui sono caratteristiche degli eucarioti, non dei procarioti: anche le risposte A e B sono quindi errate. Il materiale genetico dei procarioti è formato da un'unica molecola di DNA circolare, mentre negli eucarioti è suddiviso in più cromosomi: anche la risposta E è quindi da scartare. Si deduce che l'alternativa corretta è la C: i geni dei procarioti sono organizzati in operoni, dove un operone è un tratto di DNA costituito da un *promotore*, un *operatore* e uno o più *geni strutturali*, cioè geni che codificano per specifiche proteine. Il promotore è il sito di attacco dell'enzima RNA polimerasi; l'operatore, adiacente al promotore, è una breve sequenza di basi a cui si lega un repressore, che impedisce all'RNA polimerasi di trascrivere i geni strutturali, e viene rimosso quando il gene deve essere trascritto.

**58** Il DNA è un acido nucleico, quindi un polimero di nucleotidi (la D è corretta), a doppia elica (la B è corretta). È sede dell'informazione genetica in tutte le cellule, sia eucariotiche che procariotiche (la E è corretta), e in alcuni virus (la A è corretta). L'affermazione falsa, che rappresenta la risposta cercata, è la C: i ribosomi sono formati da proteine ed RNA ribosomiale, ma non contengono DNA.

**59** Le cellule procariotiche contengono spesso elementi genetici esterni alla molecola principale (detta anche "cromosoma batterico"). Questi elementi, chiamati plasmidi, sono formati da una molecola di DNA circolare, non sono indispensabili per la vita ma possono portare informazioni importanti per la cellula, come la resistenza ad alcuni antibiotici, oppure la possibilità di mettere in atto con altre cellule procariotiche uno scambio di materiale genetico detto "coniugazione". La risposta corretta è quindi la B.

**60** Il quesito riguarda alcuni strumenti relativi alle tecnologie del DNA ricombinante e gli usi cui tali strumenti sono destinati, e chiede di individuare l'abbinamento errato. La DNA polimerasi è un enzima che catalizza la sintesi di DNA durante la replicazione, tale enzima è utilizzato nella tecnica detta PCR (reazione a catena della polimerasi) per sintetizzare rapidamente una quantità apprezzabile di DNA a partire da frammenti di dimensioni anche minime. L' alternativa A propone un abbinamento è corretto e quindi non costituisce risposta esatta al quesito.

Gli enzimi di restrizione, enzimi che tagliano il DNA in corrispondenza di specifiche sequenze di nucleotidi (dette siti di restrizione), sono un importante strumento dell'ingegneria genetica. Se si sottopone il DNA di organismi appartenenti alla stessa specie al taglio con uno di questi enzimi, si ottengono frammenti particolari, individuabili tramite elettroforesi; se un individuo presenta una mutazione in corrispondenza di un sito di restrizione, i frammenti che si ottengono avranno lunghezza diversa dal normale. Tali frammenti, detti RFLP (che sta per "polimorfismi della lunghezza dei frammenti di restrizione"), vengono ricercati per diagnosticare alcune malattie genetiche. Anche l'alternativa B è quindi da scartare.

La trascrittasi inversa è un enzima presente in alcuni virus, che catalizza la sintesi di DNA a partire da un filamento di mRNA; questo enzima è utilizzato anche in laboratorio per produrre DNA di questo tipo, detto cDNA (che sta per DNA complementare). Anche l'alternativa C è quindi da escludere. L'elettroforesi è una tecnica utilizzata per separare e analizzare frammenti di DNA ottenuti da un certo campione trattato con specifici enzimi, viene utilizzata anche per individuare la sequenza di nucleotidi di un certo tratto di DNA; anche l'alternativa E si può quindi escludere.

L'abbinamento errato, e quindi la risposta corretta al quesito è quello indicato dall'alternativa D: la DNA ligasi è un enzima che catalizza il legame fra frammenti di DNA e non il taglio di DNA.

**61** Il fenomeno che spiega per quale motivo, ogni volta che un nuovo antibiotico entra in uso, nel giro di alcuni anni compaiono ceppi batterici resistenti, è la *selezione naturale*. I batteri si riproducono molto rapidamente e a ogni generazione è possibile la comparsa di qualche mutazione casuale; se fra queste mutazioni compare la resistenza a un antibiotico, il ceppo dotato di questa caratteristica è favorito rispetto agli altri, perché può vivere anche in presenza dell'antibiotico. I batteri resistenti quindi si riproducono nelle condizioni in cui gli altri muoiono, diffondendo con grande rapidità le caratteristiche di resistenza. È importante ricordare che non è l'antibiotico che induce la comparsa di mutazioni, la **B** è quindi sbagliata, mentre l'alternativa corretta è la **D**.

**62** Una specie è costituita da un gruppo di popolazioni i cui membri possono effettivamente o potenzialmente incrociarsi tra loro, generando prole fertile; risposta **A**.

**63** Placentati e marsupiali appartengono a due diverse sottoclassi della classe dei mammiferi: i placentati sono dotati di placenta e lo sviluppo embrionale si svolge completamente all'interno del corpo della madre; nei marsupiali invece la femmina partorisce un feto che deve terminare lo sviluppo all'interno di un'apposita tasca chiamata marsupio. Vombato (marsupiale) e marmotta (placentato) sono animali molto distanti dal punto di vista evolutivo, ma l'aspetto fisico è simile perché hanno abitudini simili: entrambi si nutrono di vegetali quindi hanno incisivi potenti; entrambi scavano gallerie e hanno corpo e zampe adatti a questo tipo di attività. La loro somiglianza è un esempio di convergenza evolutiva; risposta **C**.

**64** Dopo l'estinzione dei grandi rettili, avvenuta circa 65 milioni di anni fa, i mammiferi si sono differenziati in tempi geologicamente molto rapidi, dando luogo a tutti i diversi ordini che ancora oggi esistono. I primi animali appartenti all'ordine dei primati sono comparsi circa 60 milioni di anni fa, all'inizio del Paleocene, epoca dell'era Terziaria che va da 65 a 56 milioni di anni fa: risposta **E**.

**65** Gli autotrofi sono gli organismi in grado di sintetizzare autonomamente molecole organiche complesse (zuccheri) a partire da molecole inorganiche semplici (anidride carbonica e acqua) assunte dall'ambiente. A differenza degli organismi eterotrofi, i quali devono procurarsi le molecole organiche cibandosi direttamente o indirettamente di organismi autotrofi, questi ultimi non dipendono da altri organismi per la propria alimentazione.

Gli organismi autotrofi sono le piante, le alghe e diversi gruppi di batteri (procarioti) e di organismi unicellulari eucarioti. Fra gli organismi proposti dal quesito, il cactus e la palma sono piante, quindi sono fotosintetici; il fitoplancton è composto di organismi unicellulari fotosintetici e i cianobatteri sono procarioti che svolgono la fotosintesi. Si deduce che l'unico organismo non fotosintetico è il pesce, risposta **C**.

**66** Tutti gli organismi dotati di scheletro interno appartengono al *subphylum* dei vertebrati, comprendente le seguenti classi: agnati, pesci cartilaginei, pesci ossei, anfibi, rettili, uccelli e mammiferi. Fra gli animali proposti dal quesito, la vipera e la tartaruga sono rettili, la rana appartiene agli anfibi, lo squalo ai pesci cartilaginei e l'aragosta al *phylum* degli artropodi. L'unico organismo privo di scheletro interno è quindi l'aragosta; risposta **E**.

**67** Vediamo nel dettaglio i composti proposti dal quesito: il glicogeno è un polisaccaride presente negli animali come forma di riserva energetica; la risposta **A** è quindi errata. L'adrenalina è una sostanza che nell'uomo agisce come ormone e neurotrasmettitore, dunque anche la risposta **B** è errata. Il DNA è presente in tutti gli esseri viventi (tranne alcuni virus) come sede dell'informazione ereditaria; si deduce che anche l'alternativa **C** può essere scartata. Il collagene è una proteina dei tessuti animali, particolarmente abbondante nel tessuto connettivo; anche la **E** è quindi errata.

La risposta corretta è la **D**: infatti, la clorofilla è il pigmento responsabile dell'assorbimento dell'energia luminosa durante la fotosintesi, processo effettuato esclusivamente dagli organismi autotrofi.

68 Per rispondere correttamente al quesito è necessario ricordare che gli animali vengono suddivisi in grandi raggruppamenti, detti *phyla* (*phylum* al singolare), in base a importanti differenze strutturali. I vertebrati formano un subphylum nel phylum dei cordati; il termine invertebrati, invece, non ha un significato tassonomico ma viene riferito a tutti gli animali che non appartengono ai vertebrati (quindi sono privi di scheletro interno). Il phylum dei cordati comprende animali dotati, almeno in una fase della loro vita, di una struttura interna di sostegno del corpo, posta nella regione dorsale, chiamata corda dorsale. Comprende tre subphyla: urocordati (tunicati), in cui la corda è presente solo nello stadio larvale e solo nella parte caudale; cefalocordati (fra cui l'anfiosso), in cui è sviluppata lungo tutto il corpo e permane anche nell'adulto; e vertebrati, in cui la corda viene sostituita dalla colonna vertebrale. Fra le alternative proposte possiamo innanzitutto escludere il phylum degli artropodi (B) e quello degli echinodermi (C). Escludiamo anche i ciclostomi (A), perché appartengono ai vertebrati; fra cefalocordati e tunicati, infine, i primi sono filogeneticamente più vicini ai vertebrati, risposta D.

69 Tutti gli animali proposti dal quesito appartengono al *subphylum* dei vertebrati: fra questi, gli anfibi e i pesci producono uova piccole e prive di guscio rigido, che si sviluppano in ambiente acquatico. I rettili e gli uccelli, invece, producono uova dotate di guscio rigido che vengono deposte in ambiente terrestre e lo sviluppo dell'embrione è permesso dal liquido contenuto nel sacco amniotico. I mammiferi, infine, non depongono uova (tranne l'ornitorinco e l'echidna), bensì sono vivipari. Fra le alternative proposte, l'unico animale che depone uova dotate di guscio rigido è il pinguino, appartenente alla classe degli uccelli; risposta B.

70 I vertebrati, a differenza degli altri animali, possiedono un apparato circolatorio chiuso. Tale apparato è formato da vasi, quali le vene e le arterie, e da un cuore che funge da pompa per il movimento del sangue, il fluido che scorre all'interno dei vasi.

Il sangue di tutti i vertebrati contiene corpuscoli specializzati per il trasporto dell'ossigeno, i globuli rossi: quelli dei mammiferi, però, detti anche emazie o eritrociti, sono privi di nucleo, mentre i globuli rossi degli altri vertebrati sono nucleati. La risposta corretta è la D.

71 I parassiti intestinali vivono nell'intestino dell'ospite, da cui assorbono direttamente le sostanze nutritive già digerite. Per questo motivo il sistema digerente di questi parassiti è generalmente molto ridotto; risposta E.

72 Il termine *habitat* indica l'ambiente fisico occupato da una specie in un ecosistema; l'area specifica in cui una specie è presente invece è definita *areale* di distribuzione.

La risposta corretta è quindi la A.

73 La prima fase dello sviluppo embrionale consiste in una serie di divisioni cellulari, detta segmentazione, che dall'uovo fecondato (zigote) porta alla formazione di una struttura sferica piena, chiamata morula. In un secondo tempo si forma la blastula, caratterizzata dalla presenza di una cavità centrale; poi, avviene la gastrulazione, stadio che inizia con una invaginazione dello strato cellulare che delimita la blastula per formare una nuova struttura cava definita da due strati di cellule (la gastrula). La risposta esatta è quindi la D.

74 Durante le fasi precoci dello sviluppo embrionale si definiscono i tre foglietti embrionali, strati di cellule destinati a dare origine ai diversi organi e tessuti. Dall'*endoderma* si formano le mucose di rivestimento degli organi cavi (apparato digerente e respiratorio, vescica urinaria e uretra), il fegato e il pancreas; dal *mesoderma* hanno origine gran parte degli organi (apparato riproduttore ed escretore), lo scheletro, i muscoli, il sangue, i vasi e il cuore; dall'*ectoderma*, infine hanno origine l'epidermide e gli annessi (ghiandole sudoripare, sebacee e mammarie, peli, ecc.), il sistema nervoso e parte dell'occhio.

La risposta esatta è quindi la C.

**75** Le cellule gliali appartengono al tessuto nervoso; risposta **E**. Mentre la trasmissione dell'impulso nervoso è compito dei neuroni, le cellule gliali circondano e proteggono i neuroni, regolandone il metabolismo e gli scambi con il sangue.

**76** La cartilagine è un tessuto connettivo consistente e flessibile, formato da una matrice elastica prodotta da cellule specializzate dette *condrociti*; risposta **A**.

**77** Il tessuto osseo è costituito da una matrice mineralizzata in cui sono presenti canali in cui decorrono fibre nervose e vasi sanguigni e lacune che ospitano le cellule nervose mature, dette osteociti. Durante la vita di un individuo, il tessuto osseo viene continuamente demolito, a opera di cellule dette osteoclasti, e riformato, a opera di elementi detti osteoblasti. Gli osteoclasti sono quindi cellule che demoliscono la matrice del tessuto osseo; risposta **B**.

**78** La colonna vertebrale è formata da 32-35 vertebre: 7 cervicali,12 dorsali, 5 lombari, 5 fuse a formare l'osso sacro, 3-6 fuse a formare il coccige.
La risposta esatta è dunque la **A**.

**79** La parola che non va d'accordo con le altre è omero; risposta **B**. L'omero infatti è un osso dell'arto superiore, mentre le altre strutture ossee citate appartengono all'arto inferiore: il perone e la tibia formano lo scheletro della gamba, la rotula si trova in corrispondenza dell'articolazione del ginocchio e il metatarso è la parte centrale dello scheletro del piede, compresa fra il tarso e le falangi.

**80** I legamenti sono cordoni di tessuto connettivo, particolarmente ricco di collagene ed elastina, che collegano tra loro le ossa in corrispondenza di articolazioni sottoposte a notevoli sollecitazioni. La risposta esatta è quindi la **D**.

**81** Il tessuto muscolare contiene particolari filamenti proteici, composti da *actina* e *miosina*, in grado di scorrere reciprocamente permettendo l'accorciamento del tessuto di cui fanno parte. La bandeggiatura del tessuto muscolare striato deriva dall'alternanza di fasci di filamenti di actina (sottili) e di miosina (spessi) disposti, paralleli tra loro, in modo ordinato a formare unità strutturali caratteristiche dette *sarcomeri*. La risposta corretta è la **E**.

**82** La contrazione della fibrocellula muscolare (e quindi del muscolo) è permessa dall'accorciamento dei singoli sarcomeri, che si verifica grazie al fatto che i filamenti di actina (più sottili) e di miosina (più spessi), di cui sono costituiti, si agganciano e scorrono reciprocamente.
La risposta esatta è la **D**.

**83** Le cellule staminali sono cellule indifferenziate che dividendosi per mitosi possono generare diverse linee cellulari. Nell'organismo adulto si trovano in quasi tutti i tessuti cellule staminali unipotenti, cioè capaci di produrre solamente cellule dello stesso tipo del tessuto in cui si trovano. Le staminali più versatili sono però le cellule embrionali nella prima fase dello sviluppo e quelle del cordone ombelicale, in grado di dare origine a tutti i tipi cellulari presenti nell'organismo (dette quindi totipotenti). Si deduce che l'alternativa corretta è la **E**.

**84** Le due arterie succlavie (destra e sinistra) sono le principali arterie del torace superiore; hanno origine dall'arco dell'aorta e forniscono sangue principalmente alla testa e agli arti superiori. La risposta corretta è la **C**.

**85** In un uomo adulto di corporatura media sono contenuti mediamente da 4 a 6 litri di sangue; la risposta corretta è quindi la **B**.

**86** Il plasma è la parte liquida del sangue, mentre le cellule (eritrociti, leucociti e piastrine) formano la parte corpuscolata, detta anche *figurata*. Ciò che si ottiene dopo la coagulazione del plasma è invece detto *siero*. La **A** è la risposta esatta.



 

**87** Per rispondere al quesito è necessario individuare l'affermazione errata fra quelle proposte. Il cuore dei mammiferi è diviso in una parte destra e in una sinistra, separate da un setto; ogni parte è formata da un atrio, camera di ricezione del sangue, e un ventricolo, camera di propulsione del sangue. La comunicazione tra ogni atrio e il rispettivo ventricolo è regolata da una valvola; l'affermazione **A**, corretta, non è la risposta al quesito. Il cuore si contrae in maniera involontaria con una frequenza pari a circa 70 pulsazioni a riposo (anche la **B** si può quindi escludere). Quando il cuore si contrae, il sangue inizia il proprio viaggio all'interno dei vasi che hanno origine dai ventricoli: l'arteria aorta e l'arteria polmonare. Quest'ultima si biforca presto in due arterie che portano sangue povero di ossigeno ai polmoni (anche la **C** è da scartare) e negli alveoli polmonari; qui, grazie al ridotto spessore dell'endotelio dei capillari e dello strato cellulare che forma gli alveoli stessi, si realizzano gli scambi gassosi: il sangue cede anidride carbonica e si arricchisce in ossigeno. Anche l'affermazione **D** è esatta, mentre la **E** è errata e rappresenta quindi la risposta cercata.

**88** Con "omeostasi" si intende la capacità dell'organismo di mantenere costanti le caratteristiche dell'ambiente interno. Quando la temperatura corporea supera i 37 °C vengono messi in atto processi che permettono la dispersione di calore. Questi processi interessano due aspetti principali:

- la dilatazione dei vasi sanguigni che irrorano la cute fa sì che il sangue scorra più lentamente nella regione cutanea, permettendo la dispersione verso l'esterno di una maggior quantità calore;
- l'aumento della sudorazione, perché l'evaporazione del liquido secreto dalle ghiandole sudoripare sottrae calore al corpo.

Si deduce che la risposta corretta è la **A**. L'alternativa **D** è da scartare perché un aumento dell'attività respiratoria è collegato a un aumento del catabolismo e quindi all'aumento della temperatura corporea.

**89** La pleura è una doppia membrana chiusa a formare un sacco che delimita la cavità toracica e ricopre la superficie esterna dei polmoni; risposta **C**.

**90** L'amilasi è un enzima secreto dal pancreas e riversato nel duodeno, dove permette la digestione dei carboidrati. Questo processo inizia in bocca, per opera della ptialina presente nella saliva, viene sospeso durante il transito nello stomaco, e riprende appunto nell'intestino. La risposta corretta è la **A**.

**91** La pepsina è un enzima proteolitico prodotto dalle ghiandole gastriche sotto forma del precursore inattivo pepsinogeno; il pH acido presente nello stomaco trasforma il pepsinogeno in pepsina, enzima che demolisce le catene proteiche in peptidi più corti; risposta **B**.

**92** Il coledoco è un canalicolo che collega il fegato e la cistifellea e al duodeno, permettendo il passaggio della bile, prodotta dal fegato e raccolta dalla cistifellea, al duodeno, al momento della digestione; risposta **D**.

**93** Il glomerulo è un'intricata rete di capillari arteriosi, presente nel *nefrone*, l'unità funzionale del rene. Il glomerulo è avvolto dalla capsula di Bowman, e in questa sede ha luogo la filtrazione del sangue. La risposta corretta è quindi la **A**.

**94** Le vescicole seminali fanno parte dell'apparato riproduttore maschile e producono un secreto ricco di fruttosio, con funzioni nutritive per gli spermatozoi, che va a completare la composizione dello sperma. Gli spermatozoi, formati nei testicoli, sono convogliati verso la prostata dai due dotti deferenti e in corrispondenza di questa ghiandola confluiscono nell'uretra, dotto comune per il trasporto dello sperma e dell'urina. Prima di confluire nella prostata il liquido che scorre all'interno dei dotti deferenti riceve il secreto dalle vescicole seminali che sono situate inferiormente e posteriormente alla vescica; risposta **A**.

95 Il nefrone è l'unità funzionale del rene; risposta A. Ogni nefrone è un tubulo lungo e sottile che termina con una sorta di coppa, detta capsula di Bowman, che avvolge un glomerulo (un "gomitolo" di capillari sanguigni) e in cui ha luogo la filtrazione del sangue. L'ultrafiltrato che si forma in questo processo scorre nel tubulo e via via si modifica diventando urina.

96 L'acrosoma è un grosso lisosoma che si trova nella testa dello spermatozoo con il compito di aprire un varco nella parete dell'ovulo grazie agli enzimi litici in esso contenuti e liberati al momento dell'incontro con la cellula uovo; risposta D.

97 La placenta è l'organo che consente gli scambi di gas, sostanze nutritive e di rifiuto fra madre e feto; risposta C. Si forma con la partecipazione di strutture fetali e materne: nel *corion* (uno degli annessi embrionali) sono presenti numerose estroflessioni riccamente vascolarizzate che aderiscono a una specifica regione della mucosa uterina, mettendosi in contatto con il sangue materno.

98 La sinapsi è la struttura di contatto fra due neuroni, a livello della quale l'impulso nervoso è trasmesso da una cellula nervosa all'altra.

L'alternativa corretta è pertanto la A.

99 I nervi cranici sono 12 paia di nervi che hanno origine dal tronco cerebrale e innervano principalmente la testa e il collo; risposta E. Alcuni sono costituiti da sole fibre sensitive, alcuni da sole fibre motorie, altri da entrambi i tipi.

100 Nel sistema nervoso centrale, la sostanza grigia è formata dai nuclei cellulari e dagli assoni di neuroni amielinici, mentre gli assoni rivestiti dalla guaina mielinica formano la sostanza bianca. Nel cervello la sostanza grigia si trova esternamente (forma la corteccia cerebrale) e la sostanza bianca internamente; viceversa, una sezione trasversale del midollo spinale mostra una sorta di "H" grigia circondata da sostanza bianca. La risposta corretta è la D.

101 Il sistema nervoso autonomo fa parte del sistema nervoso periferico (la E è errata) ed è formato dall'insieme dei neuroni che innervano le ghiandole e la muscolatura involontaria (la D è errata). Controlla processi che non sono sotto il controllo della volontà (la C è errata), come la frequenza respiratoria, la peristalsi intestinale e la secrezione ormonale. La risposta corretta è la B, infatti l'azione di questa parte del sistema nervoso è fondamentale per mantenere costanti le caratteristiche interne dell'organismo, cioè per l'omeostasi.

102 L'occhio è l'organo di senso che permette la visione, grazie alla presenza, nella retina, di fotorecettori, cioè cellule che trasformano i segnali luminosi in segnali nervosi che giungono all'encefalo tramite il nervo ottico. L'occhio è dotato anteriormente di un'apertura, la pupilla, che permette l'ingresso della luce; a seconda dell'intensità luminosa il diametro della pupilla può variare per azione di un anello muscolare pigmentato, l'iride, che si allarga e si restringe regolando in tal modo la quantità di luce che entra e va a colpire la retina.

La risposta corretta è la A.

103 La sequenza corretta è la A: il numero 1 indica il padiglione auricolare, il 2 il nervo acustico, il 3 il timpano, il 4 la tromba di Eustachio, il 5 la coclea e il 6 i canali semicircolari.

104 L'acetilcolina è un neurotrasmettitore, cioè una sostanza liberata dalle vescicole sinaptiche di un neurone che, legandosi ai recettori presenti sulla membrana del neurone adiacente, determina l'insorgere di un impulso nervoso in questo secondo neurone. L'acetilcolina è un neurotrasmettitore caratteristico del sistema simpatico e delle giunzioni neuromuscolari.

La risposta corretta è la A.



 

**105** La *cheratina*, la *ptialina* e la *somatotropina* sono tutte proteine. La prima è una proteina strutturale particolarmente abbondante nello strato esterno dell'epidermide (strato corneo); la seconda è un enzima prodotto dalle ghiandole salivari deputato alla digestione dell'amido. La somatotropina è invece un ormone prodotto dalla porzione anteriore dell'ipofisi, detto anche *ormone della crescita* per la sua azione di promozione della crescita corporea. La risposta esatta è dunque la C.

Per quanto riguarda le altre alternative, la bile, prodotta da fegato, è una miscela di sostanze che svolge azione emulsionante sui grassi alimentari per facilitarne la digestione; il *colesterolo*, infine, pur essendo il precursore degli ormoni steroidei, non è un ormone.

---

**106** Il cortisolo, il progesterone, il testosterone e l'aldosterone sono ormoni steroidei, mentre l'adrenalina, sostanza attiva sia nel sistema nervoso sia in quello endocrino, dal punto di vista chimico è un'ammina, quindi un ormone non steroideo; risposta C.

---

**107** La parte corticale della ghiandola surrenale produce ormoni steroidei classificati in due tipologie: glucocorticoidi (come cortisolo e cortisone), che regolano il metabolismo dei glucidi, e mineralcorticoidi, il principale dei quali è l'aldosterone, che regolano il bilancio idrico agendo a livello renale. La E è la risposta corretta.

---

**108** Il pancreas è un organo a funzione ghiandolare, sia esocrina che endocrina. Produce e secerne infatti numerose sostanze tra cui l'*insulina* (un ormone che regola il metabolismo glucidico) e svariati *enzimi digestivi* (come l'amilasi e la lipasi); risposta B.

---

**109** L'albumina è una proteina del plasma sanguigno con peso molecolare di 69.000 dalton; costituisce circa il 60% di tutte le proteine del plasma, è prodotta dal fegato ed è importante per la regolazione "pressione oncotica", cioè la pressione osmotica che controlla la distribuzione dei liquidi corporei nei diversi compartimenti (vasi, liquidi interstiziali e tessuti).

La risposta esatta è quindi la E.

---

**110** Una sostanza (di solito di natura proteica) che viene riconosciuta come estranea dal sistema immunitario, è detta antigene; risposta C.

---

**111** Le cellule del sistema immunitario responsabili dell'immunità acquisita sono i linfociti; in particolare, le immunoglobuline sono prodotte dai linfociti B che, una volta attivati, si trasformano in plasmacellule. Risposta A.

---

**112** La vitamina D svolge un ruolo fondamentale nell'accrescimento e nella mineralizzazione delle ossa. Per la sua funzione è detta anche vitamina antirachitica, la sua carenza provoca infatti *rachitismo*; risposta A.

Il diabete (B) è una malattia dalle cause complesse, che si manifesta con l'incapacità di regolare il tasso di glucosio nel sangue. Il morbo celiaco, o intolleranza al glutine (C), è una grave forma di intolleranza alimentare, ereditaria, tale per cui quando un celiaco introduce alimenti contenenti glutine, come i derivati del frumento e di altri cereali, l'organismo scatena una risposta immunitaria contro questa sostanza, fino a danneggiare gravemente la mucosa intestinale. La psoriasi (D) è una malattia cronica della pelle , le cui cause non sono chiare, che si manifesta con lesioni ricoperte di squame che si staccano facilmente. L'ittero (E) è una condizione caratterizzata dalla colorazione giallastra della cute, dovuta all'aumento della bilirubina nel sangue, a causa di particolari forme di anemia, o per malattie del fegato.

---

**113** Con un'area mediamente pari a 2 $m^2$ e un peso pari a circa il 16% di quello corporeo, la pelle è l'organo più esteso del corpo umano; risposta E.

---

**114** I gorgoglii dovuti ai movimenti dell'intestino sono detti borborigmi; risposta D.

**115** Il lisozima è un enzima tipico di diversi tessuti animali, presente per esempio nelle lacrime e nella saliva, dotato di attività battericida per la sua capacità di demolire il peptidoglicano. Dato che agisce demolendo il peptidoglicano, costituente principale della parete batterica, il lisozima agisce sui batteri; in particolare sono sensibili a questa sostanza i gram positivi ma non i gram negativi, la cui parete è formata in minima parte da peptidoglicano mentre per la maggior parte da altri composti. La risposta corretta è quindi la C.

**116** Alexander Fleming vinse il premio Nobel grazie alla scoperta della penicillina, antibiotico da lui isolato per la prima volta nel 1929; risposta B.

**117** Con criptorchidismo si intende la mancata discesa del testicolo, che rimane bloccato nell'inguine, anziché disporsi all'interno dello scroto; risposta C.

**118** Attualmente, la più diffusa tecnica di diagnosi prenatale è l'amniocentesi, esame del liquido amniotico prelevato durante la gravidanza, mediante puntura. L'analisi delle cellule embrionali che si trovano nel liquido prelevato e la determinazione del cariotipo permettono di individuare l'eventuale presenza di gravi anomalie congenite nel feto, come la spina bifida o la sindrome di Down. La risposta corretta è la E.

**119** I tumori sono malattie complesse, generalmente provocate da diverse concause, caratterizzate dalla presenza di masse di tessuto che si formano in seguito a processi di divisione cellulare incontrollati. Le cause dell'insorgenza dei tumori sono numerose e di solito sono coinvolti fattori genetici e fattori ambientali; in ogni caso le cellule normali si trasformano in cellule tumorali in seguito ad alterazioni genetiche che colpiscono il controllo del ciclo cellulare; le alternative C, D ed E sono quindi errate. I tumori colpiscono prevalentemente dopo i 60 anni, però diverse forme interessano anche i giovani; anche la risposta B è quindi da scartare. L'alternativa corretta è la A, infatti in rari casi ben definiti si comportano come malattie ereditarie.

**120** Un'infezione fungina è denominata micosi; risposta E. La radice della parola micosi deriva dal greco *myches*, che significa fungo: la disciplina che studia i funghi si chiama infatti *micologia*.

PARTE SECONDA

parte terza

# CHIMICA

# Quesiti

1 **Il numero dei neutroni in un atomo è sempre:**

A pari al numero degli elettroni
B pari al numero dei protoni
C pari alla differenza tra il numero dei protoni e il numero degli elettroni
D pari alla differenza tra numero di massa e numero atomico
E pari al numero di massa

2 **Qual è il numero di massa di un atomo formato da 13 protoni, 14 neutroni e 10 elettroni?**

A 13
B 27
C 37
D 23
E 24

3 **Quale carica ha un sistema formato da 7 protoni, 7 neutroni e 6 elettroni?**

A – 6
B – 1
C 0
D + 1
E + 7

4 **Il numero atomico del calcio è 20. Qual è il numero totale di elettroni dello ione $Ca^{2+}$?**

A 40
B 20
C 18
D 22
E 21

5 **L'atomo di un elemento e un suo ione positivo differiscono nel numero:**

A di elettroni
B di massa
C atomico
D di protoni
E di neutroni

CHIMICA

**6** **Il numero quantico secondario, essendo *n* il numero quantico principale, può assumere tutti i valori compresi tra:**

A 0 ed $n-1$, zero escluso ed $n-1$ incluso

B 0 ed $n-1$, zero incluso ed $n-1$ escluso

C $n-1$ ed $n+1$

D 0 ed $n-1$, zero incluso ed $n-1$ incluso

E $n+1$ ed $n+3$

**7** **Se un atomo ha numero atomico uguale a 15, gli elettroni presenti nel livello esterno sono:**

A 8

B 17

C 2

D 5

E 10

**8** **La configurazione elettronica del cloro (Z = 17) è la seguente:**

A $1s^2\ 2s^2\ 2p^3\ 3s^2\ 3p^3\ 3d^5$

B $1s^2\ 2s^3\ 2s^2\ 2p^3\ 3s^2\ 3p^5$

C $1s^2\ 2s^2\ 2p^3\ 3s^2\ 3p^7$

D $1s^2\ 2s^2\ 2p^3\ 3s^2\ 4s^2\ 3p^3$

E $1s^2\ 2s^2\ 2p^6\ 3s^2\ 3p^5$

PARTE TERZA

**9** **Gli alogeni:**

A hanno la tendenza ad acquistare un elettrone

B hanno la tendenza a perdere gli elettroni più esterni

C hanno la tendenza a formare ioni positivi

D sono gas nobili

E sono elementi del primo gruppo della tavola periodica

**10** **L'energia necessaria per trasformare il sodio, Na, in $Na^+$ è pari:**

A al potenziale di ionizzazione

B all'energia di legame

C all'energia interna

D all'energia libera di ionizzazione

E a un numero di Kcal pari al numero di elettroni

**11** **Da sinistra a destra, lungo un periodo della tavola periodica:**

A aumentano il volume atomico e l'energia di ionizzazione

B aumenta l'elettronegatività mentre diminuisce il volume atomico

C diminuisce l'elettronegatività mentre aumenta il carattere metallico

D aumenta l'affinità elettronica mentre diminuisce elettronegatività

E diminuiscono l'affinità elettronica e l'energia di ionizzazione

12 **Ordinare in ordine crescente di elettronegatività i seguenti elementi: F, Fe, Na.**

A Fe < F < Na

B F < Fe < Na

C Na < Fe < F

D Na < F < Fe

E F < Na < Fe

13 **I due nuclidi $^{14}C$ e $^{14}N$ hanno in comune il numero:**

A di massa

B atomico

C di neutroni

D di elettroni

E di protoni

14 **Nel nuclide:**

$$^{60}_{27}Co$$

**il numero di neutroni è:**

A 27 B 30 C 33 D 60 E 87

15 **Quale delle seguenti affermazioni sull'ossigeno è ERRATA?**

A L'ossigeno ha comportamento semimetallico

B L'ossigeno ha Z = 8

C L'ossigeno ha 3 isotopi

D L'ossigeno allo stato elementare è sotto forma di molecole biatomiche

E L'ossigeno ha massa media pari a circa 16 u.m.a.

16 **Tra le seguenti affermazioni riguardanti il numero atomico (Z) del $^{12}C$, individuare quella FALSA.**

A È numericamente uguale al numero dei neutroni del $^{12}C$

B È numericamente uguale al numero degli elettroni del $^{12}C$

C È uguale alla metà del suo numero di massa (A)

D È uguale al numero atomico del $^{14}C$

E È dato dalla media ponderata delle masse di tutti gli isotopi del C

17 **Assumendo che i pesi atomici relativi dell'idrogeno (H), del carbonio (C) e dell'ossigeno (O) valgano rispettivamente 1,12 e 16, il peso molecolare del composto $H_2CO_3$ è:**

A 48

B 6

C 29

D 58

E 62

CHIMICA

**18** **In una mole di ossigeno molecolare sono contenuti:**

A $6{,}023 \times 10^{23}$ atomi di ossigeno

B $6{,}023 \times 10^{-23}$ molecole di ossigeno

C $12{,}046 \times 10^{23}$ moli di ossigeno molecolare

D $12{,}046 \times 10^{23}$ atomi di ossigeno

E $6{,}023 \times 10^{46}$ atomi di ossigeno

**19** **Quanti atomi sono contenuti in mezza mole di fosforo? (Z = 15 e A = 31).**

A 6,02

B $6{,}02 \times 10^{23}$

C 15

D $3{,}01 \times 10^{23}$

E $31 \times 6{,}02 \times 10^{23}$

**20** **Quanti grammi pesano 2 moli di acqua?**

A 2

B 8

C 18

D 36

E 24

**21** **Quanto pesa una mole di boro (numero di massa 11, numero atomico 5)?**

A 11 g

B Una quantità in g pari al numero di Avogadro

C 5 g

D 11 kg

E 16 g

**22** **Ci sono più atomi in 1 g di alluminio, Al (PA = 27), o in 1 g di piombo, Pb (PA = 207)?**

A Dipende dalle condizioni di temperatura e pressione

B Il numero di atomi è lo stesso dato che i grammi sono gli stessi

C Ci sono più atomi in 1 g di Pb perché ha peso atomico maggiore

D Ci sono più atomi in 1 g di Al perché ha peso atomico minore

E I dati del problema sono insufficienti per poter dare una risposta univoca

**23** **Il volume di una mole di gas perfetto, in condizioni standard, corrisponde a:**

A 1 litro

B N (numero di Avogadro) litri

C 22,4 litri

D 0,082 litri

E dipende dalla natura del gas

**24** **Un litro di CO e un litro di $CO_2$, nelle stesse condizioni di temperatura e pressione:**

A contengono 6,02 x $10^{23}$ atomi di C
B hanno la stessa massa
C hanno la stessa densità
D contengono lo stesso numero di molecole
E hanno masse che stanno in rapporto 1:2

**25** **Tutti i legami chimici:**

A non sono mai di natura elettrostatica
B sono forze di attrazione e di repulsione
C sono forze di attrazione
D sono forze di attrazione fra elettroni e nuclei
E sono forze di attrazione tra nuclei

**26** **Un legame covalente polare è dato dalla:**

A cessione di uno o più elettroni da un atomo a un altro
B condivisione di due elettroni tra due atomi di uguale elettronegatività
C condivisione di due elettroni tra due atomi di diversa elettronegatività
D cessione da parte di un solo atomo della coppia di elettroni formanti il legame
E condivisione di un protone per ogni atomo

**27** **Nella molecola $H_2$ i due atomi di idrogeno sono uniti da un legame:**

A ionico
B covalente
C a idrogeno
D covalente polare
E dativo

**28** **Un atomo di carbonio ibridato $sp^3$ può fare al massimo:**

A 3 legami covalenti
B 4 legami covalenti
C 4 legami, di cui uno dativo
D 4 legami covalenti, di cui 2 dativi
E 1 legame

**29** **Le forze di Van der Waals:**

A si esercitano tra due ioni di carica opposta
B si esercitano tra dipoli
C si esercitano tra due ioni di carica uguale
D hanno energia di legame elevatissima
E si esercitano tra cationi metallici

**30** **Il tipo di interazione tra il polo positivo di una molecola e il polo negativo di un'altra molecola viene definito:**

A legame ionico
B interazione più/meno
C nessuna delle altre risposte è corretta
D interazione di Van der Waals
E interazione dipolo-dipolo

**31** **Quale di queste sostanze non può formare legami a idrogeno?**

A HCOOH
B $H_2O$
C HF
D $N_2$
E Possono tutte formare legami a idrogeno

**32** **Nel cristallo NaCl è presente un legame:**

A ionico
B covalente polare
C covalente
D dativo
E delocalizzato

**33** **Per quanto riguarda le caratteristiche dei seguenti alogeni: fluoro, cloro, bromo e iodio, a 1 bar e 25°C, quale delle seguenti affermazioni è vera?**

A $F_2$ e $Cl_2$ sono gas, $Br_2$ e $I_2$ sono solidi
B $F_2$ è gas, $Cl_2$ e $Br_2$ sono liquidi e $I_2$ è solido
C $F_2$ e $Cl_2$ sono gas, $Br_2$ è liquido e $I_2$ è solido
D $F_2$, $Cl_2$ e $Br_2$ sono gas e $I_2$ è liquido
E $F_2$ e $Cl_2$ sono gas, $Br_2$ e $I_2$ sono liquidi

**34** **Quale di queste sostanze, allo stato solido, è il miglior conduttore?**

A Acqua
B Diamante
C Cloruro di sodio
D Rame
E Zucchero

**35** **La formula del solfato ferrico, $Fe_2(SO_4)_3$, indica tra l'altro che nei cristalli del sale:**

A lo zolfo è legato all'ossigeno con un legame ionico
B gli ioni $SO_4^{2-}$ cristallizzano separatamente da quelli di ferro
C il rapporto fra l'elemento ferro e l'elemento zolfo è di 2 a 3
D è presente una molecola biatomica di ferro e tre di $SO_4$
E due atomi di ferro sono legati covalentemente nel reticolo

**36** **Il numero di ossidazione dello zolfo nel composto $Al_2(SO_4)_3$ è:**

A +3
B +6
C –2
D +4
E –6

**37** **Il numero di ossidazione del C in $H_2CO_3$ è:**

A – 4
B + 2
C + 6
D + 4
E – 2

**38** **La formula del bicarbonato di calcio è:**

A $CaCO_3$
B $Ca(HCO_3)_2$
C $CaHCO_3$
D $Ca_3(CO_3)_2$
E $CaCO_2$

**39** **Quale delle seguenti formule non è corretta?**

A KCl
B $CaSO_4$
C $AgSO_4$
D $CaHPO_4$
E $CaF_2$

**40** **La formula $H_2SO_3$ corrisponde a:**

A acido solforoso
B acido solfidrico
C acido solforico
D anidride solforosa
E anidride solforica

**41** **Il nome corretto di $MgCl_2$ è:**

A clorato di magnesio
B cloruro di manganese
C clorurato di manganese
D cloruro di magnesio
E ipoclorito di magnesio

**42** **Attribuire il nome al seguente composto: $Pb(HSO_4)_2$.**

A Solfato acido di piombo (II)
B Bisolfato piombico
C Solfato di piombo
D Idrogenosolfito di piombo (II)
E Solfito acido piomboso

CHIMICA

**43** **Un ossiacido si differenzia da un idracido perché:**

- **A** presenta comportamento ossidante oltre che acido
- **B** è formato solo da ossigeno e un non-metallo
- **C** è un composto ternario formato da idrogeno, ossigeno e un non-metallo
- **D** è nella sua forma non idrata
- **E** è formato da un ossido acido e da un idracido

**44** **I sali possono derivare dalla reazione tra:**

- **A** acido e anidride
- **B** due metalli
- **C** acido e non metallo
- **D** ossido e non metallo
- **E** acido e metallo

**45** **Quale delle seguenti proprietà dei reagenti viene sempre conservata durante una reazione chimica e si ritrova nei prodotti?**

- **A** Stato di aggregazione
- **B** Massa
- **C** Temperatura
- **D** Numero di ossidazione
- **E** Colore

**46** **Data la reazione:**

$$N_2 + H_2 \rightarrow NH_3$$

**i coefficienti stechiometrici sono nell'ordine:**

- **A** 1, 3, 2
- **B** 2, 1, 3
- **C** 3, 2, 1
- **D** 2, 3, 1
- **E** 1, 2, 3

**47** **I coefficienti stechiometrici della reazione:**

$$Ca(OH)_2 + H_3PO_4 \rightarrow Ca_3(PO_4)_2 + H_2O$$

**sono:**

- **A** $2 + 3 \rightarrow 2 + 6$
- **B** $3 + 2 \rightarrow 1 + 12$
- **C** $3 + 2 \rightarrow 1 + 6$
- **D** $2 + 3 \rightarrow 2 + 12$
- **E** $3 + 2 \rightarrow 2 + 3$

**48** **Se reagiscono 2 moli di acido cloridrico con 1 mole di idrossido di bario, quante moli di cloruro di bario si formano?**

A 2

B 0,5

C 3

D 1

E 6

**49** **Quando, in una reazione di ossidoriduzione, un elemento perde elettroni, si dice che il suo numero di ossidazione:**

A diminuisce

B è minore di zero

C è maggiore di zero

D aumenta di una unità

E aumenta

**50** **Nella reazione:**

$$CO_2 + H_2O \rightarrow H_2CO_3$$

**il carbonio:**

A si riduce

B si ossida

C non cambia numero di ossidazione

D cambia numero di ossidazione

E nessuna delle precedenti risposte è corretta

**51** **Data la reazione:**

$$Fe + Cu^{2+} \rightarrow Fe^{2+} + Cu$$

**si può dire che:**

A Fe è l'agente ossidante

B Fe si è ossidato

C $Cu^{2+}$ è l'agente riducente

D Fe acquista elettroni

E $Cu^{2+}$ si è ossidato

**52** **Data la seguente reazione di ossidoriduzione: $Zn + 2\ HNO_3 \rightarrow Zn(NO_3)_2 + H_2$**

A Lo zinco si ossida e l'azoto si riduce

B Lo zinco si riduce e l'idrogeno si ossida

C Lo zinco si ossida e l'idrogeno si riduce

D L'azoto si ossida e l'ossigeno si riduce

E L'idrogeno si ossida e l'ossigeno si riduce

CHIMICA

**53** **Filtrata dalle particelle solide, l'aria atmosferica è:**

A una miscela omogenea
B una miscela eterogenea
C un composto ternario
D un aerosol
E ossigeno più inquinanti vari

**54** **Quanti grammi di $CaCO_3$ si devono far reagire con acido cloridrico in eccesso per produrre una mezza mole di $CO_2$? (masse atomiche: Ca = 40; Cl = 35,5)**

A 88
B 44
C 200
D 50
E 100

**55** **Quale dei seguenti non è un sistema omogeneo?**

A Miscela acqua-vino
B Latte
C Bibita gassata
D Bronzo
E Soluzione non satura di glucosio

PARTE TERZA

**56** **Nell'acqua, solvente polare, si scioglie meglio:**

A un olio
B un grasso
C il benzene
D la benzina
E NaCl

**57** **Quale delle seguenti affermazioni riguardanti la solubilità dell'azoto è vera?**

A La solubilità dell'azoto in acqua è maggiore a 0 °C rispetto a 50 °C
B La solubilità dell'azoto in acqua è indipendente dalla temperatura
C Aumentando la pressione la solubilità dell'azoto in un liquido cala
D L'azoto è solubile in un solvente apolare ma non in acqua
E Una volta sciolto in acqua l'azoto ionizza e quindi dissocia quasi completamente

**58** **Una soluzione 2 M di NaCl (PM = 58) in acqua è formata da:**

A 232 mg di NaCl in 2 ml di soluzione
B 116 mg di NaCl in 1 litro di soluzione
C 29 g di NaCl in 1 litro di soluzione
D 2 moli di NaCl in 1 ml di acqua
E 1 mole di NaCl in 100 ml di soluzione

**59** **Una soluzione 0,1 molare si prepara sciogliendo 0,1 moli di soluto in:**

- A un chilo di solvente
- B 100 millilitri di solvente
- C un litro di solvente
- D un litro di soluzione
- E un chilo di soluzione

**60** **La molalità di una soluzione indica il numero di moli di soluto contenute in un:**

- A litro di soluzione
- B litro di solvente
- C grammo di solvente
- D grammo di soluzione
- E chilogrammo di solvente

**61** **Indicare la normalità di una soluzione di $H_2SO_4$ 1 M:**

- A 0,5
- B 1
- C 0,25
- D 0,1
- E 2

**62** **Dato il composto chimico A, di peso molecolare 50, quale tra le seguenti soluzioni, preparate sciogliendo A in acqua, contiene una maggiore quantità di A per litro di soluzione?**

- A Soluzione 1 molare
- B Soluzione al 10% peso/volume
- C Soluzione al 5% peso/volume
- D Soluzione 0,5 molale
- E Soluzione contenente 20 grammi di A per litro di soluzione

**63** **Qual è la concentrazione molare dell'acqua?**

- A 1000 M
- B 55,5 M
- C 100 M
- D 18 M
- E 40,4 M

**64** **Se 100 ml di soluzione acquosa contengono 9 g di glucosio (peso molecolare 180), la concentrazione della soluzione è:**

- A 5 molare
- B 2 molare
- C 18 molare
- D 0,5 molare
- E 180 millimolare

**65** **Una soluzione acquosa di KBr rispetto all'acqua pura ha:**

A lo stesso punto di congelamento
B lo stesso punto di ebollizione
C punto di ebollizione più alto
D volume maggiore
E punto di ebollizione più basso

**66** **La temperatura di ebollizione di una soluzione acquosa 1 molale di KCl (assumendo $K_{eb} = 0,5$) è:**

A 101 °C
B 99 °C
C 102 °C
D 100,5 °C
E 100 °C

**67** **Una soluzione è ipotonica rispetto al sangue quando:**

A la concentrazione dell'ossigeno è uguale a quella del sangue
B la concentrazione dell'idrogeno è inferiore a quella del sangue
C la pressione osmotica è uguale a quella del sangue
D la pressione osmotica è superiore a quella del sangue
E la pressione osmotica è inferiore a quella del sangue

PARTE TERZA

**68** **Quale delle seguenti soluzioni esercita la pressione osmotica maggiore, a parità di temperatura?**

A Cloruro di sodio 0,1 M
B Acido acetico 0,1 M
C Glucosio 0,1 M
D Cloruro di bario 0,1 M
E Acido formico 0,2 M

**69** **Una reazione con $\Delta G = 0$:**

A è esotermica
B è endotermica
C è all'equilibrio
D è endoergonica
E è esoergonica

**70** **Come variano le proprietà termodinamiche del sistema quando un composto si scioglie spontaneamente nell'acqua e la soluzione si riscalda?**

A L'entalpia non varia e $\Delta G$ è maggiore di zero
B $\Delta H$ e $\Delta G$ sono minori di zero
C $\Delta H$ è maggiore di zero, mentre $\Delta G$ è minore di zero
D $\Delta H$ è minore di zero e $\Delta G$ è maggiore di zero
E $\Delta H$ e $\Delta G$ sono maggiori di zero

**71** **Se una sostanza passa dallo stato liquido a quello gassoso:**

- A la sua entropia diminuisce
- B cambia il suo stato di ossidazione
- C cambia la sua massa atomica
- D la sua entropia aumenta
- E cambia la sua composizione

**72** **La velocità di una reazione chimica:**

- A è sempre indipendente dalle concentrazioni dei reagenti
- B può dipendere dalla concentrazione di uno o più reagenti
- C è determinata dal valore della costante di equilibrio della reazione
- D dipende sempre dalle concentrazioni del reagente presente in minor quantità
- E dipende dalla concentrazione di prodotti che si accumulano

**73** **Una reazione chimica ha raggiunto l'equilibrio quando:**

- A le concentrazioni dei reagenti e dei prodotti rimangono costanti
- B i reagenti si sono completamente consumati
- C le concentrazioni dei reagenti e dei prodotti si equivalgono
- D la velocità di reazione rimane costante
- E può avvenire in entrambe le direzioni

**74** **Il valore della costante di equilibrio di una reazione in fase liquida può cambiare se varia:**

- A la concentrazione dei reagenti
- B il volume di reazione
- C la velocità di formazione dei prodotti
- D la pressione
- E la temperatura

CHIMICA

**75** **I catalizzatori sono:**

- A collanti potentissimi per attaccare il ferro
- B acceleratori di reazione
- C specie di catodi
- D altro nome per gli elementi del I gruppo del sistema periodico
- E sostanze che fanno variare la *K* di equilibrio di una reazione

**76** **Gli enzimi catalizzano le reazioni chimiche. Questo significa che:**

- A le accelerano aumentando la probabilità di collisione tra i reagenti
- B forniscono energia ai reagenti
- C sottraggono energia ai reagenti
- D le rendono energeticamente possibili
- E aumentano la temperatura delle reazioni

**77 Un acido può essere definito come:**

A un composto che in acqua produce ioni $H_3O^+$

B un composto che scioglie qualsiasi metallo

C il prodotto di ossidazione di una anidride

D un prodotto altamente corrosivo

E un composto che fa aumentare il pH dell'acqua

**78 Fra gli acidi $CH_3COOH$ e HCl è più forte:**

A sono ugualmente forti perché contengono lo stesso numero di atomi di idrogeno acidi

B HCl perché in soluzione acquosa si ionizza maggiormente

C $CH_3COOH$ perché contiene più atomi di idrogeno

D $CH_3COOH$ in quanto contiene due atomi di carbonio

E HCl perché ha un peso molecolare minore

**79 Una soluzione acquosa 0,0001 M di un acido debole presenta una concentrazione di ioni $H^+$:**

A $10^{-3}$ M

B $10^{-4}$ M

C minore di $10^{-4}$ M

D maggiore di $10^{-2}$ M

E $10^{-2}$ M

**80 Un acido è detto poliprotico quando in acqua:**

A è poco dissociato

B forma più ioni $H^+$

C è molto dissociato

D può cedere più di un protone al solvente

E è costituito da un polimero

**81 Il pH è definito da:**

A $\log [H^+]$

B $-\ln [H^+]$

C $\ln [H^+]$

D $-\log [H^+]$

E $\log [OH^-]$

**82 In una soluzione che ha pH = 7, la concentrazione molare di ioni $OH^-$ è:**

A $10^{-7}$

B $10^{-14}$

C 7

D 14

E $10^7$

PARTE TERZA

**83 In una soluzione acquosa basica si ha che:**

A $[H_3O^+] > 7$

B $[OH^-] > 7$

C $[H_3O^+] = [OH^-]$

D $[H_3O^+] > [OH^-]$

E $[H_3O^+] < [OH^-]$

**84 Se in una soluzione acquosa la concentrazione degli ioni ossidrile è $10^{-3}$ moli/litro, la concentrazione degli ioni idrogeno deve essere:**

A $10^{-5}$ moli/litro

B $10^{-3}$ moli/litro

C $10^{-11}$ moli/litro

D $10^{-4}$ moli/litro

E $10^{4}$ moli/litro

**85 Il pH di una soluzione 0,1 M di NaOH è:**

A 1

B 13

C 7

D 5

E 8

**86 Qual è il pH di una soluzione 0,1 M di HCl?**

A 0

B 0,1

C 1,0

D 2

E 0,2

**87 Quale tra queste soluzioni ha pH = 3?**

A Acido acetico 0,001 M

B Acido solforico 0,001 M

C Ammoniaca 0,001 M

D Acido cloridrico 0,001 M

E Nessuna

CHIMICA

88 **In che rapporto deve essere diluita una soluzione acquosa di un acido forte affinché il pH passi da 4 a 5?**

A 1: 1

B 1: 9

C 1: 10

D 4: 5

E 5: 4

89 **Il pH di una soluzione di un sale in acqua:**

A è sempre uguale a 7

B è sempre minore di 7

C è sempre maggiore di 7

D è sempre uguale a 3

E dipende dalla natura chimica del sale

90 **Nella titolazione di HCl con NaOH, il punto di equivalenza si raggiunge a:**

A pH = 7

B pH = 2

C pH > 7

D pH < 7

E pH = 14

91 **Per neutralizzare a solfato di sodio l'acido solforico (PM = 98) contenuto in 100 ml di una soluzione 0,1 molare è necessaria una quantità di idrossido di sodio (PM = 40) pari a:**

A 0,01 moli

B 4 grammi

C 0,02 moli

D 19 grammi

E 9,8 grammi

92 **Che cos'è una soluzione tampone?**

A Una soluzione igroscopica (che assorbe acqua)

B Una soluzione con una elevata capacità termica

C Una soluzione che mantiene inalterato il valore del pH per aggiunta di acidi o di basi

D Una soluzione che mantiene inalterata la sua concentrazione

E Una soluzione con pH = 7

**93** **Individuare la parola da scartare perché NON può essere riferita agli alcheni:**

A paraffina

B ibridazione $sp^2$

C insaturo

D doppio legame

E etilene

**94** **Gli idrocarburi aromatici sono:**

A tutti quelli, lineari e ciclici, che sono molto volatili e danno quindi vapore anche a temperatura ambiente

B tutti quelli il cui vapore non è pungente, non è tossico e ha odore gradevole

C quelli ciclici che possiedono ben definiti doppietti elettronici non impegnati in legami e con carattere basico

D quelli ciclici, con particolare struttura elettronica diffusa, a nuvola, che interessa tutto l'anello ed il cui esempio più noto è il benzene

E tutti quelli ciclici

**95** **I seguenti composti chimici contengono tutti almeno un doppio legame. Quale ne contiene 2?**

A 2-butene

B Acetone

C Acido $\alpha$-cheto propanoico (acido piruvico)

D Ciclopentene

E Formaldeide

**96** **Nelle molecole organiche:**

A è sempre possibile individuare un composto dalla sua formula bruta

B non sempre è possibile individuare un composto dalla sua formula bruta, perché esistono molecole diverse che hanno la stessa formula bruta

C per molte strutture non è possibile scrivere una formula bruta

D non è possibile individuare un composto dalla sua formula bruta solo nel caso dei composti ciclici

E non è possibile individuare un composto dalla sua formula bruta solo nel caso dei polimeri ramificati

**97** **Il gruppo funzionale –COOH è presente in tutte le molecole dette:**

A aldeidi

B idrocarburi

C chetoni

D acidi carbossilici

E eteri

**98** **Un atomo di carbonio viene definito secondario quando:**

A è legato ad altri due atomi di carbonio

B è il secondo della catena carboniosa

C fa parte della molecola di una ammina secondaria

D è ibridato $sp^2$

E presenta due valenze invece di quattro

**99** **L'ossidazione parziale di un alcol secondario porta a:**

A un chetone

B un'aldeide

C un diolo

D un acido carbossilico

E $CO_2$

**100** **Gli idrocarburi insaturi contengono sempre:**

A atomi di ossigeno

B legami multipli fra carboni contigui

C anelli aromatici eterociclici

D gruppi carbonilici intermolecolari

E legami multipli tra il carbonio 1 e il carbonio 2

PARTE TERZA

**101** **Il glicerolo (o glicerina) è:**

A un grasso

B un polialcol

C una base

D un estere

E un fenolo

**102** **Essendo R e R' generici residui organici, quale dei seguenti composti è un'aldeide?**

A R–COOH

B R–COOR'

C $R–CH_2–O–CH_3$

D R–CHO

E $R–CH_2OH$

**103** **Qual è il nome sistematico (IUPAC) del composto $CH_3–CH_2–CH_2–CO–CH_3$?**

A Propinato di metile

B Metil-propiletere

C Metil-propilchetone

D 2-pentanale

E 2-pentanone

**104** **Quale delle seguenti coppie di sostanze rappresenta due isomeri?**

A Cloroformio, tetracloruro di carbonio
B Metanolo, etanolo
C Acetone, formaldeide
D Benzene, toluene
E Etanolo, dimetiletere

**105** **Quale delle seguenti reazioni porta alla formazione di ammidi?**

A Alcol + alcol
B Chetone + alcol
C Ammoniaca + alogenoalcano
D Ammoniaca + aldeide
E Ammoniaca + acido carbossilico

**106** **Da quali elementi è costituita la molecola di glicogeno?**

A Carbonio + idrogeno + ossigeno
B Carbonio + idrogeno
C Carbonio + idrogeno + ossigeno + fosforo
D Carbonio + idrogeno + fosforo
E Carbonio + idrogeno + azoto

**107** **Il fruttosio ($C_6H_{12}O_6$) è:**

A un poliidrossichetone
B una poliidrossialdeide
C un aldoesoso
D un aldopentoso
E un idrocarburo

**108** **Nella molecola di un amminoacido sono contenute almeno le seguenti specie atomiche:**

A carbonio e azoto
B azoto e ossigeno
C carbonio, azoto e ossigeno
D carbonio, idrogeno, azoto e ossigeno
E carbonio, idrogeno e azoto

**109** **Quale dei seguenti composti è una proteina?**

A $C_{12}H_{22}O_{11}$
B $C_6H_2O_6$
C $C_{708}H_{1130}O_{224}N_{180}S_4P_4$
D $(C_6H_{10}O_5)_n$
E $C_{17}H_{35}COOH$

**110** **L'urea è un composto azotato. Pertanto non può derivare dal metabolismo di:**

- A peptidi
- B polisaccaridi
- C polipeptidi
- D glicoproteine
- E amminoacidi

PARTE TERZA

# Soluzioni e commenti

1 I neutroni sono particelle subatomiche contenute nel nucleo dell'atomo insieme ai protoni. Dato che il numero di massa (A) rappresenta la somma dei protoni e dei neutroni presenti nel nucleo, mentre il numero atomico (Z) corrisponde al numero dei protoni, il numero di neutroni si può ricavare semplicemente calcolando la differenza tra numero di massa e numero atomico; risposta **D**.

2 Come si è già visto, il numero di massa corrisponde alla somma dei protoni e dei neutroni. Un atomo formato da 13 protoni, 14 neutroni e 10 elettroni ha pertanto numero di massa A = 27; risposta **B**.

3 Un sistema formato da 7 protoni, 7 neutroni e 6 elettroni ha una carica positiva in più rispetto al numero delle cariche negative, quindi avrà carica netta +1; risposta **D**.

4 Un atomo neutro di calcio possiede 20 protoni e 20 elettroni. Il Ca neutro si trasforma in ione $Ca^{2+}$ perdendo due elettroni. Il numero di elettroni in uno ione $Ca^{2+}$ è dunque pari a 20 – 2 = 18; risposta **C**.

5 Uno ione positivo, o catione, si forma quando un atomo perde uno o più eletttroni. L'atomo di un elemento e il suo ione positivo hanno lo stesso numero di protoni e di neutroni e quindi uguale numero atomico e numero di massa: differiscono solo per il numero di elettroni, risposta **A**.

6 Ogni orbitale è definito da tre numeri quantici:

- il numero quantico principale *n* indica la dimensione, e quindi il livello energetico, dell'orbitale; il valore di *n* è un numero intero maggiore di zero: 1, 2, 3 ecc.;
- il numero quantico secondario (o angolare) *l* indica la forma dell'orbitale e può assumere tutti i valori interi compresi fra 0 e $n - 1$;
- il numero quantico magnetico *m* indica l'orientamento dell'orbitale nello spazio e può assumere tutti i valori interi compresi fra $-l$ e $+l$.

La risposta corretta è la **D**.

7 Per rispondere al quesito è necessario ricordare quanti orbitali comprende ogni livello energetico, tenendo presente che ogni orbitale può ospitare al massimo due elettroni.

Il primo livello energetico, con $n = 1$, comprende un solo orbitale di tipo *s* (l'orbitale 1*s*). Il secondo livello, con $n = 2$, comprende l'orbitale 2*s* e i 3 orbitali 2*p*. Il primo livello quindi ospita al massimo 2 elettroni e il terzo 8 elettroni.

Il terzo livello, con $n = 3$, comprende l'orbitale 3*s*, i 3 orbitali 3*p* e i 5 orbitali 3*d*. Il terzo livello può quindi ospitare 18 elettroni.

Il quesito propone un atomo con Z = 15, in questo caso 10 elettroni trovano posto nei primi due livelli, mentre 5 si trovano nel livello esterno; risposta **D**.

8 Per rispondere al quesito è necessario ricordare le regole di riempimento degli orbitali di un atomo: ogni orbitale ospita al massimo 2 elettroni, e l'ordine di riempimento, per i primi sottolivelli energetici è il seguente:

1*s*, 2*s*, 2*p*, 3*s*, 3*p*, 4*s*, 3*d*, 4*p*

Se il cloro ha Z = 17, allo stato neutro un atomo di questo elemento possiede 17 elettroni: Distribuendo 17 elettroni negli orbitali, e ricordando che gli orbitali *p* sono 3 e quindi ospitano 6 elettroni, si ottiene la seguente configurazione elettronica:

$$1s^2, 2s^2, 2p^6, 3s^2, 3p^5$$

La risposta corretta è quindi la **E**.

---

**9** Sono chiamati alogeni gli elementi del settimo gruppo della tavola periodica. Caratterizzati da configurazione elettronica esterna $s^2p^5$, hanno una forte tendenza ad accettare un elettrone, in tal modo si trasformano in ioni monovalenti negativi e completano l'ottetto di valenza. La risposta corretta è la **A**.

---

**10** L'energia necessaria per sottrarre un elettrone a un atomo, trasformandolo in catione, è definita *potenziale di ionizzazione*; risposta **A**.

---

**11** Il volume atomico, l'energia di ionizzazione, l'elettronegatività e l'affinità elettronica sono tutte proprietà periodiche degli elementi. Procedendo da sinistra a destra lungo un periodo, l'affinità elettronica, l'energia di ionizzazione e l'elettronegatività aumentano, mentre il volume atomico diminuisce. Anche il carattere metallico diminuisce da sinistra a destra lungo un periodo; si può quindi stabilire che l'alternativa corretta è la **B**.

---

**12** Abbiamo già visto che l'elettronegatività aumenta nei periodi da sinistra a destra e diminuisce nei gruppi, dall'alto verso il basso, quindi gli elementi più elettronegativi sono quelli in alto a destra nella tavola periodica. Per rispondere correttamente al quesito, indicando l'alternativa **C**, è sufficiente ricordare che il fluoro (F) è l'elemento più elettronegativo.

---

**13** Nei simboli $^{14}C$ e $^{14}N$, il numero in alto a sinistra è il numero di massa. C e N sono due elementi diversi, quindi hanno diverso numero di protoni e diverso numero atomico (la **B** e la **E** sono errate). Dato che si tratta di atomi neutri, se hanno diverso numero di protoni è diverso anche il numero di elettroni (anche la **D** è errata). $^{14}C$ e $^{14}N$ hanno lo stesso numero di massa, quindi la risposta corretta è la **A**.

---

**14** Nel simbolo $^{60}_{27}Co$ il numero in alto (60) è il numero di massa A, cioè la somma dei protoni e dei neutroni presenti nel nucleo. Il numero in basso invece (27) è il numero atomico, Z, cioè il numero dei protoni. Quindi questo nuclide contiene 27 protoni e 33 neutroni, infatti il numero dei neutroni si ricava come differenza fra Z e A: Z – A = 60 – 27 = 33. La risposta corretta è la **C**.

---

**15** La maggior parte degli elementi chimici si presenta in natura con diversi isotopi, cioè atomi aventi lo stesso numero atomico ma diverso numero di massa perché contenenti un diverso numero di neutroni nel nucleo.
Il numero atomico (Z) dell'ossigeno è 8 e sono noti tre isotopi con numero di massa 16, 17 e 18; dato che l'isotopo $^{16}O$ rappresenta il 99,76 % degli atomi presenti in natura, la massa atomica (ricavata dalla media delle masse degli isotopi) è pari a circa 16 u.m.a. Appartiene al gruppo VI A della tavola periodica, è un non metallo, e come elemento si trova in natura sotto forma di molecole biatomiche. L'affermazione errata, risposta corretta al quesito, è la **A**.

---

**16** Per rispondere al quesito è necessario individuare l'affermazione falsa. Il nuclide $^{12}C$, ha Z = 6 e A = 12, quindi allo stato neutro è formato da un nucleo contenente 6 neutroni e 6 protoni, e da 6 elettroni disposti negli orbitali intorno al nucleo. È vero che il nu0mero atomico (Z = 6) è numericamente uguale al numero dei neutroni e a quello degli elettroni, le alternative **A** e **B** posso quindi essere escluse. Analogamente l'affermazione **C**, corretta, può essere scartata. È vero anche che il numero atomico di $^{12}C$ è uguale a quello di $^{14}C$; mentre l'affermazione falsa è la **E**: il numero atomico di un elemento è una caratteristica intrinseca dell'elemento; la media ponderata delle masse degli isotopi ci fornisce invece il numero di massa.

**17** Per calcolare il peso molecolare di un composto è necessario sommare i pesi atomici degli atomi che lo compongono, tenendo conto dei rispettivi indici:

$$PM_{H_2CO_3} = PA_H \cdot 2 + PA_C + PA_O \cdot 3 = (1 \cdot 2) + 12 + (16 \cdot 3) = 62$$

La risposta esatta è quindi la **E**.

**18** La mole è quella quantità di una data sostanza che contiene un numero di particelle (molecole, ioni o atomi) pari al numero di atomi contenuti in 12 g di $^{12}C$. Questo numero, detto numero di Avogadro, è pari a $6{,}023 \cdot 10^{23}$. Una mole di ossigeno molecolare ($O_2$) contiene $6{,}023 \cdot 10^{23}$ molecole di $O_2$ e quindi un numero doppio di atomi di ossigeno, cioè $12{,}046 \cdot 10^{23}$, che possiamo anche indicare come $1{,}205 \cdot 10^{24}$; risposta **D**.

**19** Dato che una mole di qualsiasi sostanza contiene $6{,}023 \cdot 10^{23}$ particelle, si può facilmente ricavare che mezza mole di fosforo contiene un numero di atomi pari alla metà del numero di Avogadro, cioè $3{,}011 \cdot 10^{23}$; risposta **D**.

**20** Per rispondere al quesito è necessario ricordare che il peso di una mole di qualsiasi sostanza corrisponde al peso atomico, o al peso molecolare, espresso in grammi. Approssimando a 1 il peso atomico di H e a 16 il peso atomico di O, si può dire che $PM_{H_2O} = 18$. Una mole di $H_2O$ pesa 18 g, quindi 2 moli pesano 36 g; risposta **D**.

**21** Il boro (B) ha Z = 5 e A = 11, il suo peso atomico è quindi 11 u.m.a. e una mole di boro pesa 11 g; risposta **A**.

**22** Se il peso atomico di Al è 27 e quello di Pb è 207, una mole di Al pesa 27 g mentre una mole di Pb pesa 207 g; quindi una mole di Al contiene lo stesso numero di atomi di una mole di Pb, ma la prima pesa molto meno.

1 g di Al corrisponde a $1/27$ moli di Al, mentre 1 g di Pb corrisponde a $1/207$ moli di Pb, quindi 1 g di Al contiene un numero di atomi più elevato rispetto a 1 g di Pb; risposta **D**.

**23** In condizioni standard ($T = 0$ °C e $P = 1$ atm) una mole di qualsiasi gas occupa un volume pari a 22,4 litri: la risposta corretta è quindi la **C**.

**24** Secondo la legge di Avogadro, volumi uguali di gas differenti, nelle stesse condizioni di temperatura e di pressione, contengono lo stesso numero di moli. Quindi, poiché una mole corrisponde a $6{,}02 \cdot 10^{23}$ unità (molecole, atomi, ioni ecc.) di qualsiasi sostanza, a parità di temperatura e di pressione, volumi uguali di CO e di $CO_2$ contengono lo stesso numero di molecole; risposta **E**.

**25** I legami chimici sono forze di natura elettrostatica che tengono uniti gli atomi a formare molecole, gli ioni a formare reticoli cristallini oppure si instaurano fra molecole (legami intermolecolari). La risposta esatta è la **C**.

**26** Un legame covalente consiste nella condivisione di due elettroni tra due atomi, con formazione di un orbitale molecolare in cui si vengono a trovare i due elettroni.

Quando si forma un legame covalente fra due atomi di uguale elettronegatività la nuvola elettronica dell'orbitale molecolare è ugualmente condivisa dai due atomi e il legame non è polare. Quando invece si forma un legame covalente fra due atomi di diversa elettronegatività, la diversa intensità con cui i due nuclei attraggono gli elettroni in comune fa sì che la nuvola elettronica sia asimmetrica e più densa verso l'elemento più elettronegativo. Si ha infatti un parziale trasferimento del doppietto di legame dall'atomo meno elettronegativo, che acquista una parziale carica positiva, a quello più elettronegativo, che acquista una parziale carica negativa. In questi casi si parla di *legame covalente polare* e le molecole risultanti si comportano come dipoli elettrici; risposta **C**.

**27** Dato che i due atomi costituenti la molecola $H_2$ sono uguali, la loro differenza di elettronegatività è nulla. Il legame che li unisce è di conseguenza un legame covalente puro e non polare. La risposta esatta è la **B**.

**28** La configurazione elettronica esterna del carbonio è:

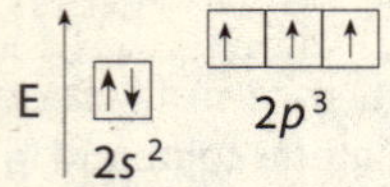


Con questa configurazione, possedendo due soli elettroni spaiati, il carbonio potrebbe formare solo due legami (tre se si considera anche il legame dativo). In realtà il carbonio può ibridarsi formando orbitali ibridi *sp*, $sp^2$ e $sp^3$. In questo caso un elettrone viene promosso dall'orbitale *s* saturo all'orbitale *p* vuoto, poi l'orbitale *s* e i 3 orbitali *p* si combinano dando origine a 4 orbitali ibridi, detti $sp^3$, diversi da quelli di partenza, e aventi uguale forma e uguale energia. Il processo può essere rappresentato schematicamente in questo modo:

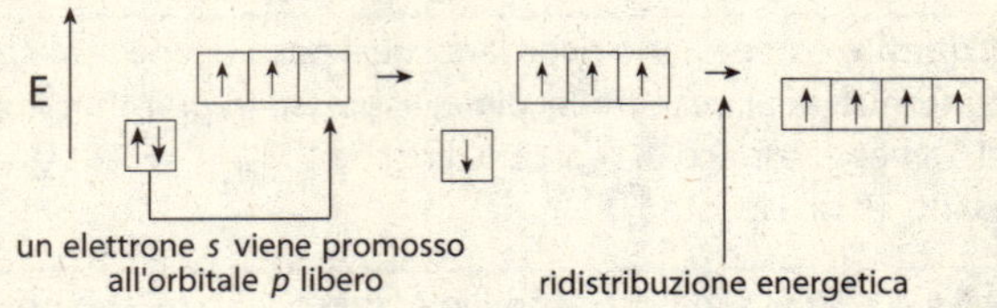


Attraverso l'ibridizzazione il carbonio ottiene quattro elettroni spaiati e può dunque formare un massimo di quattro legami covalenti; risposta **B**.

**29** Le forze di Van der Waals sono interazioni elettrostatiche deboli che si esercitano fra i *dipoli temporanei* che compaiono nelle molecole non polari.

Nelle molecole di questo tipo, infatti, a causa della grande mobilità degli elettroni di legame intorno ai due nuclei, può accadere che la nuvola elettronica sia spostata per brevissimi istanti verso una delle due estremità della molecola formando un dipolo temporaneo. Nell'istante infinitesimo della sua esistenza, il dipolo temporaneo può esercitare la sua influenza su altre molecole vicine, inducendone la polarizzazione e determinando così la formazione di *dipoli indotti*. Proprio alla presenza di questi dipoli indotti sono dovute quelle forze attrattive debolissime dette appunto forze di Van der Waals.

La risposta corretta è la **B**.



**30** L'interazione fra il polo positivo di una molecola e il polo negativo di un'altra è un legame debole definito interazione dipolo-dipolo; risposta **E**.

**31** Fra le sostanze proposte dal quesito, l'unica sostanza che non contiene idrogeno, e che dunque non può certamente formare legami a idrogeno, è $N_2$; risposta **D**.

**32** L'elettronegatività del sodio è 0,9 e quella del cloro 3,1; la differenza di elettronegatività tra cloro e sodio, pari a 2,2, è superiore a 1,7 , si può quindi stabilire che il legame che unisce i due atomi nel composto NaCl è ionico; risposta **A**.

**33** Gli elementi proposti sono alogeni, appartenenti al gruppo VII A della tavola periodica. Tutti sono presenti in natura come molecole biatomiche, ma il loro stato fisico è diverso perché le forze di Van der Waals, che si instaurano fra molecole apolari come $F_2$, $Cl_2$, $Br_2$ e $I_2$, sono tanto più intense quanto più grandi sono le molecole interessate. Il fluoro e il cloro hanno molecole più piccole e in condizioni "normali", (pressione di 1 bar e temperatura di 25 °C) si trovano allo stato gassoso; il bromo forma molecole di dimensioni maggiori e lo iodio ancora maggiori, per questo motivo il bromo ($Br_2$), in condizioni normali è un liquido e lo iodio ($I_2$) è un solido; la **C** è la risposta corretta.

**34** I materiali che meglio fungono da conduttori della corrente elettrica sono i metalli allo stato solido e le soluzioni di composti ionici. Fra le alternative proposte dal quesito, l'unico metallo è il rame; risposta **D**.

**35** La formula del solfato ferrico indica che questo sale è formato dalla combinazione dello ione solfato $SO_4^{2-}$ e dello ione ferrico $Fe^{3+}$, in proporzione 3 : 2. L'unica affermazione corretta, fra quelle proposte dal quesito, è la **C**: sono presenti 2 atomi di ferro ogni 3 atomi di zolfo.

**36** Per rispondere al quesito è necessario ricordare alcune regole che, data la formula di un composto, permettono di calcolare il numero di ossidazione (N.O.) degli atomi che compaiono nella formula stessa:

- tutte le sostanze allo stato elementare hanno numero di ossidazione nullo;
- il numero di ossidazione di uno ione monoatomico è uguale alla carica dello ione;
- la somma dei numeri di ossidazione di tutti gli atomi presenti in una molecola neutra è pari a 0, mentre in uno ione poliatomico è pari alla carica dello ione;
- il N.O. dell'idrogeno è + 1, tranne che nei composti con i metalli (idruri) in cui è – 1;
- nella maggior parte dei composti il N.O. dell'ossigeno è – 2 (tranne nei perossidi, come $H_2O_2$, in cui è –1 e in $OF_2$, in cui è +2);
- il N.O. degli elementi del gruppo I A è + 1, il N.O. degli elementi del gruppo II A è + 2, il N.O. di Al è +3.

Considerando il solfato di alluminio, $Al_2(SO_4)_3$, poiché la somma dei numeri di ossidazione degli elementi che formano questo composto deve essere pari a zero, e poiché $N.O._O = -2$, e $N.O._{Al} = +3$, sarà:

$$3 \cdot N.O._S + 2 \cdot N.O._{Al} + 12 \cdot N.O._O = 0$$

quindi:

$$N.O._S = \frac{-(12 \cdot N.O._O)-(2 \cdot N.O._{Al})}{3} = \frac{-(12 \cdot -2)-(2 \cdot 3)}{3} = \frac{24-6}{3} = +6$$

Il numero di ossidazione di S in $Al_2(SO_4)_3$ è +6; risposta **B**.

**37** Per calcolare il numero di ossidazione di C nell'acido carbonico, $H_2CO_3$, è sufficiente ricordare le regole viste al quesito precedente. Dato che $H_2CO_3$ è una molecola neutra, e sapendo che $N.O._H = +2$ e $N.O._O = -2$, sarà:

$$2 \cdot N.O._H + N.O._C + 3 \cdot N.O._O = 0$$

quindi:

$$N.O._C = -(3 \cdot N.O._O)-(2 \cdot N.O._H) = -(3 \cdot -2)-(2 \cdot 1) = 6-2 = +4$$

Il numero di ossidazione del carbonio in $H_2CO_3$ è +4; risposta **D**.

**38** Il bicarbonato di calcio (denominato anche, più correttamente, idrogenocarbonato di calcio) è un sale acido risultante dalla combinazione dello ione bicarbonato con lo ione calcio ($Ca^{2+}$). Lo ione bicarbonato deriva formalmente dalla perdita di un solo atomo di idrogeno da parte dell'acido carbonico ($H_2CO_3$), che è un acido biprotico. La formula dello ione è pertanto $HCO_3^-$.

Dato che la formula scritta deve corrispondere a un insieme elettricamente neutro e quindi il numero globale delle cariche positive deve essere uguale a quello delle cariche negative, il rapporto di combinazione tra gli ioni $Ca^{2+}$ e gli ioni $HCO_3^-$ è pari a 1:2 e la formula esatta del composto è $Ca(HCO_3)_2$; risposta **B**.

**39** Le formule proposte appartengono tutte a composti ionici, formati dalla combinazione di cationi (ioni positivi) e anioni (negativi). Per individuare la formula sbagliata è necessario ricordare che, affinché una formula risulti scritta in modo corretto, il numero globale delle cariche positive deve essere uguale a quello delle cariche negative. Questo principio non è rispettato nella formula $AgSO_4$ (risposta **C**) che è infatti il risultato della combinazione di uno ione $Ag^+$ (uno dei pochi metalli di transizione caratterizzato da un'unica carica ionica, in questo caso +1) con uno ione $SO_4^{2-}$, che deriva formalmente dalla dissociazione completa dell'acido solforico ($H_2SO_4$) e ha pertanto carica –2. L'insieme $AgSO_4$ presenta una carica negativa in eccesso rispetto alla neutralità e non è quindi neutro. La formula corretta del composto è invece $Ag_2SO_4$.

**40** Il composto proposto dal quesito, di formula $H_2SO_3$ è un *ossiacido*, non un anidride, contiene infatti idrogeno, zolfo e ossigeno, mentre un'anidride (o ossido acido) è formata semplicemente da ossigeno e da un non metallo. Si possono quindi scartare le risposte **D** ed **E**. Anche la risposta che fa riferimento all'acido solfidrico (la **B**) è errata, infatti la desinenza idrico è riferita agli idracidi, che sono acidi binari: l'acido solfidrico ha formula $H_2S$.

Nel composto $H_2SO_3$ il numero di ossidazione dello zolfo è +4, numero intermedio fra quelli possibili per questo elemento (±2, +4, +6), si tratta quindi dell'acido solforoso, mentre l'acido solforico ha formula $H_2SO_4$. La risposta esatta è la **A**.

**41** $MgCl_2$ è un composto binario formato dall'anione monovalente cloruro, $Cl^-$, e dal catione bivalente magnesio, $Mg^{2+}$. Poiché il nome di un composto binario come questo si attribuisce indicando prima il nome dello ione negativo, poi quello dello ione positivo preceduto dalla preposizione *di*, il nome corretto del composto è *cloruro di magnesio*. La risposta esatta è quindi la **D**.

**42** Il composto proposto, $Pb(HSO_4)_2$, è un sale quaternario (contenente quattro elementi chimici), formato dal catione $Pb^{2+}$ e dall'anione $HSO_4^-$, in proporzione di due ioni idrogenosolfato per ogni ione piombo. Il nome sarà quindi idrogenosolfato di piombo (II), o solfato acido di piombo (II). Risposta esatta **A**.

**43** Gli idracidi, come l'acido cloridrico HCl e l'acido fluoridrico HF, sono formati da idrogeno e un non metallo. Gli ossiacidi invece, come l'acido solforico $H_2SO_4$ o l'acido nitrico $HNO_3$, sono formati da un non metallo, ossigeno e idrogeno. La risposta corretta è la **C**.

**44** I sali sono composti ionici formalmente derivati dagli acidi per sostituzione totale o parziale degli atomi di idrogeno con uno o più cationi metallici, tanti quanti ne occorrono per neutralizzare la carica dell'anione. Secondo questa definizione un sale è formato da un catione metallico e da un anione contenente un non metallo, derivante da un acido. La più tipica reazione che porta alla formazione di un sale è quella fra un idrossido e un acido, o comunque una reazione che coinvolga una specie chimica contenente un metallo e una specie non metallica. Fra le reazioni proposte dal quesito, quella tra un acido e un metallo porta alla formazione del sale corrispondente ed è accompagnata sviluppo di idrogeno gassoso. La risposta corretta è la **E**.

**45** Una reazione chimica è un processo durante il quale si rompono e si formano legami chimici, in modo che le sostanze di partenza, dette reagenti, si trasformano in sostanze diverse, dette prodotti. Durante una reazione chimica possono cambiare lo stato di aggregazione e il colore delle specie chimiche che partecipano, può cambiare la temperatura del sistema, e il numero di ossidazione degli elementi coinvolti, mentre non cambia mai la massa totale delle sostanze partecipanti. Questo significa che la somma delle masse dei reagenti è sempre uguale alla somma delle masse dei prodotti. La risposta corretta è quindi la **B**.

**46** I *coefficienti stechiometrici* che accompagnano una reazione bilanciata indicano il numero di atomi o molecole (oppure di moli) che reagiscono e il numero di quelli che si formano. I coefficienti devono essere tali da far sì che il numero di atomi di ogni elemento sia lo stesso nei reagenti e nei prodotti.

Nella reazione proposta dal quesito ($N_2 + H_2 \rightarrow NH_3$) sono presenti nei reagenti due atomi di N e due di H, mentre nei prodotti sono presenti 3 atomi di H e uno di N. Per bilanciarla è necessario porre il coefficiente 3 davanti a $H_2$, nei reagenti, e il 2 davanti a $NH_3$, nei prodotti:

$$N_2 + 3\,H_2 \rightarrow 2\,NH_3$$

I coefficienti della reazione sono quindi, nell'ordine: 1, 3 e 2; risposta **A**.

---

**47** Per bilanciare l'equazione chimica proposta, è necessario innanzitutto osservare che tra i reagenti compare un solo gruppo fosfato (in $H_3PO_4$), mentre tra i prodotti ne compaiono due (in $Ca_3(PO_4)_2$). È dunque necessario aggiungere il coefficiente 2 davanti a $H_3PO_4$.

Si nota poi che gli atomi di calcio presenti nei prodotti sono tre, mentre nei reagenti ne compare uno solo. Si procede quindi aggiungendo il coefficiente 3 davanti alla formula $Ca(OH)_2$:

$$3\,Ca(OH)_2 + 2\,H_3PO_4 \rightarrow Ca_3(PO_4)_2 + H_2O$$

Così facendo, nei reagenti sono presenti complessivamente dodici atomi di idrogeno, mentre nei prodotti ne compaiono soltanto due (in $H_2O$). Si termina pertanto il bilanciamento aggiungendo il coefficiente 6 davanti a $H_2O$. L'equazione correttamente bilanciata è dunque:

$$3\,Ca(OH)_2 + 2\,H_3PO_4 \rightarrow Ca_3(PO_4)_2 + 6\,H_2O$$

La risposta corretta è quindi la **C**.

---

**48** La reazione cui fa riferimento il quesito coinvolge l'acido cloridrico, HCl, e l'idrossido di bario, $Ba(OH)_2$, e si forma il sale cloruro di bario, $BaCl_2$. La reazione bilanciata è rappresentata dalla seguente equazione:

$$2\,HCl + Ba(OH)_2 \rightarrow BaCl_2 + 2\,H_2O$$

Se 2 moli di HCl reagiscono con 1 mole di $Ba(OH)_2$ si forma 1 mole di $BaCl_2$; risposta **D**.

---

**49** Quando un elemento che partecipa a una reazione di ossidoriduzione perde elettroni, cioè si ossida, il suo numero di ossidazione aumenta; risposta **E**.

---

**50** Nella reazione $CO_2 + H_2O \rightarrow H_2CO_3$ il carbonio compare con numero di ossidazione +4 sia nei reagenti (in $CO_2$) sia nei prodotti (in $H_2CO_3$); questo elemento non cambia numero di ossidazione; la risposta esatta è quindi la **C**.

---

**51** La reazione proposta è una reazione di ossidoriduzione nella quale bisogna individuare la specie che si ossida e quella si riduce. Poiché nel corso della reazione il numero di ossidazione del rame passa da + 2 a 0 in seguito all'acquisto di due elettroni, il rame si riduce ed è quindi l'agente ossidante. Il numero di ossidazione del ferro passa invece da 0 a + 2 in seguito alla cessione di due elettroni: il ferro dunque si ossida ed è perciò l'agente riducente; risposta **B**.

---

**52** Nella reazione proposta, il numero di ossidazione dello zinco passa da 0, (Zn) a +2, in $Zn(NO_3)_2$; il numero di ossidazione dell'idrogeno passa da +1, in $HNO_3$, a 0 ($H_2$), mentre il numero di ossidazione dell'azoto e dell'ossigeno non cambiano: il primo è +5 sia nei reagenti che nei prodotti, mentre il secondo è –2 sia nei reagenti che nei prodotti. Si può dire quindi che lo zinco si ossida e l'idrogeno si riduce, mentre gli altri elementi che partecipano alla reazione non subiscono ossidazione né riduzione. L'alternativa corretta è quindi la **C**.

---

**53** Le miscele sono sistemi formati da più di una sostanza chimica, ognuna delle quali può essere un elemento oppure un composto. Le miscele omogenee (chiamate anche *soluzioni*) hanno la stessa composizione in ogni punto, mentre questo non accade per le miscele eterogenee, nelle quali si possono individuare diverse fasi. Sono miscele eterogenee, per esempio, le sospensioni, costituite da una fase solida dispersa in una fase liquida (come il sale nell'olio) e le emulsioni, formate da due fasi liquide non miscibili (come olio e aceto). L'aria atmosferica è una miscela di più gas in cui sono presenti polveri, pollini e altre particelle solide. Considerando anche le particelle solide l'aria è una miscela eterogenea, filtrata da queste particelle è una miscela omogenea; risposta **A**.

**54** Il quesito propone la reazione del carbonato di calcio con acido cloridrico, che produce anidride carbonica, cloruro di calcio e acqua, con i rapporti stechiometrici descritti dall'equazione chimica seguente:

$$CaCO_3 + 2\,HCl \rightarrow CO_2 + CaCl_2 + H_2O$$

Dall'equazione chimica si osserva che una mole di $CaCO_3$ reagendo con HCl produce una mole di $CO_2$. Quindi per avere 0,5 moli di $CO_2$ si dovranno far reagire 0,5 moli di $CaCO_3$. Il peso molecolare di $CaCO_3$ si ricava nel modo seguente:

$$PM_{CaCO_3} = PA_{Ca} + PA_C + PA_O \cdot 3 = 40 + 12 + (16 \cdot 3) = 100$$

Se il peso molecolare di $CaCO_3$ è 100, una mole di questo composto pesa 100 g e 0,5 moli corrispondono a 50 g; risposta **D**.

**55** Il vino è una soluzione acquosa contenente principalmente alcol etilico e zuccheri, quindi è solubile in acqua e la miscela acqua-vino rappresenta un sistema omogeneo; la risposta **A** è errata. Una bibita gassata contiene $CO_2$ in soluzione, si tratta cioè di una soluzione di un gas in un liquido, anche questo è un sistema omogeneo e la **C** è errata. Le soluzioni sono sistemi omogenei, quindi la **E** può essere scartata e anche la **D**, infatti il bronzo è una lega metallica, cioè una soluzione solida, costituita da rame e stagno. La risposta corretta è la **B**, infatti il latte è un'emulsione acquosa complessa, contenente grassi, proteine, zuccheri e sali minerali.

**56** Le sostanze polari (come l'alcol etilico) oppure ioniche (come il sale da cucina) sono solubili nei solventi polari, mentre le sostanze apolari (come gli idrocarburi e i grassi) si sciolgono nei solventi apolari. Fra quelle proposte dal quesito, la sostanza che si scioglie meglio in acqua è il sale da cucina, NaCl; risposta **E**.

**57** La solubilità di un gas in un liquido è direttamente proporzionale alla pressione parziale del gas e inversamente proporzionale alla temperatura. La risposta corretta è quindi la **A**.

**58** La molarità, indicata con M, è una delle principali modalità utilizzate per indicare la concentrazione di una soluzione; in particolare indica il numero di moli di soluto contenute in 1 litro di soluzione. Una soluzione 2 M di NaCl, sale con PM = 58, contiene 2 moli per litro di soluzione, cioè 116 g di NaCl per litro di soluzione. Si deduce che l'alternativa corretta è la **A**: 116 g in 2 litri equivale a dire 232 mg in 2 ml.

**59** Come abbiamo appena visto, la concentrazione molare indica il numero di moli di soluto contenute in un litro di soluzione. Una soluzione 0,1 molare si prepara quindi sciogliendo 0,1 moli di soluto in un litro di soluzione; risposta esatta **D**.

**60** La *molalità* di una soluzione (da non confondere con la *molarità*) indica il numero di moli di soluto contenuto in un chilogrammo di solvente; risposta **E**.

**61** La *normalità* (N) di una soluzione indica il numero di *equivalenti* di soluto presenti in un litro di soluzione. Per ricavare la normalità di una soluzione di cui sia nota la molarità (M) si applica la seguente formula:

$$N = n_{eq} \cdot M$$

dove $n_{eq}$ rappresenta il numero di *equivalenti* contenuti in una mole, cioè il numero di moli di ioni $H^+$ che una mole di acido può cedere dissociandosi.

$H_2SO_4$ è un acido *biprotico*, contenente due ioni $H^+$ dissociabili secondo la reazione globale:

$$H_2SO_4 \rightarrow SO_4^{2-} + 2\,H^+$$

Dato che, nel caso proposto $n_{eq} = 2$ e M = 1sarà: N = 2 · 1 = 2. Una soluzione di $H_2SO_4$ 1 M è 2 N; risposta **E**.

62 Dato un composto A, con PM = 50, una soluzione 1 M contiene 50 g di A in un litro di soluzione, una soluzione 0,5 molale contiene 0,5 moli di A in un kg, ma dato che il solvente è l'acqua, 1 kg si avvicina molto a 1 litro, quindi si può dire che contiene circa 25 g in un litro. Una soluzione al 5% peso/volume contiene 5 g in 100 ml, quindi 50 g in 1 litro; infine una soluzione al 10% peso/volume contiene 10 g in 100 ml, quindi 100 g in 1 litro. La soluzione che contiene la maggiore quantità del composto A per litro di soluzione è quindi la **B**.

63 La concentrazione molare dell'acqua indica le moli di acqua contenute in un litro di questa sostanza. Approssimando il peso atomico dell'ossigeno a 16 e quello dell'idrogeno a 1, risulta $PM_{H_2O} = 18$, quindi una mole di acqua pesa 18 g. Poiché 1 litro d'acqua pesa 1000 g, il numero di moli di acqua contenute in questo volume si ricava nel modo seguente:

$$n = \frac{1000\ g/l}{18 g/mol} = 55,5 mol/l$$

Possiamo dire che la concentrazione molare dell'acqua corrisponde a 55,5 M; risposta **B**.

64 Dato che il glucosio ha PM = 180 il numero di moli (*n*) cui corrispondono 9 g (*m*) di glucosio si ricava tramite la formula $n = m/PM$, da cui:

$$n = 9\ g : 180\ g/mol = 0,05\ mol$$

Se 100 ml di una soluzione acquosa contengono 9 g di glucosio, ne contengono 0,05 moli; 1 litro di questa soluzione contiene 0,5 moli di glucosio, si può quindi dire che si tratta di una soluzione 0,5 M; risposta **D**.

65 Quando si aggiunge un soluto all'acqua pura, si determinano alcuni effetti che sono indipendenti dalla natura chimica del soluto, ma dipendono solo dal numero di particelle presenti in soluzione. Questi effetti, detti *proprietà colligative delle soluzioni*, sono:

- innalzamento della temperatura di ebollizione;
- abbassamento della temperatura di congelamento;
- comparsa di una pressione osmotica.

Una soluzione di KBr, rispetto all'acqua pura, ha punto di congelamento più basso e punto di ebollizione più alto, la risposta corretta è quindi la **C**.

66 L'aggiunta di un soluto non volatile a un solvente dà luogo a una soluzione con punto di ebollizione maggiore rispetto al solvente puro (fenomeno noto come *innalzamento ebullioscopico*). L'entità dell'innalzamento è proporzionale alla concentrazione molale (m) della soluzione secondo la relazione:

$$T_{eb}\ \text{soluzione} - T_{eb}\ \text{solvente} = \Delta T_{eb} = K_{eb} \cdot m$$

dove $K_{eb}$ è la *costante ebullioscopica molale* specifica del solvente.

Se il soluto è un elettrolita, dato che si dissocia in ioni, il suo effetto sulle proprietà colligative sarà maggiore, perché ogni mole di soluto darà origine a 2, 3, o più moli di particelle, a seconda della formula del soluto stesso. In questo caso è quindi necessario considerare il numero di particelle in cui l'elettrolita si dissocia, introducendo nella formula il *coefficiente di Van't Hoff* (*i*), dove *i* = numero di ioni in cui l'elettrolita è dissociato. Nel caso in cui il soluto sia un elettrolita, l'innalzamento ebullioscopico ($\Delta T_{eb}$) si calcola quindi tramite la formula seguente:

$$\Delta T_{eb} = K_{eb} \cdot m \cdot i$$

Nel caso proposto dal quesito $K_{eb} = 0,5$, m = 1 e $i = 2$; avremo quindi:

$$\Delta T_{eb} = K_{eb} \cdot m \cdot i = 0,5 \cdot 1 \cdot 2 = 1$$

L'innalzamento ebullioscopico della soluzione considerata è pari a 1 °C, questa soluzione quindi bolle a 101 °C; risposta **A**.

**67** Una soluzione contenente un soluto non volatile manifesta, rispetto al solvente puro, una certa pressione osmotica. Questo significa che, se la soluzione e il solvente puro sono posti in un recipiente, separati da una membrana semipermeabile, l'acqua tende a passare dal comparto contenente acqua pura a quello contenente la soluzione. La pressione osmotica corrisponde alla pressione che è necessario esercitare per impedire questo spostamento di solvente e dipende esclusivamente dal numero di particelle in soluzione. Una soluzione è detta isotonica rispetto a un'altra se ha la stessa pressione osmotica, è detta ipotonica se ha pressione osmotica minore e ipertonica se ha pressione osmotica maggiore.

Una soluzione è ipotonica rispetto al sangue quando la sua pressione osmotica è minore di quella del sangue; risposta **E**.

**68** La pressione osmotica di una soluzione ($\pi$) è proporzionale al numero di particelle presenti in soluzione, secondo la formula:

$$\pi = M \cdot RT$$

dove M è la concentrazione molare, R la costante dei gas e $T$ la temperatura assoluta.

La formula appena vista è valida quando il soluto non è un elettrolita; se invece è un elettrolita, e in soluzione si dissocia in ioni, è necessario usare la formula seguente:

$$\pi = M \cdot RT \cdot i$$

dove $i$ è un coefficiente che rappresenta il numero di ioni in cui si dissocia il composto considerato.

Per individuare, fra quelle proposte, la soluzione che esercita la maggior pressione osmotica, considerato che il fattore $RT$ è costante, è sufficiente confrontare il valore che si ottiene moltiplicando la concentrazione molare di ogni soluzione per il valore di $i$.

Il cloruro di sodio (NaCl) è un elettrolita forte e in soluzione si dissocia secondo la reazione:

$$NaCl \rightarrow Na^+ + Cl^-$$

liberando complessivamente due ioni. In questo caso, quindi $i = 2$ e dunque:

$$\pi = 0,1 \cdot RT \cdot 2 = RT \cdot 0,2$$

L'acido acetico è un acido debole e si dissocia solo parzialmente, quindi il valore di $i$ sarà di poco superiore a 1 e in una sua soluzione 0,1 M avremo:

$$\pi \approx RT \cdot 0,1$$

Il glucosio non è un elettrolita, quindi per una sua soluzione 0,1 M avremo:

$$\pi = RT \cdot 0,1$$

Il cloruro di bario ($BaCl_2$) in soluzione si dissocia invece nel modo seguente:

$$BaCl_2 \rightarrow Ba^{2+} + 2\,Cl^-$$

liberando complessivamente tre ioni. In questo caso si ha quindi $i = 3$ e dunque, in una sua soluzione 0,1 M avremo:

$$\pi = 0,1 \cdot RT \cdot 3 = RT \cdot 0,3$$

L'acido formico è un acido debole e si dissocia solo parzialmente, quindi il valore di $i$ sarà di poco superiore a 1 e in una sua soluzione 0,2 M avremo:

$$\pi \approx RT \cdot 0,2$$

La soluzione che esercita la maggiore pressione osmotica è dunque quella di $BaCl_2$; risposta **D**.

**69** $\Delta G$ indica la variazione di energia libera di un sistema chimico quando si svolge una reazione. In una reazione in cui $\Delta G$ è positivo l'energia libera dei prodotti è maggiore dell'energia libera dei reagenti e la reazione non è spontanea. Una reazione con $\Delta G$ negativo è invece spontanea, mentre una reazione con $\Delta G = 0$ è all'equilibrio. La risposta corretta è la **C**.



 

**70** Se il composto si scioglie spontaneamente, provocando un riscaldamento della soluzione, la reazione di dissoluzione è *esotermica* ed *esoergonica*. Questo significa che il contenuto termico e l'energia libera dei prodotti sono inferiori a quelli dei reagenti e quindi che sia $\Delta H$ sia $\Delta G$ sono minori di zero. La risposta corretta è pertanto la **B**.

**71** Quando una sostanza passa dallo stato liquido a quello gassoso non cambia la sua composizione, né la massa atomica, né il numero di ossidazione; le risposte **B**, **C** ed **E** si possono quindi scartare. Il passaggio dallo stato liquido a quello gassoso è accompagnato dalla rottura di legami intermolecolari, infatti le particelle di un gas sono unite da interazioni molto più deboli di quelle che uniscono fra loro le particelle che costituiscono un liquido. Le particelle che formano un gas quindi si muovono molto più liberamente e possiedono, a parità di temperatura, un'energia cinetica molto più elevata rispetto alle particelle di un liquido.

Lo stato gassoso è meno "ordinato" dello stato liquido, quindi questo passaggio di stato è accompagnato da un aumento di entropia; risposta **D**.

**72** La velocità di una reazione chimica, che si può misurare sperimentalmente determinando la diminuzione della concentrazione dei reagenti (o l'aumento della concentrazione dei prodotti) nel tempo, dipende da diversi fattori, principalmente dalla concentrazione di uno o più reagenti e dalla temperatura.
La velocità di una reazione chimica aumenta all'aumentare della concentrazione dei reagenti, secondo relazioni matematiche specifiche di ogni reazione; inoltre, aumenta sempre all'aumentare della temperatura. La risposta corretta è la **B**.

**73** Data una generica reazione chimica reversibile:

$$\alpha\,A + \beta\,B \rightleftarrows \gamma\,C + \delta\,D$$

ponendo a reagire le specie chimiche A e B la reazione procederà verso la formazione dei prodotti C e D; questo processo però non arriverà a esaurire i reagenti, perché i prodotti, una volta formati, possono reagire tra loro per riformare i reagenti. La reazione diretta e quella inversa procedono con velocità diverse fino al raggiungimento di uno stato di equilibrio; una volta raggiunto questo stato, la concentrazione dei reagenti e dei prodotti non varia nel tempo. Questo non significa che una volta raggiunto l'equilibrio non ci siano più molecole di reagenti che si trasformano in prodotti e viceversa: le concentrazioni rimangono costanti perché le velocità della reazione diretta e di quella inversa si equivalgono. La risposta corretta è la **A**.

**74** Quando una reazione raggiunge l'equilibrio, il rapporto fra il prodotto delle concentrazioni dei prodotti, ognuna elevata a una potenza pari al coefficiente stechiometrico, e il prodotto delle concentrazioni dei reagenti, ognuna elevata a una potenza pari al coefficiente stechiometrico, assume un valore costante ed è chiamato *costante di equilibrio* ($K_{eq}$). La $K_{eq}$ è una costante specifica per ogni reazione, a una data temperatura, e varia al variare della temperatura. La concentrazione dei reagenti e la velocità di formazione dei prodotti non influenzano il valore della $K_{eq}$, mentre la pressione può influenzare la $K_{eq}$ delle reazioni in fase gassosa. Si deduce che la risposta corretta è la **E**.

**75** Due particelle (atomi, molecole ecc.) reagiscono, formando un prodotto, solamente se possiedono energia almeno pari a un valore minimo, caratteristico di ogni reazione, detto *energia di attivazione* ($E_a$).

Il ruolo di un catalizzatore è di far aumentare la velocità di reazione rendendo più efficaci gli urti tra i reagenti, dando cioè modo alle particelle di reagire secondo un meccanismo diverso da quello della reazione non catalizzata e caratterizzato da un'energia di attivazione inferiore; risposta **B**.

È importante ricordare che un catalizzatore non fa variare la costante di equilibrio di una reazione e non fa avvenire una reazione non spontanea (la risposta **E** è quindi errata), può solamente modificare la velocità di una reazione energeticamente spontanea.

CHIMICA

**76** Gli enzimi, come tutti i catalizzatori, non forniscono né sottraggono energia al sistema, e neppure ne modificano la temperatura (le risposte **B**, **C** ed **E** sono quindi errate). A parità di temperatura, l'effetto di un enzima è invece quello di modificare il meccanismo di reazione in modo da aumentare la probabilità di collisione fra le particelle di reagenti, aumentando la velocità della reazione; risposta **A**.

**77** Un acido può essere altamente corrosivo e sciogliere i metalli, ma fra le definizioni proposte, l'unica applicabile a tutti gli acidi è quella di composto che in acqua produce ioni $H_3O^+$; risposta **A**.

**78** Fra i due acidi proposti dal quesito, acido acetico ($CH_3COOH$) e acido cloridrico (HCl), il più forte è il secondo, perché in soluzione acquosa si ionizza maggiormente. Risposta **B**.

**79** Un acido debole, in soluzione acquosa, reagisce solo in parte con $H_2O$, quindi per conoscere la concentrazione di ioni $H^+$ all'equilibrio è necessario conoscere il valore della costante di dissociazione acida ($K_a$), che indica in che misura un dato acido tende a dissociarsi. In ogni caso la concentrazione di ioni $H^+$ in una soluzione di un acido debole è inferiore alla concentrazione iniziale dell'acido.

Nel caso proposto dal quesito, una soluzione acquosa di un acido debole 0,0001 M ($10^{-4}$ M), presenterà quindi una concentrazione di ioni $H^+$ minore di $10^{-4}$ M; risposta **C**.

**80** Un acido è detto poliprotico quando può cedere più di uno ione $H^+$, alla molecola $H_2O$. La molecola dell'acido solforico, per esempio, $H_2SO_4$, contiene due atomi di H che in soluzione acquosa possono essere ceduti come ioni $H^+$, in due passaggi successivi:

$$H_2SO_4 + H_2O \rightarrow HSO_4^- + H_3O^+ \qquad HSO_4^- + H_2O \rightarrow SO_4^{2-} + H_3O^+$$

La risposta corretta è la **D**.

**81** Il pH rappresenta il logaritmo decimale negativo della concentrazione molare degli ioni $H_3O^+$, per cui:

$$pH = -\text{Log}\,[H_3O^+]$$

È importante ricordare che, per semplicità, gli ioni $H_3O^+$ vengono spesso indicati come $H^+$, quindi le due notazioni possono essere considerate equivalenti. In base alle proprietà dei logaritmi:

$$-\text{Log}\,[H_3O^+] = \text{Log}\,1/[H_3O^+]$$

La risposta corretta è dunque la **D**.

**82** Definendo il pOH come l'inverso del logaritmo della concentrazione di ioni $OH^-$, in qualsiasi soluzione acquosa si ha:

$$pH + pOH = 14$$

In una soluzione nella quale pH = 7, si ha pOH = 14 – pH = 7.

Dato che: $pOH = -\text{Log}\,[OH^-]$

sarà: $[OH^-] = 10^{-pOH} = 10^{-7}$ M

In una soluzione in cui pH = 7 quindi la concentrazione degli ioni $OH^-$ è $10^{-7}$ M; risposta **A**.

**83** In qualsiasi soluzione acquosa (con $T = 25$ °C), il prodotto fra la concentrazione degli ioni $H_3O^+$ e la concentrazione degli ioni $OH^-$, detto *prodotto ionico dell'acqua* ($K_w$), è costante e pari a:

$$K_w = [H_3O^+] \cdot [OH^-] = 10^{-14}$$

Con pH = 7 si ha: $[H_3O^+] = [OH^-] = 10^{-7}$.

In una soluzione basica, invece, pH > 7 e $[H_3O^+] < [OH^-] < 10^{-7}$.

La risposta corretta è quindi la **E**.

PARTE TERZA

 

**84** Abbiamo appena visto che:

$$K_w = [H_3O^+] \cdot [OH^-] = 10^{-14}$$

Se in una soluzione acquosa $[OH^-] = 10^{-3}$ mol/l avremo

$$[H_3O^+] = K_w/[OH^-] = 10^{-14}/10^{-3} \text{ mol/l} = 10^{-11} \text{ mol/l}$$

Nella soluzione proposta la concentrazione degli ioni idrogeno è pari a $10^{-11}$ mol/l; risposta **C**.

---

**85** NaOH (idrossido di sodio) è una base forte e in acqua si dissocia completamente secondo la reazione:

$$NaOH \rightarrow Na^+ + OH^-$$

La concentrazione di ioni $OH^-$ in una soluzione di NaOH è pari alla concentrazione della base, nel caso proposto dal quesito tale concentrazione sarà quindi pari a 0,1 M, o $10^{-1}$ M.

La concentrazione di ioni $OH^-$ può essere espressa dal pOH, definito come l'inverso del logaritmo della concentrazione di ioni $OH^-$. Nella soluzione proposta il pOH sarà:

$$pOH = -\text{Log}\,[OH^-] = -\text{Log}\,10^{-1} = 1$$

Dato che in qualsiasi soluzione acquosa:

$$pH + pOH = 14$$

Il pH della soluzione proposta sarà:

$$pH = 14 - pOH = 14 - 1 = 13$$

Una soluzione 0,1 M di NaOH ha pH = 13; risposta **B**.

---

**86** Per rispondere al quesito è necessario ricordare che il pH è l'inverso del logaritmo della concentrazione di ioni $H_3O^+$:

$$pH = -\text{Log}\,[H_3O^+]$$

e che HCl è un acido forte monoprotico. Come tutti gli acidi forti, HCl in soluzione acquosa reagisce completamente con $H_2O$, secondo la reazione:

$$HCl + H_2O \rightarrow Cl^- + H_3O^+$$

La concentrazione degli ioni $H_3O^+$ nella soluzione sarà dunque pari alla concentrazione iniziale dell'acido ($C_A$):

$$pH = -\text{Log}\,[H_3O^+] = -\text{Log}\,C_A$$

Dato che, nel caso proposto dal quesito, $C_A = 0{,}1\text{ M} = 10^{-1}$ M, sarà:

$$pH = -\text{Log}\,C_A = -\text{Log}\,10^{-1} = 1$$

Una soluzione di HCl 0,1 M ha pH = 1; risposta **C**.

In generale si può quindi dire che una soluzione di acido forte monoprotico $10^{-1}$ M ha pH = 1, $10^{-2}$ M ha pH = 2, e così via.

---

**87** Per rispondere al quesito si può innanzitutto scartare la risposta **C**, infatti l'ammoniaca è una base debole e una sua soluzione acquosa ha sempre pH > 7.

A questo punto è necessario tenere presente che mentre gli acidi deboli in soluzione acquosa si dissociano solo in parte, gli acidi forti si dissociano completamente. Si ricordi ora che gli acidi poliprotici, contenenti più di un atomo di H, in soluzione acquosa liberano tante moli di ioni $H^+$ quanti sono gli H nella molecola.

CHIMICA

Considerando gli acidi proposti dal quesito, si avranno quindi le seguenti reazioni:

- acido acetico (debole): $CH_3COOH \rightleftarrows CH_3COO^- + H^+$
- acido cloridrico (forte): $HCl \rightarrow Cl^- + H^+$
- acido solforico (forte): $H_2SO_4 \rightarrow SO_4^- + 2\,H^+$

Nella soluzione di acido cloridrico la concentrazione di ioni $H^+$ sarà pari alla concentrazione iniziale dell'acido, cioè 0,001 M (o $10^{-3}$ M). Nella soluzione di acido solforico la concentrazione di ioni $H^+$ sarà pari al doppio della concentrazione iniziale, cioè $2 \cdot 10^{-3}$ M. Nella soluzione di acido acetico, infine, essendo questo un acido debole, la concentrazione di ioni $H^+$ sarà minore della concentrazione iniziale dell'acido, cioè $< 10^{-3}$ M.

Dato che pH = – Log $[H^+]$, sarà:

- per la soluzione di acido acetico: pH > 3
- per la soluzione di acido cloridrico: pH = – Log $10^{-3}$ = 3
- per la soluzione di acido solforico:pH < 3; (Log $(2 \cdot 10^{-3})$ = 2,7)

La risposta corretta è quindi la **D**.

---

**88** Dato che: pH = – Log $[H^+]$ e che la scala del pH è una scala logaritmica, l'aumento di un'unità del valore del pH corrisponde a una diminuzione di un fattore 10 della concentrazione degli ioni $H^+$. In una soluzione con pH = 4, la concentrazione degli ioni $H^+$ è quindi 10 volte superiore a quella di una soluzione con pH = 5. Per far sì che il pH della soluzione data passi da 4 a 5, la concentrazione degli ioni deve diminuire di 10 volte: è necessario diluirla secondo un rapporto 1:10.

La risposta corretta è quindi la **C**.

---

**89** Un sale è un composto formato da una componente *cationica* e una *anionica*, che si può considerare derivato dalla reazione fra un acido (che fornisce l'anione) e una base (che fornisce il catione).

Il pH di una soluzione salina dipende dai sali di cui è composto, ricordando che l'acido coniugato di una base forte è un acido debolissimo, mentre l'acido coniugato di una base debole è un acido forte, e lo stesso vale per le basi coniugate di acidi forti oppure deboli. In questo modo, per esempio, il cloruro di potassio KCl, derivante dalla reazione fra HCl (acido forte) e KOH (base forte) è formato dagli ioni $Cl^-$, base coniugata di un acido forte, e $K^+$, acido coniugato di una base forte. Questi ioni non hanno attività basica né acida, quindi una soluzione acquosa di KCl ha lo stesso pH dell'acqua pura (pH = 7). La risposta corretta è la **E**.

---

**90** Il quesito riguarda la *titolazione* di un acido forte (HCl) con una base forte (NaOH). La titolazione di un acido è il procedimento che permette di stabilire la concentrazione (ignota) di una soluzione di acido aggiungendo gradualmente una soluzione di base la cui concentrazione è nota. Durante questo processo il pH aumenta, perché gli ioni $OH^-$ prodotti dalla base vanno a neutralizzare gli ioni $H^+$ prodotti dall'acido. Il *punto di equivalenza* è quello in cui la quantità di base aggiunta è esattamente uguale alla quantità di acido contenuta nella soluzione a concentrazione ignota. A questo punto, conoscendo la concentrazione della soluzione usata per titolare, e il volume aggiunto, è possibile ricavare la concentrazione dell'acido nella soluzione titolata. Al punto di equivalenza è presente lo stesso numero di equivalenti di acido e di base; è stata realizzata cioè una completa neutralizzazione dell'acido. Una reazione di questo tipo forma un sale e acqua e la soluzione risultante ha pH diverso a seconda della forza dell'acido e della base utilizzati. In questo caso, in particolare, la titolazione di HCl con NaOH produce NaCl, che non si idrolizza, quindi la soluzione risultante ha pH = 7; risposta **A**. Diversamente, quando un acido debole viene titolato con una base forte, al punto di equivalenza si ha pH > 7; quando una base debole viene titolata con acido forte, al punto di equivalenza si ha pH < 7.

**91** Per la definizione di molarità, 1 litro di una soluzione 0,1 M di acido solforico ($H_2SO_4$) contiene 0,1 moli di acido, quindi 100 ml di questa soluzione contengono 0,01 moli di acido. Se a questa soluzione viene aggiunto idrossido di sodio, che è una base forte, si verifica la seguente reazione di neutralizzazione:

$$H_2SO_4 + 2\ NaOH \rightarrow Na_2SO_4 + 2\ H_2O$$

L'equazione chimica bilanciata indica che 1 mole di $H_2SO_4$ reagisce con 2 moli di NaOH per produrre 1 mole di $Na_2SO_4$ e 2 moli di $H_2O$. Per neutralizzare 0,01 moli di $H_2SO_4$ saranno quindi necessarie 0,02 moli di NaOH; risposta **C**.

**92** Una soluzione tampone è una soluzione acquosa contenente sia un acido debole sia un suo sale con una base forte (oppure una base debole e un suo sale con un acido forte) in concentrazioni abbastanza elevate e quasi uguali.

Le soluzioni tampone hanno la proprietà di mantenere il proprio pH quasi invariato anche dopo l'aggiunta di piccole quantità di acidi o di basi anche forti; risposta **C**.

**93** Gli alcheni sono idrocarburi insaturi caratterizzati dalla presenza di almeno un doppio legame fra gli atomi di C. Il termine più semplice è l'etene, a due atomi di C, detto anche etilene; gli atomi di C che formano doppi legami sono ibridati $sp^2$. Tutti i termini proposti sono relativi a questa classe di idrocarburi tranne l'alternativa **A**, che è la risposta corretta: il termine paraffina non è riferito agli alcheni bensì agli alcani.

**94** Il gruppo degli idrocarburi aromatici comprende il *benzene* e i suoi derivati. Il benzene è un idrocarburo ciclico avente formula bruta $C_6H_6$; i sei atomi di carbonio si trovano sullo stesso piano, ai vertici di un esagono, e sono ibridati $sp^2$, ciascun atomo di carbonio possiede quindi tre orbitali ibridi $sp^2$ e un orbitale *p* puro. Dei tre orbitali ibridi, due vengono utilizzati per formare legami *s* con i due atomi di carbonio adiacenti, mentre il terzo viene impiegato per legare l'atomo di idrogeno. I sei elettroni presenti nei sei orbitali *p* sono delocalizzati in due nubi elettroniche cicliche che si trovano una sopra e l'altra sotto il piano formato dai sei atomi di carbonio. La risposta esatta è la **D**.

**95** Il 2-butene è un alchene a 4 atomi di C, con un doppio legame in posizione 2, con formula $CH_3 - CH = CH - CH_3$.

L'acetone è un chetone a 3 atomi di C, con formula:

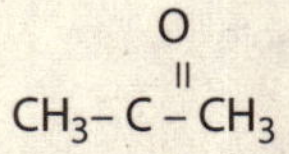

L'acido α-cheto propanoico è un acido carbossilico a 3 atomi di C, con un gruppo chetonico in posizione α, come indicato dalla formula

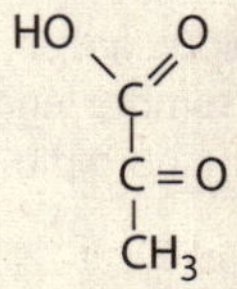

Il ciclopentene è un alchene ciclico a 5 atomi di C, che si può rappresentare con la formula

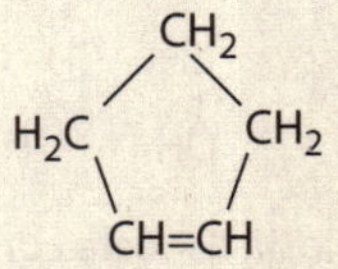

CHIMICA

La formaldeide infine, che secondo la nomenclatura IUPAC prende il nome di metanale, è la più piccola aldeide, con un solo atomo di C e la formula:

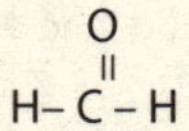

Come si può vedere dalle formule, l'unico composto che contiene due doppi legami è l'acido piruvico; risposta **C**.

---

**96** Nei composti organici è presente il fenomeno dell'isomeria di struttura, che consiste nell'esistenza di composti diversi aventi la medesima formula bruta, ma diversa formula di struttura. A titolo di esempio, il butano, la cui formula di struttura è:

$$CH_3-CH_2-CH_2-CH_3$$

e il metilpropano, la cui formula di struttura è:

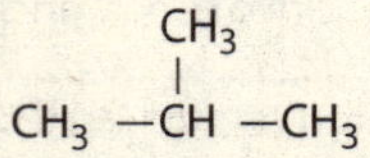

sono due isomeri di struttura aventi entrambi formula bruta $C_4H_{10}$. La risposta esatta è perciò la **B**.

---

**97** Il gruppo funzionale –COOH (detto gruppo *carbossilico*) è caratteristico degli acidi carbossilici; risposta **D**.

---

**98** Un atomo di carbonio è definito secondario quando è legato ad altri due atomi di carbonio; risposta **A**.

---

**99** Per rispondere correttamente al quesito è necessario ricordare che gli alcoli sono caratterizzati dalla presenza del gruppo ossidrilico (–OH), e che un alcol è detto *secondario* quando il gruppo ossidrilico è legato a un C secondario.

L'ossidazione parziale di un composto di questo tipo produce il corrispondente chetone; l'ossidazione del 2-propanolo, per esempio, produce il 2-propanone, o acetone:

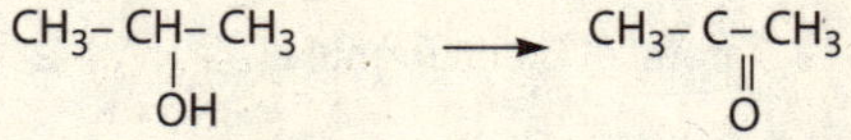

2-propanolo 2-propanone

La risposta corretta è quindi la **A**.

---

**100** Gli idrocarburi sono composti organici costituiti da due soli elementi: carbonio e idrogeno; la **A** è quindi errata.

Questi composti vengono distinti in due gruppi: *saturi* e *insaturi*. Mentre gli atomi di carbonio che formano gli idrocarburi saturi sono sempre legati tramite legami semplici, gli idrocarburi insaturi sono caratterizzati dalla presenza di uno o più legami multipli fra atomi di carbonio. La risposta corretta è quindi la **B**.

---

**101** Il glicerolo è un alcol a tre atomi di C, in cui a ogni atomo è legato un gruppo –OH, come si vede dalla formula di struttura:

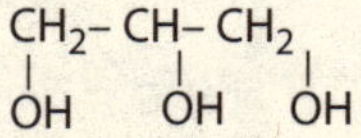

Il nome IUPAC è 1,2,3 propantriolo; la risposta corretta è la **B**.

**102** Le aldeidi contengono un gruppo carbonilico in posizione terminale. Indicando con R un generico residuo alchilico, la formula di un aldeide è quella riportata a fianco e può essere anche indicata dalla formula condensata R–CHO; risposta **D**.

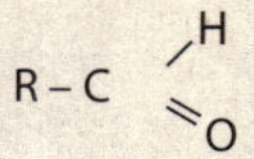


**103** Il composto $CH_3$–$CH_2$–$CH_2$–CO–$CH_3$ è formato da una catena a 5 atomi di C e contiene un gruppo carbonilico (C=O) in posizione interna alla catena. Questo gruppo funzionale è tipico dei chetoni, composti il cui nome si ricava da quello dell'idrocarburo corrispondente, aggiungendo la desinenza *-one*. Il composto proposto è un chetone che deriva dal pentano, quindi si chiamerà *pentanone*; per avere il nome corretto è necessario indicare in quale posizione si trova il gruppo carbonilico, numerando gli atomi di C della catena in modo tale il sostituente risulti legato all'atomo di C più vicino all' "origine" della catena. In questo caso il nome sarà 2-pentanone; risposta **E**.

**104** Due isomeri sono composti che hanno la stessa formula bruta ma diversa formula di struttura, o diversa disposizione degli atomi nello spazio. Cloroformio è il nome comune del triclorometano, composto di formula $CHCl_3$, che deriva dal metano ($CH_4$) quando 3 dei 4 atomi di H del metano sono sostituiti da atomi di cloro (Cl); il tetraclorometano invece, di formula $CCl_4$, deriva dalla sostituzione con cloro di tutti e 4 gli atomi di H; i due composti hanno formule brute differenti, quindi non sono isomeri. Il metanolo, $CH_3OH$, è un alcol derivato dal metano per sostituzione di un atomo di H con un gruppo –OH e ha formula bruta $CH_4O$; l'etanolo invece, $CH_3CH_2OH$, deriva dall'etano per sostituzione di un atomo di H con un gruppo –OH e ha formula bruta $C_2H_6O$; anche in questo caso si tratta di composti diversi, non isomeri. L'acetone, il più semplice chetone, è un composto a 3 atomi di C con un gruppo carbonilico in posizione centrale, il nome IUPAC è propanone, la formula di struttura condensata è $CH_3$–CO–$CH_3$ e la formula bruta $C_3H_6O$; la formaldeide è la più semplice aldeide, derivata dal metano, ha formula $CH_2O$ e il nome IUPAC è metanale. Acetone e formaldeide non sono isomeri. Il benzene, capostipite dei composti aromatici, ha formula bruta $C_6H_6$; il toluene deriva dalla sostituzione di un H del benzene con un gruppo –$CH_3$, anche in questo caso si tratta quindi di composti diversi, non isomeri. Gli eteri si ottengono da una reazione di condensazione tra due alcoli: il dimetiletere deriva dalla reazione di due molecole di metanolo, la formula di struttura condensata è $CH_3$–O–$CH_3$ e la formula bruta $C_2H_6O$. Come abbiamo già visto questa è anche la formula bruta dell'etanolo; si conclude che dimetiletere ed etanolo sono isomeri e la risposta corretta è la **E**.

**105** Un'ammide è un composto organico, di formula generale indicata sotto, che si può considerare derivato da un acido carbossilico per sostituzione del gruppo –OH del –COOH con un gruppo –$NH_2$ (gruppo amminico).

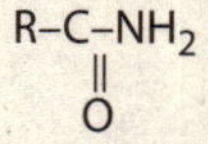


Le ammidi si ottengono per condensazione tra un acido carbossilico e ammoniaca; risposta **E**.

**106** Il glicogeno è un polimero di glucosio, cioè una molecola formata da un numero enorme di molecole di glucosio. Dato che quest'ultimo è costituito di carbonio, idrogeno e ossigeno, questi stessi elementi formano il glicogeno; risposta **A**.

**107** Il fruttosio, di cui è riportata a lato la formula di Fischer, è un monosaccaride, appartiene quindi a una classe di composti organici che possiedono un gruppo aldeidico o chetonico e diversi sostituenti ossidrilici.

Siccome il fruttosio contiene il gruppo chetonico, si può definire poliidrossichetone; risposta **A**.

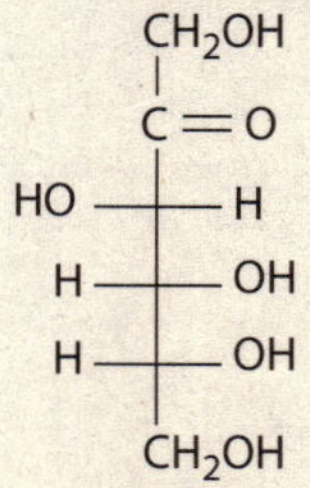

**108** Un amminoacido è un composto organico, dotato di uno scheletro idrocarburico (costituito da idrogeno e carbonio) caratterizzato dalla presenza di un gruppo carbossilico (–COOH) e un gruppo amminico (–$NH_2$). Questo tipo di composto quindi contiene sempre carbonio, idrogeno, azoto e ossigeno; risposta **D**.

**109** Le proteine sono polimeri di amminoacidi a elevato peso molecolare; sono formate da diverse decine di amminoacidi fino a diverse migliaia. Dato che ogni amminoacido contiene sempre C, H, O e N, e in alcuni casi anche S e P, ne consegue che fra le formule proposte dal quesito l'unica che può corrispondere a una proteina è la **C**.

**110** L'urea è, nei mammiferi, il prodotto finale del metabolismo dell'azoto; rappresenta cioè la principale sostanza di rifiuto che si forma in seguito all'utilizzo dei composti contenenti azoto.

Il quesito chiede di individuare da quale delle sostanze proposte NON PUÒ derivare urea; è necessario quindi individuare la sostanza che non contiene azoto.

Gli amminoacidi contengono il gruppo –$NH_2$, e così pure i peptidi e i polipeptidi che sono polimeri di amminoacidi; anche le glicoproteine contengono azoto, infatti sono proteine con una porzione glucidica.

Gli unici composti dai quali non si forma urea sono quindi i polisaccaridi; risposta **B**.

PARTE TERZA

parte quarta

# MATEMATICA

# Quesiti

1 **Quale dei seguenti numeri è divisibile per 3?**

A 241

B 1662

C 4912

D 3131

E 7777

2 **Qual è il risultato corretto della seguente operazione aritmetica?**

$$X = 23{,}45 \cdot 0{,}0123$$

A $X = 0{,}288435$

B $X = 0{,}288439$

C $X = 0{,}288438$

D $X = 0{,}288437$

E $X = 0{,}288436$

3 **La somma di due numeri irrazionali:**

A è sempre irrazionale

B può essere razionale

C è immaginaria

D è sempre razionale

E è sempre positiva

4 **La piccola Marianna sta giocando con 345 tessere di legno colorato, tutte a forma di triangolo equilatero e aventi le stesse dimensioni. Ha costruito con esse, affiancandole, il triangolo equilatero più grande possibile; quante tessere sono avanzate a Marianna?**

A 18

B 23

C 20

D 21

E 22

5 **Calcolare il M.C.D. e il m.c.m. di 45, 135 e 315.**

A 5 e 315

B 15 e 315

C 45 e 315

D 45 e 945

E 15 e 945

**6** **Disporre in ordine crescente i seguenti numeri:**

$$p = 0{,}12 \qquad q = 10^{-1} \qquad r = 27/200 \qquad s = 6/25$$

A $p, q, r, s$
B $s, r, q, p$
C $s, q, r, p$
D $q, p, s, r$
E $q, p, r, s$

**7** **Se il risultato di una divisione è negativo significa che:**

A il denominatore è maggiore del numeratore
B il numeratore è compreso tra 0 e 1 e il denominatore è maggiore di 1
C sia il numeratore che il denominatore sono negativi
D numeratore e denominatore hanno segno opposto
E non è possibile che il risultato di una divisione sia negativo

**8** **Fra i seguenti numeri reali quello che rende minima la somma del numero stesso con il suo reciproco è:**

A 1/2
B 1
C 0
D $\sqrt{2}$
E $\sqrt{3}$

**9** **Nella relazione $\frac{1}{p} + \frac{1}{q} = \frac{1}{r}$ si ponga $p = 3$ e $q = 5$; $r$ risulta uguale a:**

A 8
B 15
C $\frac{15}{8}$
D $\frac{8}{15}$
E 4

**10** **Un'infermiera deve numerare 238 provette in serie progressiva (1, 2, 3... 238). Le sono state messe a disposizione solo etichette numerate da 0 a 9.**
**Quante etichette dovrà utilizzare per portare a termine il lavoro affidatole?**

A 3
B 238
C 606
D 714
E 999

PARTE QUARTA

11 **Il 2 per mille di 4000 è:**

A l'un per mille di 8000
B 400
C l'un per mille di 2000
D 200
E il quattro per mille di 1000

12 **La classe dei numeri reali è l'insieme dei numeri:**

A razionali
B razionali e irrazionali
C irrazionali
D naturali e razionali
E nessuno dei precedenti

13 **Sia *n* un intero positivo non divisibile per 3. Dire quale delle seguenti affermazioni è vera per ogni valore di *n*.**

A Il numero 3 divide entrambi i numeri $n - 1$ e $n + 1$
B Il numero 3 divide solo il numero $n - 1$
C Il numero 3 divide solo il numero $n + 1$
D Il numero 3 divide solo il numero $n - 1$ o solo il numero $n + 1$
E Il numero 3 non divide né $n - 1$ né $n + 1$

14 **Il prodotto fra $3 \cdot 10^{-2}$ e $8 \cdot 10^{-4}$ è un numero:**

A circa uguale a $3 \cdot 10^{-2}$
B compreso fra il minore e il maggiore dei due
C maggiore di entrambi
D minore di entrambi
E circa uguale a $8 \cdot 10^{-4}$

15 **In una comunità di 5000 persone, il 5% viene colpito da una malattia infettiva che richiede il ricovero nel 50% dei casi. Quanti ricoveri si sono avuti?**

A 50
B 100
C 125
D 150
E 175

16 **Quanto vale l'espressione $1 + (-8)^{2/3}$?**

A $19/3$
B 5
C $-13/3$
D Non è definita
E $-15/3$

MATEMATICA

**17** **L'espressione $10^x$ è uguale a:**

A) 10 per $x = 0$

B) 1000 per $x = 4$

C) 1 per $x = 1$

D) 0,1 per $x = -1$

E) 0 per $x = 0$

**18** **Quanto vale l'espressione $10^3 - 10^2$ ?**

A) 10

B) $9 \cdot 10^2$

C) $9 \cdot 10$

D) $9{,}9 \cdot 10^2$

E) $10^{3/2}$

**19** **Quanto vale l'espressione $\dfrac{43^{65} \cdot (43^2)^3}{43^{-12} \cdot 43^{20}}$ ?**

A) $43^{78}$

B) $43^{-1{,}625}$

C) $43^{-43}$

D) $43^{-2}$

E) $(43^3)^{21}$

**20** **281 è tanto inferiore a 405 quanto superiore a:**

A) 137

B) 143

C) 157

D) 164

E) 179

**21** **Calcolare il M.C.D. fra i seguenti monomi:**

$$3x^2y^2z \qquad -5x^3z^2 \qquad 7y^3z^3 \qquad 15xy^4$$

A) $105x^3y^4z^3$

B) $xyz$

C) $xy^2z$

D) 1

E) $xyz^2$

PARTE QUARTA

**22** **Semplificare la seguente frazione algebrica:**

$$\frac{4a^2 - 4ab + b^2}{2ab + 2a - b^2 - b}$$

A $\frac{2 - 2a}{b}$

B $\frac{4a + 2b}{b - 1}$

C $\frac{2a - b}{b + 1}$

D $\frac{b - 2a}{b - 1}$

E $\frac{2a - b}{b - 1}$

**23** **Individuare quale delle seguenti uguaglianze è falsa:**

A $(a + b) \cdot (a - b) = a^2 - b^2$

B $(a + b) \cdot (a + b) = a^2 + b^2$

C $(a + b)^3 = a^3 + 3a^2b + 3ab^2 + b^3$

D $(a + b)^2 = a^2 + 2ab + b^2$

E $(a - b)^2 = a^2 - 2ab + b^2$

**24** **Il polinomio $x^2 - x - x + 1$ scomposto in fattori dà:**

A $(x + 1)(x - 1)$

B $(x - 1)^2$

C $x^2 - 2x + 1$

D $(x + 1)(x - 2) = (x + 1)^2$

E nessuna delle soluzioni proposte

**25** **Se $a$ e $b$ sono numeri reali diversi da 0, $\frac{a + b}{ab}$ è uguale a:**

A $\frac{1}{a} + \frac{1}{b}$

B $\frac{1}{a} \cdot \frac{1}{b}$

C $\frac{1/a}{1/b}$

D $\frac{a + b}{a - b}$

E $a - b$

MATEMATICA

**26** **L'espressione $\sqrt{\frac{a^{-3}}{a^{-2}}}$ risulta uguale a:**

A $a^{-1/2}$
B $a^{1/2}$
C $a^{-1/3}$
D $a^{2/3}$
E nessuna delle precedenti risposte è corretta

**27** **Se $a$ è negativo, $\sqrt{-a}$ è un numero:**

A reale
B immaginario
C irrazionale
D razionale
E non esiste

**28** **La radice cubica di un numero reale $x$, con $0 < x < 1$, risulta:**

A un numero reale negativo
B un numero maggiore di $x$
C un numero minore di $x$
D non essere un numero reale
E nessuna delle altre risposte è corretta

**29** **Qual è la relazione tra le radici quadrate dei numeri sotto riportati?**

$$a = (30/31)^{15} \quad b = (30/31)^{16} \quad c = (31/30)^{15} \quad d = (31/30)^{16}$$

A $a < b < c < d$
B $c < a < b < d$
C $b < a < c < d$
D $a < c < b < d$
E Nessuna delle risposte riportate

**30** **L'equazione $(1/3)\,x^2 + 5x - 7/2 = 0$ è:**

A intera
B esponenziale
C logaritmica
D frazionaria
E irrazionale

**31** **Quale espressione si ottiene per $x$ risolvendo l'equazione $ab - \frac{bc}{x} = 0$ con $a$, $b$ e $c$ numeri reali non nulli?**

A $x = bc + ab$
B $x = 1/abc$
C $x = bc - ab$
D $x = a/c$
E $x = c/a$

PARTE QUARTA

**32** **Determinare quale relazione deve sussistere tra $a$ e $b$ (reali) affinché l'equazione $ax^2 + (a - b)x - b = 0$ abbia radici reali la cui somma sia uguale a 1.**

A Non esistono radici reali
B $a$ e $b$ qualunque
C $b - 2a = 0$
D $b - 2a > 0$
E Nessuna delle precedenti risposte è corretta

**33** **Il sistema di due equazioni in due incognite** $\begin{cases} x + y = 1 \\ 2x + 2y = 4 \end{cases}$ **è:**

A risolubile solo per $x = 0$ e $y = x$
B indeterminato
C impossibile
D risolubile per ogni valore di $x$
E risolubile per ogni valore di $y$

**34** **Trovare le soluzioni dell'equazione $(x - a) \cdot (x + a)^2 = 0$**

A $x = a$ e $x = -1$
B $x = a$
C $x = a$ soluzione doppia
D $x = a$ e $x = -a$ soluzione doppia
E $x = -a$ e $x = 0$ soluzione doppia

**35** **Calcolare il valore di $x$ per cui risulta $5^{2x} = 1$:**

A $x = 0$
B $x = \frac{1}{2}$
C $x = 5$
D $x = -1$
E $\log_2 5$

**36** **Se al numero $N$ si toglie il $k$% e il risultato è $R$, il valore di $N$ è:**

A $R + \frac{k}{100}$
B $\frac{R}{\left(1 - \frac{k}{100}\right)}$
C $\frac{R}{1 - k}$
D $R + k$
E $\frac{R}{k + 1}$

MATEMATICA

**37** **Il 5% del 10% di un numero *N* vale 100. Quanto vale *N*?**

A 1000
B 5000
C 10.000
D 20.000
E 100.000

**38** **L'equazione $x + |x| = 0$:**

A ha l'unica soluzione $x = 0$
B ha le due soluzioni $x = 0$ e $x = 1$
C ha infinite soluzioni
D ha due sole soluzioni $x = 0$ e $x = -1$
E non ammette soluzioni

**39** **Il sistema $\begin{cases} x^2 = y^2 \\ x = y + 10 \end{cases}$ :**

A ha per soluzioni $x = 10, y = 0$, e $x = 5, y = -5$
B non ha soluzioni
C ha per soluzioni $x = 5, y = -5$ e $x = 5, y = 5$
D ha solo la soluzione $x = 5, y = -5$
E ha solo la soluzione $x = 10, y = 0$

**40** **$\text{Log}_{10}$ 2.567.000.000.000 è un numero compreso tra:**

A 0 e 1
B 10 e 11
C 12 e 13
D 25 e 26
E 11 e 12

**41** **$\log_4 2 + \log_2 4$ vale:**

A non si possono sommare logaritmi con base diversa
B 2
C 4
D 2,5
E 3

**42** **Sia $x$ un numero reale tale che $x \log x < 0$. Ciò equivale a:**

A $0 < x < 1$
B $x > 1$
C $x < -1$
D $x < 0$
E $-1 < x < 0$

PARTE QUARTA

**43** **Il logaritmo della somma di due numeri log ($a + b$):**

A è uguale a $\log a + \log b$

B è uguale a $\log a \cdot \log b$

C è minore di zero per $(a + b) < 0$

D è uguale a zero per $a = 1 - b$

E nessuna delle precedenti risposte è corretta

**44** **Qual è l'ordine per valore crescente delle quantità elencate?**

$$a = \ln(9/2) \quad b = \ln(15/4) \quad c = \ln(36/7) \quad d = \ln(8)$$

A $c < a < b < d$

B $b < a < c < d$

C $c < a < d < b$

D $a < c < b < d$

E Nessuno degli ordinamenti qui riportati

**45** **Il logaritmo decimale di 99,99 è:**

A minore di 0

B minore di 1

C minore di 2

D circa 100

E circa 200

**46** **Supponiamo che $x$, $y$ siano reali positivi, $xy \neq 1$. La disuguaglianza:**

$$\frac{x^2}{1 - xy} > \frac{x}{y(1 - xy)}$$

**vale per:**

A $x > y$

B $x > 1$ e $y > 1$

C $1 - xy > 0$

D mai

E $x < y$

**47** **La disequazione $x^2 - \frac{1}{2} < 0$ è soddisfatta per:**

A $-\frac{1}{2} < x < \frac{1}{2}$

B $-\frac{\sqrt{2}}{2} < x < \frac{\sqrt{2}}{2}$

C $x < \frac{\sqrt{2}}{2}$

D $x > \frac{\sqrt{2}}{2}$

E $x < -\frac{\sqrt{2}}{2}$

MATEMATICA

**48** **Quanti valori di *n* (intero positivo) soddisfano la disuguaglianza $2^n \leq n^2$?**

A Nessuno

B Uno

C Due

D Tre

E Più di tre

**49** **I punti P = (1; 2) e Q = (2; 4) appartengono a una retta il cui coefficiente angolare ha valore:**

A 0

B 1

C infinito

D 2

E –1

**50** **Quale fra le seguenti rappresenta una coppia di rette fra loro perpendicolari?**

A $5x - 3y + 1 = 0 ; 3x + 5y - 4 = 0$

B $y = 7x + 12 ; y - 2x = 3$

C $y - 3x = 5 ; y - (1/3)x = 5$

D $y - 2x = 4 ; y + 2x = 4$

E $y = 5x + 3 ; y - x = 7$

**51** **Quanti sono nel piano cartesiano O*xy* i punti le cui coordinate *x* e *y* soddisfano tutte e tre le condizioni seguenti?**

$$xy > 0 \qquad x^2 + y^2 = 1 \qquad x + y = 1$$

A Nessuno

B Uno

C Due

D Quattro

E Nessuna delle precedenti risposte è esatta

**52** **Per quale valore di *x* la funzione $f(x) = -x^2 + 4x + 13$ raggiunge il suo massimo?**

A Per $x = 3$

B Per $x = -2$

C Per $x = 4$

D Per $x = -4$

E Per $x = 2$

**53** **Sul piano cartesiano (O*xy*), le due rette di equazioni $y = 2x$ e $y = 2x + 2$:**

A non sono parallele tra loro

B sono entrambe parallele all'asse delle *y*

C sono coincidenti

D sono parallele tra loro

E si incontrano nell'origine

**54** **Sul piano cartesiano (O$xy$), la circonferenza di raggio unitario e centro nell'origine è rappresentata dall'equazione:**

A $y/x = 1$
B $x + y = 0$
C $y = 1/x$
D $xy = 1$
E $x^2 + y^2 = 1$

**55** **Due rette di equazioni $x - y = 0$ e $2x - 1 = 0$ hanno in comune il punto di coordinate:**

A (1; 1)
B (2; 2)
C (0; 1)
D (1/2; 1/2)
E (0; 0)

**56** **L'equazione $y$ = k rappresenta:**

A una retta di coefficiente angolare k
B un fascio di rette proprio
C un fascio di rette improprio
D non rappresenta niente
E un fascio di rette parallele all'asse delle $y$

**57** **Quale delle seguenti equazioni rappresenta una curva passante per l'origine?**

A $y = x^2$
B $x = 3$
C $y = 2$
D $y = x^2 - 1$
E $y = 3x - 3$

**58** **Due grandezze sono inversamente proporzionali se risulta costante:**

A il loro rapporto
B il loro prodotto
C la loro differenza
D la loro somma
E il loro quadrato

**59** **La funzione reale di variabile reale $f(x) = 1/(x^2 + 1)$ è definita:**

A per tutti i valori reali di $x$
B per tutti i valori reali di $x$ diversi da 0
C per tutti i valori reali di $x$ diversi da – 1
D per nessuno di questi valori
E per tutti i valori reali di $x$ diversi da 1

MATEMATICA

**60** **Siano *x*, *y* e *a* numeri reali positivi diversi da 1. Sia $x \leq y$. Quale delle seguenti affermazioni è vera?**

A $\log_a x \leq \log_a y$

B $\log_x a \leq \log_y a$

C $a^x \leq a^y$

D $y^a \leq x^a$

E $\log_{a+1} x \leq \log_{a+1} y$

**61** **I grafici delle funzioni *y* = –*x*^2 e *y* = *x*^2:**

A non hanno intersezioni

B hanno una sola intersezione

C si intersecano in 2 punti distinti

D si sovrappongono

E nessuna delle altre alternative è corretta

**62** **Le lunghezze in centimetri di due lati di un triangolo sono 3 e 2, e l'angolo fra essi compreso misura 45°. La lunghezza in centimetri del terzo lato è approssimativamente:**

A 1

B 2

C 3

D 2,5

E 5

**63** **Se tg $\alpha = 1$, si può avere che:**

A sen $\alpha = 1$ e cos $\alpha = 1$

B cos $\alpha = 1{,}5$

C sen $\alpha = (\sqrt{2})^{-1}$

D sen $\alpha = 1/2$ e cos $\alpha = 1/2$

E nessuna delle precedenti risposte è corretta

**64** **Quale coppia di valori degli angoli $\alpha$ e $\beta$ soddisfa simultaneamente le equazioni trigonometriche: cos $\alpha = 0$ e tg $\beta = 0$?**

A $\alpha = 0°; \beta = 90°$

B $\alpha = 90°; \beta = 180°$

C $\alpha = 180°; \beta = 180°$

D $\alpha = 270°; \beta = 90°$

E $\alpha = 0°; \beta = 0°$

**65** **Quale delle seguenti relazioni NON è necessariamente vera per $0 < \alpha < \frac{\pi}{2}$?**

A $\text{sen}\,\alpha < \text{tg}\,\alpha$

B $\text{sen}\,\alpha < \alpha$

C $\text{sen}\,\alpha + \cos\alpha < 1$

D $\text{sen}^2\alpha + \cos^2\alpha = 1$

E $\text{sen}\,\alpha \cos\alpha < 1$

**66** **Qual è la somma degli scarti dalla media aritmetica dei numeri 3, 4, 5, 6, 7?**

A 3
B 0
C –3
D 5
E –5

**67** **Lanciando un dado, l'evento: "esce la faccia con il numero 5" è:**

A impossibile
B equiprobabile rispetto all'evento "esce una faccia con un numero pari"
C certo
D composto
E possibile

**68** **Un'urna contiene 100 palline numerate da 1 a 100. Qual è la probabilità di estrarre una pallina con un numero maggiore di 95 o minore 6?**

A 95%
B 6%
C 101%
D 10%
E 12%

**69** **Determinare la moda della seguente serie di dati:**

**2, 5, 8, 9, 6, 4, 2, 3, 3, 5, 6, 7, 1, 5**

A 2
B 3
C 4,7
D 5
E 14

**70** **In un sacchetto ci sono 8 caramelle alla menta e 2 alla frutta. Quante caramelle alla frutta bisogna aggiungere per fare in modo che la probabilità di estrarre una caramella alla frutta sia pari a 1/3?**

A 4
B 6
C 5
D 3
E 2

**71** **Un cono e un cilindro hanno uguale altezza e il raggio di base del cono è uguale al diametro del cilindro. Sia $V_1$ il volume del cono e $V_2$ quello del cilindro; il rapporto $V_1/V_2$ è:**

A 1
B 2
C 4/3
D 3/4
E 3/2

MATEMATICA

**72** **L'area di un triangolo equilatero di lato 1 metro è data da $m^2$:**

A $\frac{\sqrt{3}}{4}$

B $\sqrt{\frac{2}{3}}$

C $\frac{1}{2}$

D $\frac{1}{3}$

E $\frac{1}{4}$

**73** **Il lato di un quadrato è uguale al diametro di una circonferenza. Il rapporto tra la diagonale del quadrato e la lunghezza della circonferenza è:**

A maggiore di $\pi$

B uguale a $\pi$

C minore di 1

D uguale a 1

E nessuna delle precedenti risposte è corretta

**74** **Date due sfere di centro O e O′ e raggi R e R′ con R > R′, se la distanza OO′ è uguale a R + R′, le due superfici sferiche sono:**

A esterne una all'altra

B secanti

C tangenti esternamente

D tangenti internamente

E i dati non sono sufficienti per rispondere

**75** **Un tizio, alto due metri, percorre a piedi (supposto che sia possibile) l'equatore della Terra (raggio 6500 km circa). Quanti metri circa percorre la testa più dei piedi?**

A Meno di 10 metri

B 10-20 metri

C 20-50 metri

D 50-500 metri

E Più di 500 metri

**76** **Tra le seguenti figure geometriche quale ha la superficie maggiore?**

A Quadrato di lato *a*

B Triangolo equilatero di lato *a*

C Cerchio di raggio uguale ad *a*

D Esagono di lato *a*

E Non è possibile stabilirlo

**77** **L'area della superficie totale di un parallelepipedo vale S. Allora l'area della superficie totale del parallelepipedo ottenuto dal precedente raddoppiandone le dimensioni è uguale a:**

A $8\,S^3$

B 2 S

C 4 S

D 8 S

E $S^2$

**78** **Dato un quadrato Q di lato *a*, si considerino il cerchio inscritto in Q, il cerchio circoscritto a Q e la corona circolare da essi determinata. L'area della corona circolare è uguale a quella del cerchio inscritto:**

A per nessun valore di $a$

B per ogni valore di $a$

C se e solo se $a \geq \sqrt{2}/2$

D se e solo se $a \leq \sqrt{2}/2$

E solo se $a = \sqrt{2}/2$

**79** **Sia T un triangolo isoscele con gli angoli alla base di 45°. Se la base misura 10, quanto misura l'altezza relativa alla base?**

A $5\sqrt{2}$

B $\frac{10}{\sqrt{2}}$

C 5

D $\sqrt{75}$

E 10

**80** **Quale delle seguenti terne di numeri può rappresentare la lunghezza dei lati di un triangolo rettangolo?**

A 7, 7, 7

B 7, 6, 15

C 30, 40, 50

D 2, 3, 2

E Nessuna delle precedenti terne

**81** **Sapendo che l'angolo AOB misura 50°, quanto misura l'angolo ABC?**

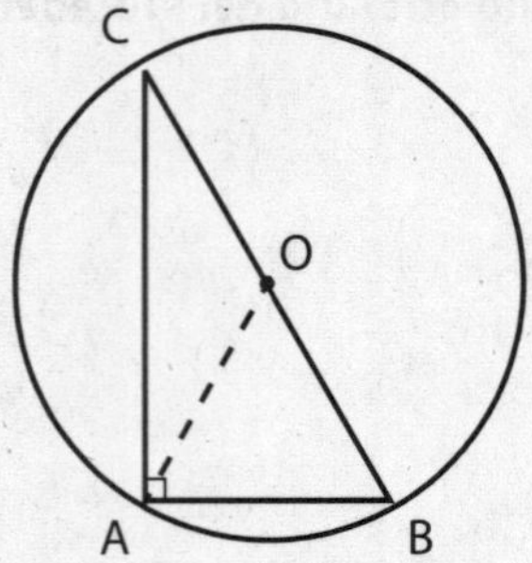


A 155°
B 90°
C 65°
D 50°
E 25°

**82** **Dati due cerchi A e B tali che l'area del primo sia doppia dell'area del secondo, in quale rapporto sta la lunghezza della circonferenza del primo rispetto a quella del secondo?**

A 2
B $2^{1/2}$
C 3,14
D $2^{-1/2}$
E $2^{1/3}$

**83** **Si assumano per l'uomo le seguenti dimensioni: altezza 170 cm, spessore "medio" 250 mm, larghezza "media" 0,5 m. Ciò porta a un volume stimato di:**

A 2,1 centimetri cubi
B 212 centimetri cubi
C 0,21 centimetri cubi
D 0,21 metri cubi
E 2,1 metri cubi

**84** **Due triangoli simili:**

A hanno un lato in comune
B hanno un vertice in comune
C hanno gli angoli ordinatamente uguali
D hanno la stessa area
E hanno lo stesso perimetro

**85** **Quale delle seguenti sequenze rappresenta i valori (in gradi) degli angoli interni di un poligono?**

A 60°, 122°, 33°, 42°, 35°
B 130°, 73°, 12°, 135°, 27°
C 82°, 44°, 99°, 28°, 142°
D 54°, 133°, 77°, 83°, 54°
E 73°, 137°, 210°, 33°, 87°

PARTE QUARTA

# Soluzioni e commenti

**1** Un numero è divisibile per 3 se e solo se la somma delle sue cifre è divisibile per 3: tra i valori proposti, solo il numero 1662 soddisfa questa condizione (infatti $1 + 6 + 6 + 2 = 15$). La risposta corretta è dunque la **B**.

**2** È facile osservare che le risposte proposte si differenziano solo per l'ultima cifra decimale: per rispondere alla domanda è quindi sufficiente calcolare tale cifra. Poiché l'ultima cifra del primo fattore 23,45 è 5, mentre l'ultima cifra del secondo fattore 0,0123 è 3, l'ultima cifra del prodotto fra i due fattori sarà 5 (in quanto l'ultima cifra del prodotto fra 5 e 3 è proprio 5). Si immagini infatti di impostare il calcolo di tale prodotto:×

$$\begin{array}{r} 23{,}45 \;\times \\ \underline{0.0123 \;=} \\ .........5 \end{array}$$

Da quanto detto risulta che la risposta corretta è la **A**.

**3** La somma di due numeri irrazionali è in generale un numero reale e può essere in particolare sia razionale che irrazionale, per esempio:

$$\sqrt{2} + (1 - \sqrt{2}) = 1 \text{ (razionale)} \qquad \sqrt{2} + \sqrt{2} = 2\sqrt{2} \text{ (irrazionale)}$$

La risposta corretta è dunque la **B**.

Si osservi che la **E** è errata: basta infatti considerare i numeri $\sqrt{5}$ e $-2\sqrt{5}$ per ottenere una somma negativa.

**4** Si osservi che il numero di tessere uguali, tutte a forma di triangolo equilatero, che servono a formare un triangolo equilatero più grande, è sempre un quadrato perfetto, cioè un numero pari al quadrato di un numero intero.

Di conseguenza, per rispondere al quesito basta determinare qual è il più grande quadrato perfetto minore di 345, e calcolare la differenza tra 345 e tale numero.

Poiché il più grande quadrato perfetto inferiore a 345 è $324 = 18^2$, le tessere che avanzeranno a Marianna dopo aver costruito il triangolo equilatero più grande possibile saranno:

$$345 - 324 = 21$$

pertanto la risposta esatta è la **D**.

Naturalmente è possibile operare anche in senso opposto, determinando quando la differenza tra 345 e il valore proposto da ciascuna alternativa è un quadrato perfetto.

**5** Il primo passo consiste nella scomposizione in fattori primi dei numeri dati:

$$45 = 3^2 \cdot 5 \qquad 135 = 3^3 \cdot 5 \qquad 315 = 3^2 \cdot 5 \cdot 7$$

per cui risulta:

$$\text{M.C.D.} = 3^2 \cdot 5 = 45 \qquad \text{m.c.m.} = 3^3 \cdot 5 \cdot 7 = 945$$

La risposta corretta è dunque la **D**.

MATEMATICA

**6** Esprimendo i numeri dati in forma frazionaria, si ha:

$$p = \frac{12}{100} \quad q = \frac{1}{10} \quad r = \frac{27}{200} \quad s = \frac{6}{25}$$

Le stesse frazioni ridotte a denominatore comune 200 sono uguali a:

$$p = \frac{12 \cdot 2}{100 \cdot 2} = \frac{24}{200} \quad q = \frac{1 \cdot 20}{10 \cdot 20} = \frac{20}{200} \quad r = \frac{27}{200} \quad s = \frac{6 \cdot 8}{25 \cdot 8} = \frac{48}{200}$$

Dal confronto fra i numeratori si ricava che $q < p < r < s$ (risposta **E**).

**7** Il risultato di una divisione è negativo se gli operandi, cioè il numeratore e il denominatore, sono discordi. La risposta esatta è la **D**.

**8** Dato un numero $x$, la somma di tale numero con il suo reciproco è pari a $x + \frac{1}{x}$, quindi è immediato escludere l'alternativa **C**, dal momento che 0 non può essere il denominatore di una frazione. Sostituendo a $x$ i valori proposti dalle restanti alternative, si ottiene:

- $\frac{1}{2} + \frac{1}{1/2} = \frac{1}{2} + 2 = \frac{5}{2}$
- $1 + \frac{1}{1} = 1 + 1 = 2$
- $\sqrt{2} + \frac{1}{\sqrt{2}} = \frac{2+1}{\sqrt{2}} = \frac{3}{\sqrt{2}} = \frac{3}{2}\sqrt{2} = \sqrt{2 \cdot \frac{9}{4}} = \sqrt{\frac{9}{2}}$
- $\sqrt{3} + \frac{1}{\sqrt{3}} = \frac{3+1}{\sqrt{3}} = \frac{4}{\sqrt{3}} = \frac{4}{3}\sqrt{3} = \sqrt{3 \cdot \frac{16}{9}} = \sqrt{\frac{16}{3}}$

L'alternativa che rende minima la somma considerata è dunque la **B**, essendo:

$$2 < \frac{5}{2} \qquad 2 = \sqrt{4} < \sqrt{\frac{9}{2}} \qquad 2 = \sqrt{4} < \sqrt{\frac{16}{3}}$$

**9** Sostituendo $p$ e $q$ con i valori proposti si ottiene:

$$\frac{1}{p} + \frac{1}{q} = \frac{1}{3} + \frac{1}{5} = \frac{5+3}{15} = \frac{8}{15} = \frac{1}{r} \rightarrow r = \frac{15}{8}$$

La risposta corretta è dunque la **C**.

**10** È necessario contare quante cifre ci sono nell'insieme formato dai numeri:

1, 2, 3… 9, 10, 11… 99, 100, 101… 238

Da 1 a 9 vi sono 9 numeri, ciascuno dei quali è formato da una cifra, per un totale di 9 cifre; da 10 a 99 vi sono 90 numeri, ciascuno formato da due cifre, per un totale di $2 \cdot 90 = 180$ cifre; da 100 a 199 vi sono 100 numeri, ciascuno formato da tre cifre, per un totale di $3 \cdot 100 = 300$ cifre e da 200 a 238 vi sono 39 numeri di tre cifre, per un totale di $3 \cdot 39 = 117$ cifre.
Complessivamente il numero delle etichette che l'infermiera dovrà utilizzare è:

$$9 + 180 + 300 + 117 = 606$$ (risposta **C**)

**11** La risposta corretta è la **A**. Infatti la scrittura frazionaria del 2 per mille di 4000 è:

$$\frac{2}{1000} \cdot 4000 = 8 = \frac{8000}{1000} = \frac{1}{1000} \cdot 8000$$

 

**12** Per definizione, l'insieme dei reali $\mathbb{R}$ è costituito dall'unione tra l'insieme dei razionali $\mathbb{Q}$ e quello degli irrazionali $\mathbb{I}$. La risposta corretta è quindi la **B**.

**13** Nella sequenza di numeri naturali: 1, 2, **3**, 4, 5, **6**, 7, 8, **9**, 10, 11… i multipli di 3, evidenziati, sono separati da due numeri non divisibili per 3. Ciascuno di questi numeri $n$ ha dunque solo il numero precedente, $n - 1$, o solo il numero successivo, $n + 1$, divisibile per 3. La risposta corretta è quindi la **D**.

**14** Basta osservare che entrambi i fattori sono minori di uno per concludere che il loro prodotto è un numero minore di entrambi (risposta **D**). Il prodotto fra due numeri è maggiore di entrambi solo se entrambi i fattori sono maggiori dell'unità.

Svolgendo il prodotto e confrontandolo con i fattori si sarebbe giunti comunque alla risposta corretta.

**15** Il numero delle persone della comunità colpite dalla malattia infettiva è pari al 5% di 5000, ossia:

$$5000 \cdot \frac{5}{100} = 250$$

Di queste il 50% (ossia la metà) richiede il ricovero, per cui il numero di ricoveri è pari a:

$$250 \cdot \frac{50}{100} = 250 \cdot \frac{1}{2} = 125$$

per cui la risposta corretta è la **C**.

**16** Occorre ricordare la definizione di potenza con esponente frazionario:

$$a^{\frac{m}{n}} = \sqrt[n]{a^m}$$

che, applicata al quesito proposto, porta a scrivere:

$$1 + (-8)^{2/3} = 1 + \sqrt[3]{(-8)^2} = 1 + \sqrt[3]{64} = 1 + 4 = 5$$

per cui la risposta corretta è la **B**.

**17** Calcolando le potenze di 10 richieste si ha:

- per $x = 0$ $10^0 = 1$;
- per $x = 4$ $10^4 = 10.000$;
- per $x = 1$ $10^1 = 10$;
- per $x = -1$ $10^{-1} = 0{,}1$.

La risposta esatta è quindi la **D**.

**18** Essendo:

$$10^3 - 10^2 = 10 \cdot 10^2 - 10^2 = (10 - 1) \cdot 10^2 = 9 \cdot 10^2$$

si ricava che la risposta corretta è la **B**.

**19** I passaggi sono i seguenti:

$$\frac{43^{65} \cdot (43^2)^3}{43^{-12} \cdot 43^{20}} = \frac{43^{65} \cdot 43^6}{43^{-12} \cdot 43^{20}} = \frac{43^{71}}{43^8} = 43^{63} = (43^3)^{21}$$

per cui la risposta corretta è la **E**.

MATEMATICA

**20** Il quesito chiede di determinare un numero inferiore a 281 e tale che la differenza tra 281 e tale numero sia pari alla differenza tra 405 e 281.

Poiché:

$$405 - 281 = 124$$

il numero cercato sarà:

$$281 - 124 = 157$$

quindi la risposta esatta è la **C**.

In alternativa, traducendo il testo in termini matematici, si può impostare l'equazione:

$$405 - 281 = 281 - x$$

la cui soluzione è ancora:

$$x = 281 + 281 - 405 = 562 - 405 = 157$$

**21** La risposta corretta è la **D** in quanto i coefficienti numerici hanno massimo comune divisore unitario e non vi sono lettere comuni ai quattro monomi (infatti la $x$ manca nel 3° monomio, la $y$ nel 2° e la $z$ nel 4°).

**22** Per semplificare la frazione algebrica proposta è utile osservare che il numeratore è il quadrato di un binomio, mentre a denominatore occorre effettuare un raccoglimento a fattore parziale:

$$\frac{4a^2 - 4ab + b^2}{2ab + 2a - b^2 - b} = \frac{(2a - b)^2}{2a \cdot (b+1) - b \cdot (b+1)} = \frac{(2a - b)^2}{(2a - b) \cdot (b+1)} = \frac{2a - b}{b+1}$$

La risposta corretta è dunque la **C**.

**23** L'uguaglianza falsa è quella indicata dalla lettera **B** in quanto:

$$(a + b) \cdot (a + b) = (a + b)^2 = a^2 + 2ab + b^2 \neq a^2 + b^2$$

**24** Il polinomio $x^2 - x - x + 1$ contiene due monomi simili fra loro: sommandoli si ottiene il polinomio $x^2 - 2x + 1$. Ricordando il prodotto notevole riguardante il quadrato di un binomio si ricava:

$$x^2 - 2x + 1 = (x - 1)^2$$

Quindi la risposta corretta è la **B**. È interessante osservare che il polinomio contenuto nella risposta **C** coincide con il polinomio dato: la risposta **C** è però errata in quanto presenta un polinomio non scomposto in fattori (contrariamente quindi a quanto richiesto nel testo).

**25** I passaggi sono i seguenti:

$$\frac{a+b}{ab} = \frac{a}{ab} + \frac{b}{ab} = \frac{1}{b} + \frac{1}{a}$$

per cui la risposta corretta è la **A**.

**26** Essendo $\sqrt{\frac{a^{-3}}{a^{-2}}} = \sqrt{a^{-1}} = a^{-1/2}$, la risposta corretta è la **A**.

**27** Se la quantità $a$ è negativa, allora sicuramente $-a$ è una quantità positiva, per cui il radicale esiste ed è reale, quindi la risposta corretta è la **A**.

**28** Estraendo la radice cubica di un numero $x$ compreso fra zero e uno si ottiene un numero ancora compreso fra zero e uno, ma **più grande del numero di partenza**: per esempio $\sqrt[3]{0{,}008} = 0{,}2$. La risposta corretta è la **B**.

PARTE QUARTA

Più in generale, per un numero $x$ compreso fra zero e uno si ha:

$$0 < \ldots < x^4 < x^3 < x^2 < x < \sqrt[2]{x} < \sqrt[3]{x} < \sqrt[4]{x} < \ldots < 1$$

Chi avesse familiarità con la rappresentazione cartesiana delle funzioni, può anche procedere attraverso il confronto grafico tra le funzioni $y = \sqrt[3]{x}$ e $y = x$:

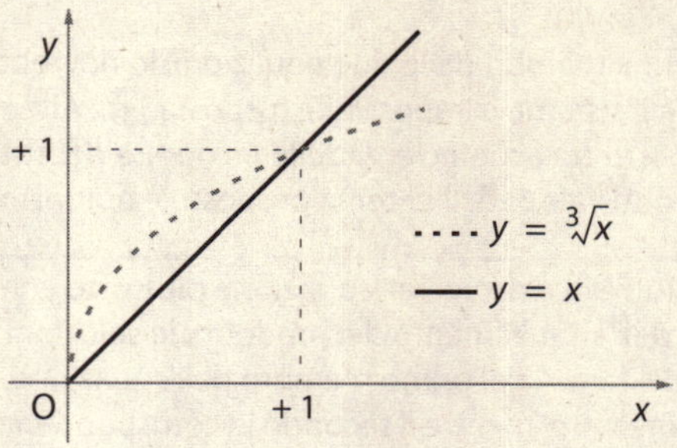


Dal grafico risulta evidente che $y = \sqrt[3]{x}$ è maggiore di $y = x$ per $0 < x < 1$.

---

**29** La frazione 30⁄31 è un numero positivo minore di uno, per cui, elevandolo a potenze via via crescenti, si ottengono numeri via via più piccoli.

Viceversa, la frazione 31⁄30 è un numero positivo maggiore di uno, per cui elevandolo a potenze via via crescenti si ottengono numeri via via più grandi. Il corretto ordinamento crescente è quindi $b < a < c < d$.

Il quesito richiede però di indicare la relazione esistente fra le *radici* delle quattro quantità: ricordando che la funzione radice quadrata è crescente, si ricava che l'ordinamento non cambia se si considerano le quattro quantità oppure le corrispondenti quattro radici quadrate.

La risposta corretta è dunque la **C**.

---

**30** L'equazione proposta è intera in quanto l'incognita $x$ non compare a denominatore (altrimenti l'equazione sarebbe frazionaria), né a esponente (l'equazione sarebbe esponenziale), né come argomento di un logaritmo (l'equazione sarebbe logaritmica), né all'interno di una radice (l'equazione sarebbe irrazionale). La risposta corretta è dunque la **A**.

---

**31** L'equazione data è un'equazione frazionaria che risolta dà:

$$ab - \frac{bc}{x} = 0 \xrightarrow{\text{C.E.}: x \neq 0} abx - bc = 0 \Rightarrow abx = bc \Rightarrow x = \frac{bc}{ab} = \frac{c}{a}$$

La risposta esatta è la **E**.

---

**32** Affinché le soluzioni di una equazione di secondo grado siano reali è necessario che il discriminante dell'equazione non sia negativo. Nel caso in esame si ha:

$$\Delta = (a - b)^2 + 4ab = a^2 + b^2 + 2ab = (a + b)^2 \geq 0$$

È dunque evidente che le due soluzioni sono **sempre** reali (per qualsiasi valore di $a$ e di $b$).

Affinché la somma delle radici sia uguale a uno si deve avere:

$$-\frac{a - b}{a} = 1 \Rightarrow b - a = a \Rightarrow b - 2a = 0$$

La risposta esatta è dunque la **C**.

MATEMATICA

**33** Le due equazioni costituenti il sistema hanno i coefficienti delle variabili in proporzione. Moltiplicando per 2 entrambi i membri della prima equazione il sistema diventa:

$$\begin{cases} 2x + 2y = 2 \\ 2x + 2y = 4 \end{cases}$$

Essendo uguali i primi membri delle due equazioni, lo dovrebbero essere anche i secondi membri; si conclude che il sistema è impossibile (risposta **C**). Alternativamente è anche possibile osservare che il rapporto tra i coefficienti delle incognite del sistema dato vale $1/2$, mentre il rapporto tra i termini noti vale $1/4$. Il sistema proposto è quindi impossibile.

**34** In questo caso è più veloce risolvere l'equazione piuttosto che utilizzare il metodo della verifica. Si applica la legge dell'annullamento del prodotto: le soluzioni sono tutti e soli i valori che annullano almeno uno dei fattori del primo membro dell'equazione. Il primo fattore si annulla in corrispondenza del valore $x = a$, mentre il secondo in corrispondenza di $x = -a$. Essendo il secondo fattore $(x + a)^2$ un quadrato, la soluzione $x = -a$ è una *soluzione doppia*: si dice anche che la soluzione $x = -a$ ha *molteplicità uguale a* 2. La risposta corretta è dunque la **D**.

**35** La potenza con base 5 assume valore unitario esclusivamente nel caso di esponente nullo:

$$5^0 = 1$$

La risposta esatta è pertanto la **A**.

**36** La traduzione in simboli del testo della domanda è:

$$N - \frac{k}{100} \cdot N = R$$

Eseguendo i seguenti passaggi, si ottiene il valore cercato:

$$N \cdot \left(1 - \frac{k}{100}\right) = R \quad \Rightarrow \quad N = \frac{R}{\left(1 - \frac{k}{100}\right)}$$

quindi la risposta esatta è la **B**.

**37** Conviene impostare una semplice equazione di primo grado nell'incognita $N$. L'espressione 5% del 10% di $N = 100$ si traduce in:

$$\frac{5}{100} \cdot \left(\frac{10}{100} N\right) = 100 \Rightarrow \frac{1}{20} \cdot \frac{1}{10} N = 100 \Rightarrow N = 100 \cdot 200 = 20.000$$

La risposta corretta è quindi la **D**.

**38** Se $x \geq 0$, l'equazione diventa $x + x = 0$, cioè $2x = 0$ da cui $x = 0$.

Se $x < 0$, l'equazione assume la forma $x - x = 0$, cioè $0 \cdot x = 0$ (equazione indeterminata). L'equazione ammette dunque infinite soluzioni e precisamente tutti i numeri reali non positivi.

La risposta esatta è pertanto la **C**.

**39** Si tratta di un sistema di secondo grado: il metodo più rapido consiste nel verificare le alternative proposte.

Si ricava facilmente che la soluzione è quella indicata dalla lettera **D**.

PARTE QUARTA

 

**40** Si osservi che:

$$1.000.000.000.000 < 2.567.000.000.000 < 10.000.000.000.000$$

quindi il numero 2.567.000.000.000 è compreso tra $10^{12}$ e $10^{13}$:

$$10^{12} < 2.567.000.000.000 < 10^{13}$$

Log rappresenta la funzione logaritmo in base 10 che, avendo la base maggiore di 1, è crescente; applicando tale funzione alla relazione appena scritta, si ottiene quindi:

$$\text{Log}\,10^{12} < \text{Log}\,2.567.000.000.000 < \text{Log}\,10^{13}$$

Utilizzando poi la definizione di logaritmo, si ottiene:

$$12 < \text{Log}\,2.567.000.000.000 < 13$$

quindi la risposta esatta è la **C**.

---

**41** Si osservi innanzi tutto che non è possibile applicare la regola:

$$\log a + \log b = \log(a \cdot b)$$

dal momento che i logaritmi considerati non hanno la stessa base. È quindi necessario calcolare il valore di ogni singolo logaritmo, applicando la definizione stessa:

$$\log_4 2 = x \leftrightarrow 4^x = 2 \rightarrow x = \frac{1}{2}$$

$$\log_2 4 = x \leftrightarrow 2^x = 4 \rightarrow x = 2$$

La relazione data equivale quindi a:

$$\log_4 2 + \log_2 4 = \frac{1}{2} + 2 = 0{,}5 + 2 = 2{,}5$$

pertanto la risposta esatta è la **D**.

---

**42** In mancanza di indicazione diversa, si può assumere che il logaritmo sia decimale, ossia in base 10. Per l'esistenza del logaritmo, l'argomento deve essere positivo, ossia deve valere la condizione:

$$x > 0$$

Affinché il prodotto $x \log x$ sia negativo, come richiede il testo del quesito, $\log x$ deve essere negativo ($x$ è sicuramente positivo) e per le note condizioni sul segno del logaritmo, se la base è maggiore dell'unità, l'argomento deve essere compreso fra 0 e 1:

$$\log_{10} x < 0 \quad \Rightarrow \quad 0 < x < 1$$

Quindi la risposta corretta è la **A**.

---

**43** La risposta corretta è la **D** in quanto, se $a = 1 - b$ allora $a + b = 1 - b + b = 1$, quindi $\log(a + b) = \log 1 = 0$. Occorre fare attenzione al fatto che le risposte **A** e **B** potrebbero trarre in inganno a causa della loro somiglianza con la relazione:

$$\log(a \cdot b) = \log a + \log b$$

La risposta **C** è infine sicuramente sbagliata in quanto se fosse $(a + b) < 0$ si avrebbe un logaritmo con argomento negativo.

MATEMATICA

**44** Ricordando che la funzione logaritmica è crescente se la base del logaritmo è maggiore di uno, per ordinare i logaritmi naturali (ossia in base $e \approx 2{,}71828$) è sufficiente ordinarne gli argomenti. Essendo:

$$\frac{15}{4} < \frac{9}{2} < \frac{36}{7} < 8$$

la risposta corretta è la **B**.

**45** Essendo $99{,}99 < 100 = 10^2$ e ricordando che la funzione logaritmica in base dieci è crescente, si ricava:

$$\log_{10} 99{,}99 < \log_{10} 100 = \log_{10} 10^2 = 2$$

per cui la risposta corretta è la **C**.

**46** Portando tutto a primo membro e riducendo le frazioni a denominatore comune, si ottiene:

$$\frac{x^2}{1-xy} > \frac{x}{y(1-xy)} \Rightarrow \frac{x^2}{1-xy} - \frac{x}{y(1-xy)} > 0 \Rightarrow \frac{x(xy-1)}{y(1-xy)} > 0$$

Ora, osservando che:

$$xy - 1 = -(1-xy)$$

si può scrivere:

$$\frac{x(xy-1)}{y(1-xy)} > 0 \Rightarrow -\frac{x(1-xy)}{y(1-xy)} > 0$$

Poiché per ipotesi $xy \neq 1$ è possibile semplificare, ottenendo:

$$-\frac{x}{y} > 0 \Rightarrow \frac{x}{y} < 0$$

Dal momento che $x$ e $y$ sono numeri positivi, anche il loro quoziente è positivo, quindi la disequazione $\frac{x}{y} < 0$ e, di conseguenza, quella di partenza, non sono mai verificate.

La risposta corretta è pertanto la **D**.

**47** Si tratta di una disequazione di secondo grado verificata dai valori interni all'intervallo delle radici dell'equazione associata:

$$x^2 - \frac{1}{2} < 0 \Rightarrow -\frac{1}{\sqrt{2}} < x < \frac{1}{\sqrt{2}}$$

Razionalizzando i denominatori dei due valori di riferimento si ottiene:

$$-\frac{\sqrt{2}}{2} < x < \frac{\sqrt{2}}{2}$$

La risposta corretta è quindi la **B**.

**48** Si procede per tentativi. Essendo $n$ un intero positivo, il più piccolo valore che può assumere è 1: per $n = 1$ si ottiene $2^1 \geq 1^2$, quindi la disuguaglianza non è verificata. Viceversa, per $n = 2$, 3 e 4 la disuguaglianza è verificata: infatti, si ricava rispettivamente:

$$2^2 \leq 2^2 \qquad 2^3 \leq 3^2 \qquad 2^4 \leq 4^2$$

Per valori di $n$ superiori a 4 la disuguaglianza non è mai verificata (si provi a sostituire $n = 5, 6...$): la risposta corretta è dunque la **D**.

**49** Il coefficiente angolare di una retta passante per due punti generici A e B, di coordinate $(x_1; y_1)$ e $(x_2; y_2)$ rispettivamente, è dato dalla relazione:

$$m = \frac{y_2 - y_1}{x_2 - x_1}$$

quindi, applicando la formula al quesito proposto, si ottiene:

$$m = \frac{4-2}{2-1} = 2$$

per cui la risposta corretta è la **D**.

**50** Due rette (scritte in forma canonica):

$$y = m_1 x + q_1 \qquad y = m_2 x + q_2$$

sono perpendicolari se i due coefficienti angolari soddisfano la condizione:

$$m_1 \cdot m_2 = -1$$

La risposta corretta è quindi la **A**. Infatti i due coefficienti angolari sono rispettivamente:

$$m_1 = 5/3 \qquad m_2 = -3/5$$

**51** L'equazione $x^2 + y^2 = 1$ rappresenta la circonferenza avente centro nell'origine e raggio 1, mentre l'equazione $x + y = 1$ è quella della retta parallela alla bisettrice del secondo e del quarto quadrante, passante per il punto $(0; 1)$.
I punti che appartengono contemporaneamente alle due curve sono dunque solo quelli di coordinate $(0; 1)$ e $(1; 0)$.

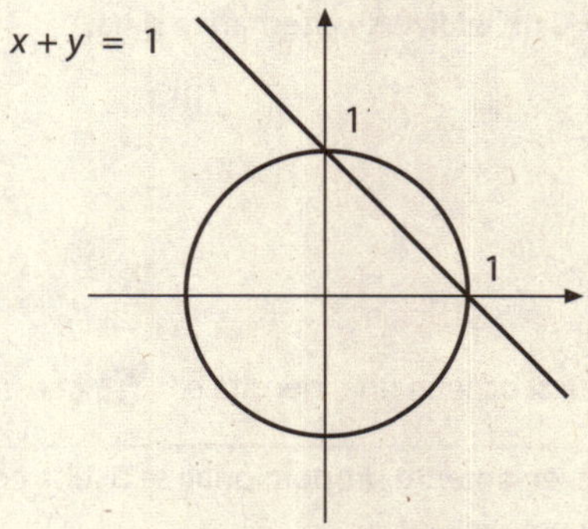


Poiché in entrambi i casi il prodotto delle coordinate è nullo, non soddisfa la condizione $xy > 0$: non esiste quindi alcun punto le cui coordinate soddisfino contemporaneamente le tre condizioni date, pertanto la risposta corretta è la **A**.

**52** La funzione data è una parabola con asse di simmetria parallelo all'asse delle ordinate, la cui equazione generale è:

$$ax^2 + bx + c = 0$$

Poiché il coefficiente del termine in $x^2$ è negativo, la parabola ha la concavità rivolta verso il basso, pertanto il vertice risulta il punto più alto del suo grafico.
L'ascissa del vertice di una parabola di questo tipo è $-b/2a$, e poiché $a = -1$, $b = 4$, si ottiene:

$$x = -4/[2\cdot(-1)] = 4/2 = 2$$

quindi la risposta esatta è la **E**.

MATEMATICA

In alternativa, è possibile sostituire nell'equazione della parabola la variabile $x$ con il valore proposto in ciascuna alternativa e verificare in corrispondenza a quale di essi la $y$ assume il valore più grande.

---

**53** Si tratta di due rette parallele fra loro, in quanto presentano lo stesso coefficiente angolare (ossia m = 2 per entrambe le rette).

La risposta corretta è la **D**.

---

**54** La risposta corretta è la **E**. Un'equazione del tipo $x^2 + y^2 = r^2$ prende il nome di *equazione canonica* della circonferenza.

---

**55** Le coordinate del punto di intersezione tra due curve generiche sono la soluzione del sistema tra le equazioni delle curve. In particolare, il punto di intersezione di due rette si trova risolvendo il sistema lineare tra le equazioni delle due rette:

$$\begin{cases} x - y = 0 \\ 2x - 1 = 0 \end{cases} \Rightarrow \begin{cases} x = y \\ x = 1/2 \end{cases} \Rightarrow x = 1/2 \text{ e } y = 1/2$$

La risposta corretta è dunque la **D**.

---

**56** La risposta corretta è la **C**: infatti $y = k$ rappresenta (al variare di k) un fascio di rette parallele all'asse $x$, ossia un fascio improprio di rette.

---

**57** Per verificare quale delle curve di equazioni assegnate passa per l'origine basta ricordare che un punto $P(x_0; y_0)$ appartiene al grafico di una curva di equazione $y = f(x)$ se e solo se le sue coordinate soddisfano l'equazione della curva, cioè se e solo se sostituendo le coordinate del punto P alle incognite $x$ e $y$ nell'equazione della curva si ottiene una identità.

Sostituendo $x = 0$ e $y = 0$ nelle diverse alternative si ha:

**A** $0 = 0^2$, cioè $0 = 0$

**B** $0 = 3$

**C** $0 = 2$

**D** $0 = 0^2 - 1$, cioè $0 = -1$

**E** $0 = 3 \cdot 0 - 3$, cioè $0 = -3$

L'unica alternativa in cui si ottiene una identità è la **A**, che è quindi la risposta esatta.

---

**58** Due grandezze sono inversamente proporzionali se risulta costante il loro prodotto (risposta **B**).

---

**59** L'unica possibile limitazione all'esistenza della funzione $y = 1/(x^2 + 1)$ è data dalla presenza di un denominatore che deve necessariamente essere diverso da zero. Il denominatore è però un binomio di secondo grado che non si annulla mai (le sue radici sono infatti complesse coniugate, quindi non vi sono radici reali), per cui la funzione è definita per qualsiasi valore reale (risposta **A**).

---

**60** Nel testo del quesito si afferma che $x$, $y$ e $a$ sono tre numeri positivi e diversi da 1, ma non si specifica se si tratta di valori minori o maggiori di 1: questa precisazione è importante perché le funzioni logaritmica ed esponenziale sono crescenti per valori della base maggiori di 1, decrescenti per valori della base compresi tra 0 e 1 (estremi esclusi).

Ricordando che le funzioni crescenti mantengono inalterato l'ordinamento dei rispettivi argomenti, è immediato dedurre che la risposta corretta è la **E**: in tale alternativa infatti la base della funzione logaritmo è maggiore di 1 (essendo $a + 1$ la somma di 1 e di una quantità positiva) quindi, poiché per ipotesi $x \leq y$, di certo risulta $\log_{a+1} x \leq \log_{a+1} y$.

PARTE QUARTA

**61** Le due funzioni considerate rappresentano due parabole: $y = x^2$ ha vertice nell'origine, concavità rivolta verso l'alto e giace per intero nel primo e nel secondo quadrante; $y = -x^2$ ha vertice nell'origine, concavità rivolta verso il basso e giace per intero nel terzo e nel quarto quadrante.

Le due parabole hanno quindi solo il vertice in comune, di conseguenza si intersecano in un solo punto (risposta **B**).

Si osservi che la funzione $y = -x^2$ è la funzione opposta di $y = x^2$, quindi il suo grafico si ottiene da quello della parabola $y = x^2$ con una riflessione rispetto all'asse delle ascisse.

---

**62** Applicando il teorema di Carnot si deduce immediatamente che la risposta corretta è la **B**. Tale teorema, infatti, afferma che conoscendo la lunghezza di due lati di un triangolo e il valore dell'angolo tra essi compreso, è possibile determinare la lunghezza del terzo lato:

$$a^2 = b^2 + c^2 - 2 \cdot b \cdot c \cdot \cos\alpha$$

dove $b$ e $c$ sono le lunghezze dei lati noti, $\alpha$ l'angolo tra essi compreso e $a$ la lunghezza del lato incognito.

Nel caso in esame si ha $b = 3$, $c = 2$ e $\alpha = 45°$, quindi si ottiene:

$$a^2 = 3^2 + 2^2 - 2 \cdot 3 \cdot 2 \cdot \cos 45° = 13 - 12 \cdot \frac{\sqrt{2}}{2} \approx 4{,}6$$

Calcolando ora la radice quadrata di entrambi i membri, si ricava:

$$a^2 \approx 4{,}6 \;\Rightarrow\; a \approx \sqrt{4{,}6} \approx 2{,}1$$

tra le alternative proposte quella che approssima meglio tale valore è proprio la **B**.

---

**63** Essendo tg $\alpha = 1$, in corrispondenza dell'angolo $\alpha$ le funzioni seno e coseno devono assumere il medesimo valore. Ricordando l'unità trigonometrica (per cui la somma dei quadrati di seno e coseno deve essere pari all'unità) si ricava che la risposta corretta è la **C**.

---

**64** È facile osservare che tutte le risposte proposte contengono angoli compresi fra 0° e 360°. Rispettando questa limitazione si ha:

$$\cos\alpha = 0 \Rightarrow \alpha = 90° \text{ o } \alpha = 270°$$

$$\text{tg}\beta = 0 \Rightarrow \beta = 0° \text{ o } \beta = 180°$$

per cui l'unica coppia di valori degli angoli $\alpha$ e $\beta$ che soddisfa simultaneamente entrambe le equazioni è la **B**.

---

**65** La relazione non necessariamente vera per $0 < \alpha < \frac{\pi}{2}$ è la **C**: è vero che per i valori considerati dell'angolo $\alpha$ le funzioni seno e coseno assumono valori strettamente compresi tra 0 e 1, ma è vero anche che la somma di due di tali valori può essere maggiore di 1, come si osserva considerando i valori che si ottengono, per esempio, per $\alpha = \frac{\pi}{4}$:

$$\text{sen}\frac{\pi}{4} + \cos\frac{\pi}{4} = \frac{\sqrt{2}}{2} + \frac{\sqrt{2}}{2} = \sqrt{2} > 1$$

Si osservi che la risposta **D** è vera per ogni valore di $\alpha$, essendo la relazione fondamentale della goniometria.

**66** La somma degli scarti di una serie di numeri dalla loro media aritmetica è sempre zero, quindi la risposta esatta è la **B**. Si ha infatti:

$$\text{media aritmetica} = \frac{3+4+5+6+7}{5} = \frac{25}{5} = 5$$

Lo scarto tra ciascun numero considerato e la media aritmetica è dato dalla differenza (con segno) dei due valori considerati; per esempio, lo scarto tra il numero 3 e la media (pari a 5) è dato da:

$$3 - 5 = -2$$

La somma degli scarti nel caso in esame è quindi:

$$\text{somma scarti} = (3-5)+(4-5)+(5-5)+(6-5)+(7-5) =$$
$$= (-2)+(-1)+0+1+2 = -2-1+0+1+2 = 0$$

**67** La probabilità di un evento $E$, indicata con $P(E)$, è il rapporto tra il numero dei *casi favorevoli* al manifestarsi di $E$ e il numero dei *casi possibili*, giudicati ugualmente probabili. Un evento $E$ può essere:

- certo, se $P(E) = 1$;
- impossibile, se $P(E) = 0$;
- possibile, se $0 < P(E) < 1$;

Nel caso del lancio di un dado, l'evento "esce la faccia con il numero 5" è quindi possibile (risposta **E**) e la sua probabilità è pari a $1/6$.

Si osservi che la probabilità dell'evento "esce una faccia con un numero pari" vale $3/6 = 1/2$, quindi i due eventi considerati non sono equiprobabili.

**68** Occorre applicare il teorema delle probabilità totali: se $E$ e $F$ sono due eventi incompatibili, la probabilità che si verifichi $E$ oppure $F$ è uguale alla somma delle probabilità dei singoli eventi. La probabilità di estrarre un numero maggiore di 95 è pari a $5/100$ (ossia 5%). Anche la probabilità di estrarre un numero minore di 6 è pari a $5/100$ (quindi ancora 5%).

La somma di queste probabilità dà una probabilità totale pari al 10%.

La risposta corretta è quindi la **D**.

**69** Si indica con il termine moda di una serie di dati quello che ha la frequenza maggiore, cioè che compare più volte all'interno della serie. Nel caso in esame il dato che ricorre più spesso è 5, con tre occorrenze, quindi la risposta esatta è la **D**.

**70** La probabilità di estrarre una caramella alla frutta, in base alla definizione di probabilità, è data dal rapporto tra il numero di casi favorevoli e il numero di casi possibili.

Pertanto se $x$ è il numero di caramelle alla frutta da aggiungere, allora si ottiene:

- numero casi favorevoli = numero di caramelle alla frutta = $x + 2$;
- numero casi possibili = numero totale di caramelle = $10 + x$;
- $P = \frac{x+2}{10+x} = \frac{1}{3}$, da cui $3(x+2) = 10 + x$, ossia $x = 2$.

La risposta corretta è quindi la **E**.

**71** Indicando con $h$ l'altezza comune ai due solidi e con $r$ il raggio di base del cilindro, si conclude che il raggio $R$ di base del cono è uguale a $2r$. Poiché:

$$V_2 = \pi \cdot r^2 \cdot h \qquad V_1 = \frac{1}{3}\pi \cdot R^2 \cdot h = \frac{1}{3}\pi \cdot (2r)^2 \cdot h = \frac{4}{3}\pi \cdot r^2 \cdot h = \frac{4}{3}V_2$$

PARTE QUARTA

si ricava che:

$$\frac{V_1}{V_2} = \frac{\frac{4}{3}V_2}{V_2} = \frac{4}{3} \text{ (risposta C)}$$

**72** Mediante il teorema di Pitagora si trova che l'altezza di un triangolo equilatero di lato $a$ vale:

$$\frac{\sqrt{3}}{2}a$$

L'area $A$ di un triangolo equilatero di lato $a$ è data quindi dalla formula:

$$A = \frac{ah}{2} = \frac{a^2\sqrt{3}}{4}$$

per cui la risposta corretta è la A.

**73** Si indichi con $a$ la misura sia del lato del quadrato che del diametro della circonferenza: allora la diagonale del quadrato è pari a $\sqrt{2}a$, mentre la lunghezza della circonferenza è pari a $\pi a$. Il loro rapporto è quindi dato da:

$$\frac{\sqrt{2}a}{\pi a} = \frac{\sqrt{2}}{\pi} \approx \frac{1,41}{3,14} < 1$$

La risposta corretta è quindi la C.

**74** Dal momento che la distanza fra i due centri O e O′ è uguale alla somma dei raggi R e R′, le due sfere sono tangenti esternamente (risposta C).

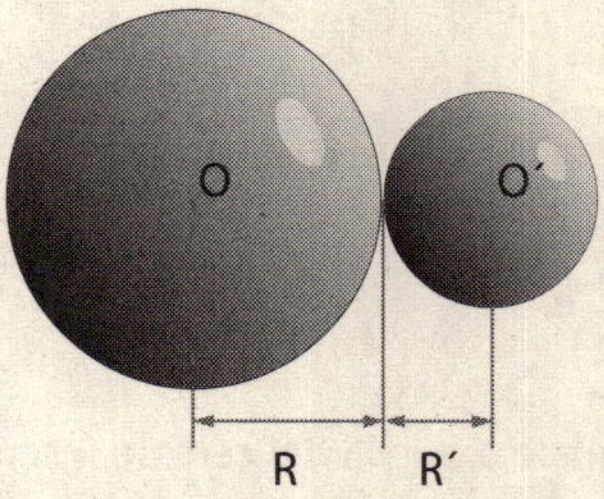


**75** I piedi dell'uomo percorrono una circonferenza $C$ di raggio $r = 6.500.000$ m, mentre la testa una circonferenza $C'$ di raggio $r' = 6.500.002$ m, cioè $r' = (r + 2)$ m. Essendo le lunghezze delle due circonferenze pari a:

$$C = 2\pi r \text{ m}$$

e

$$C' = 2\pi(r + 2) \text{ m}$$

si conclude che la testa dell'uomo ha percorso in più dei piedi:

$$C' - C = 2\pi(r + 2) \text{ m} - 2\pi r \text{ m} = 4\pi \text{ m} \approx 12,56 \text{ m}$$

La risposta corretta è la B.

MATEMATICA

**76** La risposta corretta è la **C**.

Infatti la superficie del quadrato vale $a^2$, la superficie del triangolo equilatero vale $\frac{\sqrt{3}}{4} \cdot a^2$, la superficie dell'esagono regolare vale $\frac{3\sqrt{3}}{2}a^2$ e, infine, la superficie del cerchio vale $\pi \cdot a^2$.

**77** La superficie di un solido qualsiasi è proporzionale al quadrato delle dimensioni lineari (così come il volume è proporzionale al cubo delle dimensioni lineari), per cui, raddoppiando le dimensioni lineari, la superficie aumenta di quattro volte.

La risposta corretta è pertanto la **C**.

**78** Si osserva che il raggio $r_i$ della circonferenza inscritta nel quadrato Q è uguale a metà del lato $a$, cioè $r_i = a/2$, mentre il raggio $r_c$ della circonferenza circoscritta al quadrato Q è uguale alla metà della diagonale $d$ del quadrato stesso, cioè: $r_c = \frac{d}{2} = \frac{a\sqrt{2}}{2}$.

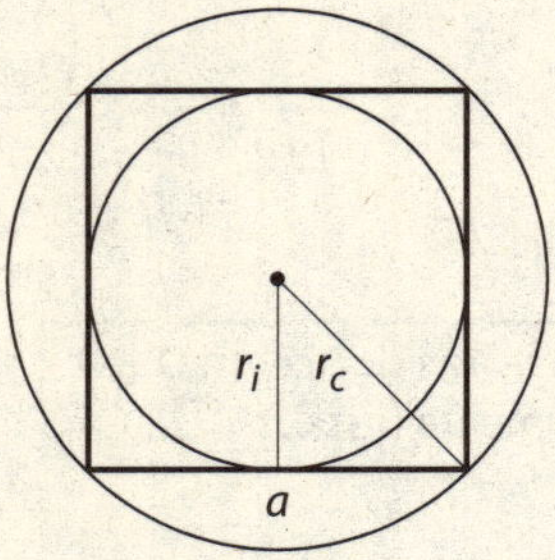


Pertanto l'area $A$ della corona circolare è uguale a:

$$A = \pi r_c^2 - \pi r_i^2 = \pi(r_c^2 - r_i^2) = \pi\left[\left(\frac{a\sqrt{2}}{2}\right)^2 - \left(\frac{a}{2}\right)^2\right] = \pi\left(\frac{a^2}{2} - \frac{a^2}{4}\right) = \frac{\pi}{4}a^2$$

Tale area risulta essere uguale a quella del cerchio inscritto (pari a $\frac{\pi}{4}a^2$) per ogni valore di $a$. La risposta esatta è dunque la **B**.

**79** La risposta corretta è la **C** in quanto l'altezza (CH in figura) divide il triangolo di partenza ABC in due triangoli ACH e BCH simili al triangolo ABC (quindi ancora isosceli).

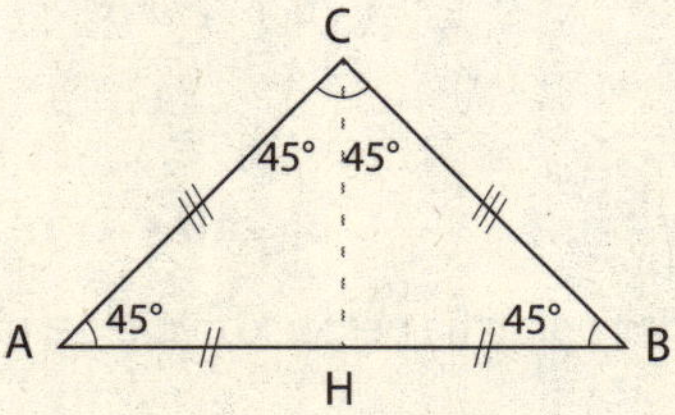


Essendo $\overline{AH} \equiv \overline{BH} \equiv \overline{CH}$ e $\overline{AH} + \overline{BH} \equiv \overline{AB} = 10$, si ricava $\overline{CH} = 5$.

**80** Affinché una terna di numeri rappresenti la lunghezza dei lati di un triangolo rettangolo, essa deve essere una *terna pitagorica*, ossia deve soddisfare il teorema di Pitagora: il quadrato costruito sul lato maggiore (ipotenusa) è pari alla somma dei quadrati costruiti sui due lati rimanenti (cateti). L'unica terna che soddisfa il teorema di Pitagora è quella individuata dalla lettera **C**.

**81** L'angolo AOB è l'angolo al centro che insiste sull'arco AB, mentre ACB è l'angolo alla circonferenza che insiste sul medesimo arco AB.

Poiché un angolo al centro è pari al doppio dell'angolo alla circonferenza che insiste sullo stesso arco, si deduce che l'angolo ACB è pari a metà dell'angolo AOC, quindi la sua ampiezza è 25°.

Il quesito chiede però di determinare l'angolo ABC.

Poiché i due angoli ACB e ABC sono gli angoli acuti del triangolo rettangolo ABC, essi sono complementari, ovvero la loro somma è 90°:

$$ACB + ABC = 90°$$

Da tale relazione si può infine ricavare l'ampiezza dell'angolo ABC:

$$ABC = 90° - ACB = 90° - 25° = 65° \text{ (risposta C)}$$

**82** Siano $r_1$ e $r_2$ i raggi delle due circonferenze. Si ottiene che

$$\pi r_1^2 = 2\pi r_2^2$$

quindi

$$r_1 = \sqrt{2} r_2$$

Per il rapporto fra le lunghezze delle due circonferenze si ha:

$$\frac{2\pi r_1}{2\pi r_2} = \frac{2\pi \cdot \sqrt{2} r_2}{2\pi r_2} = \sqrt{2} = 2^{1/2}$$

La risposta corretta è la **B**.

**83** Si tratta in sostanza di approssimare il volume di un uomo con il volume di un parallelepipedo rettangolo.

Indicate con $a$, $b$ e $c$ le misure dei tre spigoli del parallelepipedo, la misura del volume è data dal loro prodotto $a \cdot b \cdot c$.

Ponendo:

$$a = 170 \text{ cm} = 1{,}7 \text{ m} \qquad b = 250 \text{ mm} = 0{,}25 \text{ m} \qquad c = 0{,}5 \text{ m}$$

si ottiene il seguente valore per il volume V richiesto:

$$V = 1{,}7 \cdot 0{,}25 \cdot 0{,}5 \text{ m}^3 = 0{,}2125 \text{ m}^3 \approx 0{,}21 \text{ m}^3$$

per cui la risposta corretta è la **D**.

**84** Per definizione di similitudine fra triangoli, due triangoli sono simili se hanno gli angoli ordinatamente congruenti (e i lati ordinatamente proporzionali). La risposta corretta è quindi la **C**.

**85** Per rispondere al quesito occorre ricordare che la somma degli angoli interni di un poligono è uguale al numero di lati del poligono diminuito di 2, moltiplicato per 180°. Tutte le sequenze di valori presenti nelle diverse alternative proposte sono costituite da 5 numeri e dunque il poligono in oggetto ha 5 lati (pentagono). Pertanto la somma degli angoli interni deve essere pari a $(5 - 2) \cdot 180° = 540°$. L'unica sequenza di valori che sommati tra loro dà come risultato 540° è quella dell'alternativa **E**, che quindi è la risposta corretta.

parte quinta

# FISICA

# Quesiti

1 **Determinare la sequenza crescente delle seguenti unità di misura delle lunghezze: nm, cm, Gm, m, km.**

A nm, Gm, cm, m, km

B Gm, nm, cm, m, km

C km, m, cm, Gm, nm

D nm, cm, m, km, Gm

E nm, Gm, m, cm, km

2 **Un terzo di un chilometro e mezzo a quanti metri equivale?**

A 500 km

B 50 m

C 500 m

D 5000 m

E 50.000 m

3 **La costante di gravitazione universale G ha dimensioni definite dall'espressione:**

$$G = F \cdot L^2 / M^2$$

**dove F = forza, L = lunghezza, M = massa. Si indichi qual è l'unità di misura di G nel sistema di unità di misura MKS.**

A $kg^3 \cdot m^3 \cdot s^{-1}$

B $dyn \cdot m^2 \cdot kg^{-2}$

C $kg^{-1} \cdot m^3 \cdot s^{-2}$

D $kg^{-1} \cdot cm^3 \cdot s^{-2}$

E $kg^{-1} \cdot m^2$

4 **Individuare le alternative in cui le grandezze fisiche si susseguono secondo la serie: scalare, vettore, scalare.**

A Forza peso, massa, volume

B Massa, forza peso, volume

C Massa, volume, forza peso

D Temperatura, volume, spostamento

E Spostamento, temperatura, massa

FISICA

**5** **Il modulo della differenza vettoriale tra due forze che formano un angolo di 120° è:**

A minore del modulo di ciascuna forza

B maggiore del modulo di ciascuna forza

C uguale al modulo della risultante delle due forze

D minore della differenza aritmetica dei moduli delle due forze

E maggiore della somma aritmetica dei moduli delle due forze

**6** **Un bambino regge due cani di ugual peso con due guinzagli uguali. I cani partono di scatto. Il bambino perderà più facilmente l'equilibrio se le direzioni dei cani sono:**

A a 90 gradi

B a 45 gradi

C a 60 gradi

D coincidenti con versi opposti

E coincidenti con lo stesso verso

**7** **Il prodotto di una grandezza scalare per un vettore:**

A può modificare solo il verso del vettore

B può modificare solo la direzione del vettore

C può modificare il modulo ed eventualmente il verso del vettore

D si può fare solo se le due grandezze hanno le stesse dimensioni fisiche

E si può fare solo se lo scalare è maggiore di 0

**8** **Indicare la maggiore tra le seguenti velocità:**

A 18 km/h

B $7 \cdot 10^7$ cm/giorno

C 1 m/s

D c/100 (dove c è la velocità della luce nel vuoto)

E 7*g* (dove *g* è l'accelerazione di gravità)

**9** **Un treno parte da fermo con accelerazione costante pari a 3 m/s$^2$. Quale delle seguenti affermazioni è errata?**

A Dopo 10 s la velocità del treno è 30 m/s

B Dopo 5 s la velocità del treno è 54 km/h

C Dopo 8 s la velocità del treno è 1,44 km/min

D Dopo 10 s il treno ha percorso lo spazio $s = 150$ m

E Dopo ogni intervallo di tempo di 1 s la velocità del treno triplica

**10** **Un'automobile percorre un tratto di strada in salita alla velocità *v* e lo stesso tratto in discesa alla velocità *v*'. La velocità media è:**

A $\frac{v+v'}{2}$ B $\frac{vv'}{2}$ C $\frac{vv'}{v+v'}$ D $\frac{2vv'}{v+v'}$ E $\frac{vv'}{v+2v'}$

**11** **Un'automobile percorre un rettilineo infinitamente lungo. Esprimo lo spazio percorso in chilometri (km) e il tempo in ore (h). La velocità dell'auto sia costante e uguale a 100 km/h. A partire da un certo istante in poi l'auto subisce un'accelerazione negativa costante, uguale a –200 km/h$^2$. Dopo quanti minuti si inverte il senso di marcia?**

A 1 B 5 C 30 D 60 E Mai

PARTE QUINTA

12 **Il grafico mostra come varia nel tempo la velocità di un corpo che si muove di moto rettilineo.**

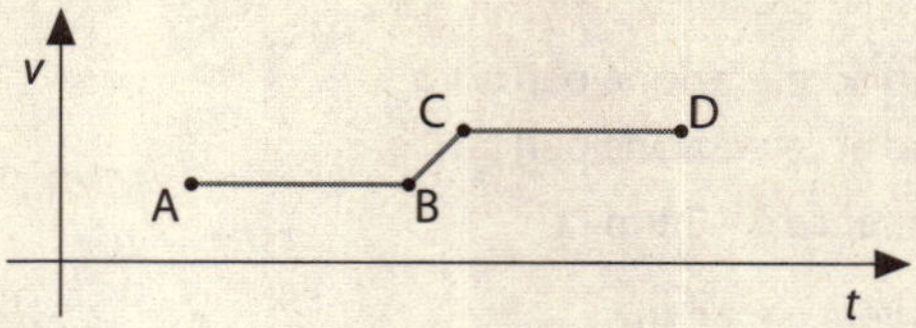


**Nel tratto BC si ha:**

A accelerazione nulla
B accelerazione uniforme
C accelerazione variabile
D non si può dire nulla sull'accelerazione perché nel grafico compare solo la velocità
E velocità costante

13 **Se un corpo si muove di moto naturalmente accelerato, cioè in caduta libera nel campo gravitazionale, partendo con velocità iniziale nulla:**

A la velocità è proporzionale al tempo trascorso
B la distanza è proporzionale al tempo trascorso
C la velocità è costante
D l'accelerazione è nulla
E la velocità è proporzionale alla distanza percorsa

14 **Un grave, inizialmente in quiete, cade verticalmente dall'altezza di 5 m. Il tempo di caduta, trascurando la resistenza dell'aria, vale circa:**

A 1/5 di secondo
B 0,5 secondi
C 1 secondo
D 2 secondi
E 5 secondi

15 **Qual è la velocità angolare della lancetta delle ore di un orologio?**

A 6,28 · 2 rad/s
B 6,28/2 rad/s
C 6,28/(24 · 60 · 60) rad/s
D (6,28 · 2)/(24 · 60 · 60) rad/s
E (6,28 · 2)/(24 · 60 · 60) m/s

16 **Se il periodo *T* di un oscillatore è 2 s, la sua frequenza vale:**

A 2 Hz
B 0,5 s
C 0,5 Hz
D 2 s
E non è possibile determinare la frequenza dalla conoscenza del solo periodo

FISICA

**17** **Un sasso ruota attorno a un centro fisso trattenuto da un filo lungo 1 m con velocità angolare $\omega = \sqrt{10}$ rad/s . Se *g* è l'accelerazione di gravità, qual è (entro il 2%) la giusta proposizione?**

A È sottoposto ad accelerazione pari a 1 *g*

B È sottoposto ad accelerazione pari a 10 *g*

C La velocità periferica è $10\pi$ m/s

D La velocità periferica è $\pi^2$ m/s

E La frequenza del moto è 2 Hz

**18** **Il rapporto *F/m* , con *F* forza e *m* massa, è:**

A una velocità

B un impulso

C una quantità di moto

D un'energia potenziale

E un'accelerazione

**19** **Un'asse del peso di 20 $kg_p$ e lunga 8 m è appoggiata alle sponde di una stretta insenatura. Un uomo di 100 $kg_p$ cammina sull'asse passando da una sponda all'altra. Durante il percorso la somma delle forze di reazione vincolare esercitate sugli estremi dell'asse per mantenere in equilibrio l'intero sistema:**

A varia con la posizione dell'uomo sull'asse

B dipende dalla natura del materiale utilizzato per costruire l'asse

C è nulla

D è sempre uguale a 120 $kg_p$

E è sempre uguale a 100 $kg_p$

**20** **Un astronauta, che sulla Terra ha una massa di 66 kg, sulla Luna ha una massa di:**

A circa 10 kg

B 66 kg

C circa 66 kg

D circa 400 kg

E 10 kg

**21** **Il baricentro di un solido di massa *m* è:**

A un punto materiale di massa *m*

B un punto geometrico necessariamente appartenente al solido

C un punto geometrico anche non appartenente al solido

D un punto geometrico necessariamente non appartenente al solido

E nessuna delle precedenti risposte è corretta

**22** **Di una sostanza si sa che il peso specifico relativo vale 2,7. La densità relativa:**

A si ricava moltiplicando 2,7 per la massa

B vale 2,7 moltiplicato per l'accelerazione di gravità

C vale 2,7 diviso l'accelerazione di gravità

D si ottiene moltiplicando 2,7 per il volume

E ha lo stesso valore del peso specifico relativo



 

**23** **Se la Terra avesse una massa doppia e un raggio pari alla metà dei valori reali, la forza peso sulla Terra risulterebbe:**

- **A** quattro volte maggiore
- **B** otto volte maggiore
- **C** uguale
- **D** la metà
- **E** il doppio

**24** **Una persona munita di fucile e proiettili si trova sopra un carrello in moto con velocità pari a 3 m/s. La massa di tutto il sistema è 100 kg. Nell'ipotesi che gli attriti risultino trascurabili, si domanda se la persona, sparando in successione alcuni proiettili, può arrestare il carrello.**

- **A** No, perché la quantità di moto di un sistema isolato si conserva
- **B** Sì, purché la persona spari un numero di proiettili tale che l'energia cinetica complessiva risulti di 300 joule
- **C** Sì, purché la persona spari un numero di proiettili tale che la loro quantità di moto totale risulti di verso opposto rispetto a quella del sistema iniziale e uguale a 300 kg · m/s
- **D** Sì, purché la persona spari un numero di proiettili tale che la loro quantità di moto totale risulti dello stesso verso rispetto a quella del sistema iniziale e uguale a 300 kg · m/s
- **E** No, perché non si conserverebbe l'energia cinetica

**25** **Il momento di una forza rispetto a un punto:**

- **A** si misura in N · s
- **B** misura l'istante in cui la forza è applicata
- **C** non è una grandezza scalare
- **D** non è mai nullo
- **E** è in funzione della massa nel punto

**26** **Sia data una forza costante e di modulo $F_1 \neq 0$. Sia inoltre dato un punto $A_1$ giacente sulla retta di azione di $F_1$. Il punto $A_1$ disti $L_1$ (con $L_1 \neq 0$) dal punto di applicazione di $F_1$. Analogamente, sia data una seconda forza costante, di modulo $F_2 \neq 0$ e un punto $A_2$ giacente sulla retta di azione di $F_2$. Sia $L_2 \neq 0$ la distanza di $A_2$ dal punto di applicazione di $F_2$. Che relazione c'è tra il momento $M_1$ di $F_1$ rispetto ad $A_1$ e il momento $M_2$ di $F_2$ rispetto ad $A_2$?**

- **A** Non si può rispondere se non si conoscono i valori di $F_1$, $F_2$, $L_1$ e $L_2$
- **B** $M_1 > M_2$ se $L_2 > L_1$
- **C** $M_1 > M_2$ se $F_1 > F_2$ e contemporaneamente $L_1 > L_2$
- **D** $M_1 = M_2 = 0$
- **E** $M_1 > M_2$ se $L_2 < L_1$

FISICA

**27** **Il funzionamento dell'avambraccio umano è assimilato dai fisici a quello di una macchina semplice. Di quale tipo di macchina semplice si tratta?**

A È una leva di primo genere perché il fulcro (gomito) si trova tra resistenza e potenza

B È una leva di secondo genere perché interresistente

C È una leva di secondo genere perché tutte le leve del corpo umano sono di secondo genere

D È una leva di terzo genere perché, anche se sembra interfulcrale, la potenza agisce tra il fulcro (gomito) e la resistenza

E È una macchina semplice che non funziona come leva

**28** **Ho un lampadario in cui è montata una lampadina da 100 W. Questo numero è il valore:**

A del rapporto numerico tra corrente e tensione

B della tensione di alimentazione delle lampadina

C della potenza assorbita dalla lampadina

D dell'intensità di corrente che passa nella lampadina

E del rapporto numerico tra tensione e corrente

**29** **Quale lavoro contro la forza di gravità compie un ragazzo che ha una massa di 60 kg per salire su una pertica innalzando il proprio baricentro di 5 m?**

A $5 \cdot 60 \cdot 9{,}81$ joule

B $5 \cdot 60 \cdot 9{,}81$ chilogrammetri

C $(1/2) \cdot 5\ 60 \cdot 9{,}81$ joule

D $(5 \cdot 60)/9{,}81$ joule

E $5 \cdot 60 \cdot 9{,}81$ newton

**30** **Una forza F di modulo $F = 32$ N sposta il suo punto di applicazione nella direzione e nel verso indicati in figura da uno spostamento $S = 450$ cm . Il lavoro compiuto dalla forza F è:**

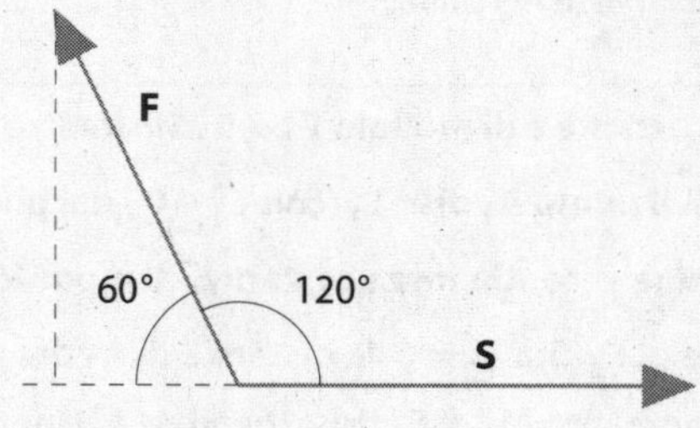


A $32\ \text{N} \cdot 450 \times 10^{-2}\ \text{m} \cdot \cos 120° = -72$ J

B $-32\ \text{N} \cdot 450 \times 10^{-2}\ \text{m} \cdot \cos 120° = 72$ J

C $-32\ \text{N} \cdot 450\ \text{cm} \cdot \cos 60° = -7200$ J

D $-32\ \text{N} \cdot 450 \times 10^{-2}\ \text{m} \cdot \text{sen} 60° = -72\sqrt{3}$ J

E $32\ \text{N} \cdot 450 \times 10^{-2}\ \text{m} \cdot \text{sen} 120° = 72\sqrt{3}$ J

PARTE QUINTA

**31** **Una macchina, per sollevare una massa di un quintale a un'altezza di dieci metri in dieci secondi, deve sviluppare una potenza minima di circa:**

A 1 kW
B 10 kW
C 100 kW
D 0,1 kW
E 0,01 kW

**32** **L'energia cinetica di un punto materiale può essere negativa?**

A La domanda non ha senso fisico
B Sì, se il moto è uniformemente ritardato
C Sì, se la massa è negativa
D Sì, se la velocità è negativa
E No, per come è definita

**33** **Un corpo viene lasciato cadere verticalmente da fermo da una certa altezza e acquista alla fine un'energia cinetica *E*. Quanto vale l'energia cinetica se la massa viene raddoppiata?**

A E
B $E/2$
C $2E$
D $4E$
E $E/4$

**34** **Un sasso lasciato cadere da 20 cm di altezza produce sulla sabbia una buca di profondità 3 mm. Se lo stesso sasso viene lasciato da un'altezza doppia produrrà una buca profonda (circa):**

A 2 mm
B 6 mm
C 12 mm
D 1 cm
E dipende dalla massa del sasso

**35** **Quale grandezza viene misurata dal manometro?**

A Larghezza delle mani
B Pressione
C Flusso
D Tensione superficiale
E Resistenza elettrica

**36** **La temperatura di 0 °C corrisponde a:**

A 273,16 kelvin
B 373,16 kelvin
C – 373,16 kelvin
D – 273,16 kelvin
E 0 kelvin

FISICA

**37** **Un corpo subisce una dilatazione termica. Cosa succede alla sua densità?**

A Aumenta con l'aumentare della temperatura

B Diminuisce all'aumentare della temperatura

C Resta costante, qualunque sia l'aumento di temperatura

D Aumenta all'aumentare del volume

E Aumenta al diminuire della massa

**38** **In fisica la parola "sublimazione" indica il passaggio:**

A dallo stato liquido a quello solido

B dallo stato solido a quello liquido

C dallo stato solido a quello gassoso

D dallo stato gassoso a quello solido

E dallo stato gassoso a quello liquido

**39** **Da quale delle seguenti grandezze è indipendente la temperatura di ebollizione di un liquido?**

A Altitudine

B Temperatura esterna

C Pressione esterna

D Tensione di vapore

E Nessuna delle precedenti

**40** **In un gas ideale il prodotto della pressione per il volume:**

A è sempre costante

B è proporzionale alla temperatura

C è indipendente dalla densità del gas

D raddoppia passando da 10 °C a 20 °C

E è inversamente proporzionale alla pressione

**41** **In un cilindro di volume pari a 1 dm$^3$ chiuso da uno stantuffo e mantenuto a 20 °C è contenuto un gas perfetto. Si abbassa lo stantuffo isotermicamente fino a ridurre il volume del cilindro a 0,5 dm$^3$. Si chiede la pressione interna del cilindro a stantuffo abbassato.**

A Nulla

B Uguale a quella iniziale

C Doppia di quella iniziale

D La metà di quella iniziale

E Il testo non contiene tutti i dati necessari per formulare una risposta

**42** **La spinta di Archimede su un corpo omogeneo totalmente immerso in un liquido dipende:**

A dalla densità del liquido

B dalla densità del corpo immerso

C dalla profondità alla quale si trova il corpo

D dal peso del corpo immerso

E dal materiale di cui è fatto il corpo

43 **L'uomo galleggia facilmente in acqua: basta che trattenga il fiato (a fine inspirazione) o si muova leggermente. Questo è dovuto al fatto che la densità media dell'uomo in unità del sistema CGS è circa uguale a:**

A 1000

B 1

C 100

D 10

E 0,1

44 **Dimezzando il volume di un corpo immerso nell'acqua, il rapporto tra il peso del corpo e la spinta di Archimede:**

A rimane invariato

B diventa 2 volte più grande

C quadruplica

D diventa 4 volte più piccolo

E dimezza

45 **Se un cubo di acciaio (densità 7.870 kg/m$^3$) di volume pari a 1 m$^3$ è totalmente immerso in acqua a una profondità di 40 metri, la spinta di Archimede è pari a circa:**

A 1.000 N

B 9.800 N

C 1.000 kg

D 78.700 N

E 7.870 kg

46 **La pressione idrostatica in un punto a trenta metri di profondità nel mare è circa:**

A 3 atmosfere

B $30 \cdot 10^5$ newton/m$^2$

C 30 pascal

D 30 mmHg

E 300 cmHg

47 **Un bambino, dopo una corsa, presenta 120 battiti cardiaci al minuto e a ognuno di essi l'arteria aortica riceve 40 millilitri di sangue, per cui:**

A la portata media dell'aorta è 40 cm$^3$/s

B la portata media dell'aorta è 80 cm$^3$/s

C il cuore batte 20 volte al secondo

D il cuore batte $120 \cdot 3600$ volte all'ora

E l'aorta riceve 800 millilitri di sangue al secondo

**48** **Si consideri il condotto orizzontale rappresentato in figura entro il quale si muove di moto stazionario un fluido perfetto.**

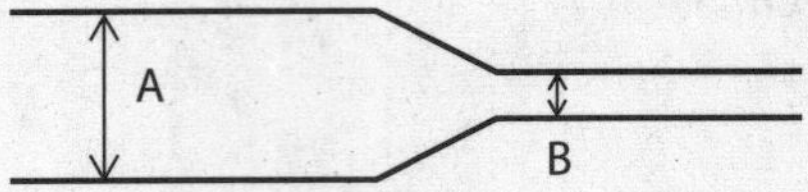


**Quale delle seguenti affermazioni è corretta?**

- **A** La pressione del fluido in B è maggiore di quella in A
- **B** La velocità del fluido in A è maggiore di quella in B
- **C** La pressione del fluido non dipende dalla posizione
- **D** La velocità del fluido non dipende dalla posizione
- **E** La velocità del fluido in B è maggiore di quella in A

---

**49** **Il calore è una grandezza fisica caratteristica di ciascun corpo?**

- **A** Sì
- **B** Solo se la temperatura rimane costante
- **C** No
- **D** Solo se lo è la temperatura
- **E** Nessuna delle precedenti risposte è corretta

---

**50** **Qual è la definizione di calore specifico di una sostanza?**

- **A** È il calore contenuto nell'unità di volume di tale sostanza
- **B** È il calore necessario a far passare l'unità di massa della sostanza allo stato liquido
- **C** È la temperatura di fusione della sostanza
- **D** È la quantità di calore che deve essere somministrata all'unità di massa della sostanza per aumentarne la temperatura di 1 °C
- **E** È la sua energia interna in condizioni standard

---

**51** **Un pallone da calcio è racchiuso in un cilindro vuoto e termicamente isolato. Da un foro accidentale l'aria, inizialmente racchiusa nel pallone, fuoriesce e si espande fino a occupare l'intero volume a disposizione. La temperatura dell'aria è cambiata durante il processo di sgonfiamento?**

- **A** Sì, perché il suo volume è cambiato nell'espansione
- **B** Sì, perché la sua pressione è diminuita nell'espansione
- **C** No, perché non c'è stato scambio di calore con l'esterno
- **D** No, perché non c'è stato scambio di lavoro con l'esterno
- **E** No, perché la sua energia interna non è stata modificata da processi esterni

---

**52** **Se il calore latente di fusione del rame vale 212 J/g, la quantità di calore necessaria a liquefare 1 kg di rame che si trova al punto di fusione è circa:**

- **A** 212 kcal
- **B** 2,12 J
- **C** 2120 kelvin
- **D** 50,7 kcal
- **E** nessuna delle precedenti

**53** **Qual è la temperatura dell'acqua che si ottiene mescolandone 1 litro a 0 °C con 0,2 litri a 30 °C?**

A 0 °C
B 5 °C
C 10 °C
D 15 °C
E 20 °C

**54** **La variazione di energia interna di un gas è:**

A uguale all'energia ceduta al gas in condizioni di pressione costante
B uguale al prodotto tra il numero di moli, il calore specifico molare del gas a volume costante e la variazione di temperatura
C uguale al prodotto tra il numero di moli, il calore specifico molare del gas a pressione costante e la variazione di temperatura
D la quantità di calore ceduta al gas
E la quantità di lavoro acquistata dal gas

**55** **Si può affermare che il calore specifico di un gas perfetto:**

A è indipendente dalle trasformazioni a cui il gas è sottoposto, in quanto dipende solo dalla natura della sostanza considerata
B diminuisce da 0 °C a 4 °C mentre poi aumenta per temperature maggiori di 4 °C
C a pressione costante è maggiore del calore specifico a volume costante
D è una quantità costante solo per i gas reali
E è espresso da un numero puro, nel senso che si tratta di una grandezza priva di dimensioni

**56** **Essendo $h = 6{,}6 \cdot 10^{-34}$ J · s la costante di Planck, l'energia di un fotone di frequenza $\nu = 10^{15}$ Hz è:**

A $E = 6{,}6 \cdot 10^{-7}$ pJ
B $E = 6{,}6 \cdot 10^{-37}$ pJ
C $E = 1{,}5 \cdot 10^{37}$ J
D $E = 1{,}5 \cdot 10^{-9}$ J
E nessuna delle precedenti

**57** **Il colore di una radiazione monocromatica dipende:**

A dalla sua intensità
B dalla sua velocità nel vuoto
C dal numero degli atomi che si diseccitano per unità di tempo
D dalla sua frequenza
E dalla sua temperatura

**58** **Considerando una radiazione infrarossa e una ultravioletta, la prima rispetto alla seconda possiede:**

A lunghezza d'onda maggiore; frequenza maggiore
B lunghezza d'onda minore; frequenza minore
C lunghezza d'onda minore; frequenza maggiore
D lunghezza d'onda maggiore; frequenza minore
E lunghezza d'onda maggiore; frequenza uguale

**59** **In quale dei seguenti mezzi il suono si propaga più velocemente?**

- A Ferro
- B Acqua
- C Vapore acqueo
- D Aria
- E Vuoto

**60** **Si hanno a disposizione tre lampade con cui illuminare il foglio che si sta leggendo. La lampada A, da 40 W, dista 1 m dal foglio. La lampada B, da 80 W, dista 2 m dal foglio. La lampada C, da 640 W, dista 4 m dal foglio. Supponendo che tutta l'energia elettrica venga convertita in energia luminosa, emessa simmetricamente in tutte le direzioni, come risulta l'illuminazione prodotta sul foglio?**

- A Le lampade A e C sono equivalenti e ciascuna illumina più della lampada B
- B La lampada A illumina più di ciascuna delle altre
- C La lampada C illumina più di ciascuna delle altre
- D Le lampade A e B sono equivalenti e ciascuna illumina più della lampada C
- E La lampada B illumina più di ciascuna delle altre

**61** **Quale delle seguenti affermazioni è vera?**

- A La luce e il suono si propagano anche nel vuoto, ma con velocità diverse
- B Il suono si propaga con velocità differenti in mezzi differenti, mentre la luce ha sempre la stessa velocità in qualunque mezzo
- C La luce si propaga con velocità differenti in mezzi differenti, mentre il suono ha sempre la stessa velocità in qualunque mezzo
- D Sia la luce sia il suono si propagano con velocità differenti in mezzi differenti
- E Le precedenti affermazioni sono tutte false

**62** **Se un suono si propaga in un certo mezzo con una velocità di 500 m/s e ha una frequenza di 100 Hz, la sua lunghezza d'onda vale:**

- A $500/100 = 5$ metri
- B $500 \cdot 100 = 50.000$ metri
- C $100/500 = 0,2$ metri
- D $500 - 100 = 400$ metri
- E zero

**63** **Un corpo carico negativamente posto vicino a una sorgente di raggi X si scarica rapidamente perché i raggi X:**

- A hanno una lunghezza d'onda molto piccola
- B hanno potere ionizzante
- C penetrano nei corpi
- D hanno grande lunghezza d'onda
- E assorbono carica elettrica

**64** **Quale delle seguenti unità di misura è quella del campo elettrico?**

- A Coulomb/newton
- B Newton/coulomb
- C Volt · N
- D N/volt
- E Elettronvolt

**65** **Selezionare la risposta nella quale l'ordine delle unità di misura si accoppia correttamente con le seguenti grandezze: carica elettrica - capacità elettrica - campo elettrico - differenza di potenziale - lavoro meccanico.**

- A Joule/coulomb - joule - coulomb - volt/metro - farad
- B Joule - volt/metro - farad - coulomb - joule/coulomb
- C Coulomb - farad - volt/metro - joule/coulomb - joule
- D Coulomb - joule - farad - joule/coulomb - volt/metro
- E Joule/coulomb - volt/metro - farad - coulomb - joule

**66** **Il potenziale elettrico è:**

- A la forza con cui viene attratta una carica elettrica
- B il lavoro fatto da una carica nell'unità di tempo
- C una grandezza che si misura in joule/coulomb
- D nullo per una carica ferma
- E nessuna delle precedenti

**67** **Sia S una superficie equipotenziale di un campo elettrico qualsiasi. In un punto P di S il vettore campo elettrico E:**

- A è nullo
- B è tangente a S
- C è perpendicolare a S
- D forma con la normale a S un angolo acuto
- E ha una direzione che dipende dalla distribuzione di cariche che genera il campo

**68** **La capacità equivalente di più condensatori collegati in parallelo è:**

- A uguale alla somma delle capacità dei singoli condensatori
- B uguale alla capacità del condensatore a valore più elevato
- C il reciproco della capacità equivalente è uguale alla somma dei reciproci delle singole capacità
- D uguale al prodotto delle capacità dei singoli condensatori
- E nessuna delle precedenti risposte

**69** **Una particella PRIVA DI CARICA, in moto rettilineo e uniforme, entra in un campo elettrico, diretto perpendicolarmente alla direzione della velocità della particella, e descrive una traiettoria:**

- A parabolica
- B circolare
- C iperbolica
- D ellissoidale
- E rettilinea

**70** **L'energia elettrostatica immagazzinata in un condensatore di capacità 1 μF a cui è applicata la differenza di potenziale di $3 \cdot 10^3$ V vale:**

- A $3 \cdot 10^{-3}$ J
- B 4,5 J
- C 9 J
- D $3 \cdot 10^3$ J
- E $4,5 \cdot 10^3$ J

FISICA

71 **Se in un voltmetro a nitrato d'argento $AgNO_3$ si fa passare una corrente di 0,1 ampere per 10 secondi:**

- A sarà passata una carica di 1 coulomb
- B l'argento si deposita all'anodo
- C l'argento si deposita al catodo in ragione di 1,118 mMol
- D non vi sarà aumento di temperatura della soluzione
- E al catodo vi sarà sviluppo di idrogeno nascente

72 **La resistenza di un conduttore ohmico è:**

- A direttamente proporzionale alla tensione
- B direttamente proporzionale alla corrente
- C indipendente dalla tensione
- D indipendente dalla temperatura
- E indipendente dal materiale di cui è fatto il conduttore

73 **Ai capi di una resistenza di 10 ohm viene stabilita una differenza di potenziale di 20 V. La corrente che attraversa la resistenza è:**

- A 20 W
- B 200 J
- C $0{,}5 \ m \cdot s^{-2}$
- D 2 A
- E $0{,}2 \ A^{-1}$

74 **La resistenza totale offerta da due resistenze uguali poste in serie è, rispetto a quella offerta da ciascuna delle due singolarmente:**

- A minore
- B uguale
- C maggiore
- D due resistenze uguali non possono essere poste in parallelo
- E nessuna delle precedenti

75 **Quattro resistenze di 10 ohm, 20 ohm, 40 ohm e 40 ohm sono collegate in parallelo. Quanto vale la resistenza equivalente?**

A 0,2 ohm B 5 ohm C 110 ohm D 110/4 ohm E 4/110 ohm

76 **Se si dimezza la differenza di potenziale ai capi di un conduttore ohmico, la potenza dissipata:**

- A aumenta di un fattore 4
- B diminuisce di un fattore 4
- C diminuisce di un fattore 2
- D aumenta di un fattore 2
- E rimane inalterata

**77** **Conoscendo la corrente elettrica *i* e la differenza di potenziale $\Delta V$ ai capi di una resistenza, è possibile calcolare il calore in essa dissipato in un intervallo di tempo prefissato?**

A Sì

B No, occorre conoscere la temperatura iniziale della resistenza

C No, occorre conoscere il valore della resistenza

D No, occorre conoscere il materiale di cui è fatta la resistenza

E Nessuna delle soluzioni proposte

**78** **La resistività:**

**1) è uguale per tutti i materiali;**

**2) varia con la temperatura;**

**3) non varia con la temperatura;**

**4) è diversa per ogni materiale.**

**Riguardo alle precedenti affermazioni, si può asserire che:**

A è corretta solo la 1)

B sono corrette la 2) e la 4)

C sono corrette la 1) e la 3)

D è corretta solo la 3)

E è corretta solo la 4)

**79** **Indicando con $i_e$ l'intensità di corrente che entra in una lampada a incandescenza accesa e $i_u$ l'intensità di corrente di uscita, qual è la relazione tra $i_e$ e $i_u$?**

A $i_u = i_e$

B $i_u = i_e/4{,}18$

C $i_u = i_e/2$

D $i_u = i_e \cdot 4{,}18$

E Nessuna delle precedenti

**80** **Il modulo della forza di Lorentz agente su una particella carica in moto con velocità v in un campo magnetico B è:**

A zero, solo se **B** è nullo

B zero, se **v** è ortogonale a **B**

C zero, se **v** è parallela a **B**

D sempre diverso da zero, se **v** e **B** sono non nulli

E zero, se **v** forma con **B** un angolo di 45°

**81** **La forza di Lorentz risulta perpendicolare alla velocità della carica e al vettore induzione del campo magnetico. Il lavoro di tale forza sulla carica è:**

A sempre positivo

B per rispondere occorre conoscere i versi della velocità e del vettore induzione

C nullo

D sempre negativo

E nessuna delle precedenti

**82** **Due particelle A e B, aventi la stessa carica elettrica, si muovono di moto circolare uniforme in uno stesso campo magnetico su circonferenze di ugual raggio. Sapendo che $m_A = 2\ m_B$, quale delle seguenti relazioni tra i moduli delle velocità $v_A$ e $v_B$ è esatta?**

A $v_A = v_B$

B $2\ v_A = v_B$

C $2\ v_B = v_A$

D $4\ v_A = v_B$

E $4\ v_B = v_A$

**83** **Un filo percorso da corrente e immerso in un campo magnetico forma col campo un angolo $\alpha$. La forza agente sul filo è massima se $\alpha$ è:**

A 0°

B 180°

C 90°

D 45°

E 30°

**84** **Le linee di forza di un qualunque campo di induzione magnetica sono sempre:**

A circolari

B ellittiche

C elicoidali

D rettilinee

E chiuse

**85** **Un trasformatore elettrico:**

A trasforma energia elettrica in energia meccanica

B può amplificare una corrente costante

C può amplificare una corrente alternata

D è in pratica una dinamo

E è sempre costituito da materiale rigorosamente isolante

PARTE QUINTA

# Soluzioni e commenti

**1** Per mettere in ordine crescente le cinque unità di misura, è sufficiente ricordare le potenze di dieci che le legano all'unità di misura fondamentale della lunghezza: il metro.

$$\text{nm} = 10^{-9}\ \text{m};\quad \text{cm} = 10^{-2}\ \text{m};\quad \text{Gm} = 10^{9}\ \text{m};\quad \text{km} = 10^{3}\ \text{m}$$

Da queste equivalenze si deduce che la risposta esatta è la **D**.

**2** Occorre trasformare i chilometri in metri: 1,5 km = 1500 m. Un terzo di 1500 metri equivale a 500 metri (risposta **C**).

**3** È sufficiente sostituire a ogni grandezza contenuta nella relazione data la sua unità di misura. Si ottiene:

$$G \Rightarrow N \cdot m^2 \cdot kg^{-2} = kg \cdot m \cdot s^{-2} \cdot m^2 \cdot kg^{-2} = kg^{-1} \cdot m^3 \cdot s^{-2}$$

La risposta esatta è la **C**.

**4** Gli scalari sono grandezze fisiche individuate da un numero che ne esprime l'intensità rispetto a un'unità di misura prefissata, mentre le grandezze vettoriali sono individuate, oltre che da un numero (*modulo*) che ne esprime l'intensità rispetto a un'unità prefissata, anche da una *direzione* e un *verso*. Tra le grandezze proposte massa, temperatura e volume sono grandezze scalari, mentre spostamento e forza peso sono grandezze vettoriali. La risposta esatta è dunque la **B**.

**5** Si può schematizzare il problema, senza perdere in generalità, come il caso di un vettore **a** giacente sull'asse *x* e di un altro vettore **b** che forma con questo un angolo di 120°, come mostrato in figura.

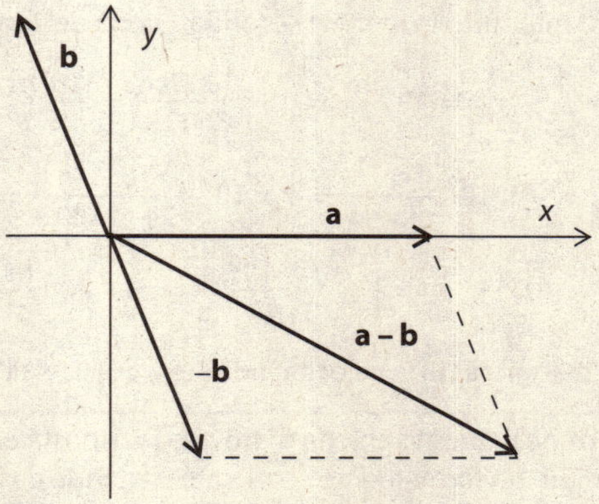


Usando la regola del parallelogramma per disegnare la differenza tra due vettori, come si osserva dalla figura, si verifica che la risposta esatta è la **B**.

FISICA

6 In questo problema il peso dei cani è solo indicativo della forza che possono applicare al bambino quando partono di scatto, ma questo dato è irrilevante: rappresentando la forza applicata da ciascun cane con un vettore, per esempio $\mathbf{F}_1$ e $\mathbf{F}_2$, la forza totale applicata al bambino è la somma vettoriale $\mathbf{F}_1 + \mathbf{F}_2$. Si tratta dunque di cercare le direzioni dei due cani (e dei due vettori) tali che la somma sia massima.

Questo avviene quando i due vettori sono paralleli e hanno verso concorde: solo in questo caso infatti il modulo di $\mathbf{F}_1 + \mathbf{F}_2$ coincide con la somma dei moduli, $F_1 + F_2$. La risposta cercata è pertanto la **E**.

In tutti gli altri casi il modulo di $\mathbf{F}_1 + \mathbf{F}_2$ è inferiore a $F_1 + F_2$. Lo si verifica ad esempio quando le due forze sono disposte a 90°: secondo la regola del parallelogramma, il vettore somma è l'ipotenusa del triangolo rettangolo che ha per lati $\mathbf{F}_1$ e $\mathbf{F}_2$ e il suo modulo vale:

$$\sqrt{F_1^2 + F_2^2}$$

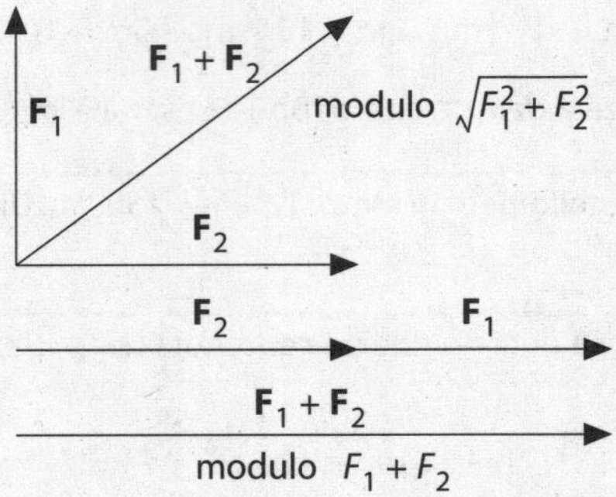


7 Quando un vettore viene moltiplicato per un numero, l'operazione incide sul modulo del vettore (che aumenta o diminuisce a seconda che lo scalare sia maggiore o minore di 1), ma anche sul suo verso: se lo scalare è positivo il verso resta immutato, se lo scalare è negativo il verso cambia (risposta **C**).

In ogni caso il vettore che risulta dall'operazione ha la stessa direzione del vettore di partenza. Se lo scalare è 0, anche il risultato sarà 0.

8 Questo quesito consente di fare pratica con le equivalenze tra unità di misura della velocità. Si noti anzitutto che $g$, come indica il testo dell'alternativa **E**, non è una velocità bensì un'accelerazione, pertanto non ha senso confrontarla in modulo con le altre grandezze: questa risposta si può escludere a priori.

Per le restanti, portiamo tutto in metri al secondo, l'unità del Sistema internazionale, e troviamo:

$$v_A = 18\ \frac{\text{km}}{\text{h}} = 18 \cdot \frac{1000\ \text{m}}{3600\ \text{s}} = \frac{18}{3{,}6}\ \frac{\text{m}}{\text{s}} = 5\ \frac{\text{m}}{\text{s}}$$

$$v_B = 7 \times 10^7\ \frac{\text{cm}}{\text{giorno}} = 7 \times 10^7 \cdot \frac{10^{-2}\ \text{m}}{24 \cdot 3600\ \text{s}} = \frac{7000}{864}\ \frac{\text{m}}{\text{s}} \cong 8\ \frac{\text{m}}{\text{s}}$$

$$v_D = \frac{3 \times 10^8}{10^2}\ \frac{\text{m}}{\text{s}} = 3 \times 10^6\ \frac{\text{m}}{\text{s}}$$

Si conclude che la maggiore tra le velocità indicate è quella nell'alternativa **D**.

9 Si noti innanzitutto che il quesito chiede di trovare la risposta errata e non la risposta corretta. Il treno si muove di moto uniformemente accelerato partendo da fermo ($v_0 = 0$). La velocità del treno quando è trascorso un tempo $t$ dall'istante iniziale ($t_0 = 0$) è data da:

$$v = v_0 + a \cdot t = a \cdot t$$

Lo spazio percorso nello stesso tempo $t$ è: $s = s_0 + v_0 \cdot t + \frac{1}{2} a \cdot t^2 = \frac{1}{2} a \cdot t^2$.

Si possono ora verificare le risposte una a una. Dopo 10 s dall'inizio del moto la velocità del treno è $v = a \cdot t = 3\ m/s^2 \cdot 10\ s = 30\ m/s$ e la risposta **A** contiene un dato esatto.

Dopo 5 s la velocità è $v = 3\ m/s^2 \cdot 5\ s = 15\ m/s = 54\ km/h$ e la risposta **B** contiene un'informazione esatta.

Dopo 8 s la velocità è $v = 3\ m/s^2 \cdot 8\ s = 24\ m/s = 1{,}44\ km/min$ e la risposta **C** contiene un'informazione esatta.

Dopo 10 s la strada percorsa è $s = \frac{1}{2} a \cdot t^2 = \frac{1}{2} \cdot 3\ m/s^2 \cdot 100\ s^2 = 150\ m$ e la risposta **D** contiene un'informazione esatta.

Dopo 1 s dall'inizio del moto la velocità è $v = 3\ m/s^2 \cdot 1\ s = 3\ m/s$, mentre dopo 2 s è $v = 3\ m/s^2 \cdot 2\ s = 6\ m/s$; la velocità quindi non triplica dopo ogni secondo e la **E** contiene un'informazione errata. La risposta da scegliere è di conseguenza la **E**.

---

**10** L'automobile percorre lo stesso spazio sia in salita sia in discesa; indicando con $s$ lo spazio percorso, con $t$ il tempo di salita e con $t'$ il tempo di discesa si ha:

$$s = v \cdot t = v' \cdot t'$$

quindi la velocità media sull'intero percorso risulta essere:

$$v_{media} = \frac{2s}{t+t'} = \frac{2s}{\frac{s}{v} + \frac{s}{v'}} = \frac{2s}{\frac{s(v+v')}{vv'}} = \frac{2vv'}{v+v'}$$

La risposta esatta è quindi la **D**.

---

**11** Nella situazione descritta dal problema, si passa da una velocità iniziale diversa da zero a una finale pari a zero, a causa di una decelerazione. Per definizione, questa accelerazione negativa $a$ è data dal rapporto tra la variazione di velocità $\Delta v$ e il tempo trascorso, $\Delta t$. Invertendo questa relazione si trova:

$$\Delta t = \frac{\Delta v}{a} = \frac{v_f - v_i}{a} = -100\ \frac{km}{h} \cdot \frac{1}{-200} \frac{h^2}{km} = \frac{1}{2} h = 30\ min$$

Nello svolgere i calcoli, sopra, si faccia attenzione a invertire l'unità di misura dell'accelerazione che si trova a numeratore. La risposta esatta è la **C**.

---

**12** Nel tratto BC il modulo della velocità aumenta con il passare del tempo: si ha quindi un'accelerazione diversa da zero. La relazione che lega la velocità con il tempo deve essere lineare (il tratto BC è rettilineo), cioè deve essere del tipo $v = v_0 + a \cdot t$. Tale relazione è caratteristica del moto rettilineo uniformemente accelerato: la risposta esatta è la **B**.

---

**13** Per il moto rettilineo naturalmente accelerato valgono le seguenti leggi:

| | |
|---|---|
| $v = v_0 + at$ | $v_0$ = velocità iniziale |
| $s = s_0 + v_0 t + \frac{1}{2} a t^2$ | $s_0$ = spazio iniziale |
| | $v_f$ = velocità finale |
| $a = \frac{1}{2} \cdot \frac{v_f^2 - v_0^2}{\Delta s}$ | $a$ = accelerazione costante = g |
| | $\Delta s$ = spazio percorso |
| $v_f = \sqrt{v_0^2 + 2a \cdot \Delta s}$ | $t$ = tempo |

Nel caso specifico si ha: $v = gt$. Si deduce che la risposta esatta è la **A**.

FISICA

**14** Un grave in caduta libera si muove di moto rettilineo uniformemente accelerato e percorre uno spazio *h* in un tempo *t* dato da:

$$t = \sqrt{2h/g}$$

Sostituendo i valori si ottiene:

$$t = \sqrt{\frac{2 \cdot 5\ \text{m}}{9{,}8\ \text{m/s}^2}} \approx 1\ \text{s}$$

La risposta esatta è quindi la **C**.

**15** La lancetta delle ore compie due giri in 24 h: per compiere 360° (ossia $2\pi$ radianti, pari a circa 6,28 radianti) impiega 12 h = 12 · 60 · 60 s. La velocità angolare della lancetta è data da:

$$\omega = \frac{\Delta\theta}{\Delta t} = \frac{6{,}28\ \text{rad}}{12 \cdot 60 \cdot 60\ \text{s}}$$

La risposta esatta è dunque la **D**.

**16** La frequenza è uguale al reciproco del periodo:

$$\nu = \frac{1}{T} = \frac{1}{2\ \text{s}} = \frac{1}{2} \cdot \frac{1}{\text{s}} = \frac{1}{2}\ \text{Hz} = 0{,}5\ \text{Hz}$$

La risposta corretta è dunque la **C**.

**17** Dai dati del problema si deduce che il moto descritto dal sasso è circolare uniforme, con raggio pari a 1 m. Questo è sufficiente a scrivere che l'accelerazione a cui è sottoposto (l'accelerazione centripeta) vale:

$$a = \omega^2 \cdot r = (\sqrt{10}\ \text{rad/s})^2 \cdot 1\ \text{m} = 10\ \text{m/s}^2$$

Se si prende come valore per l'accelerazione di gravità 9,8 $\text{m/s}^2$ si vede che lo scarto dal valore trovato è:

$$\frac{a - g}{a} = \frac{(10 - 9{,}8)\ \text{m/s}^2}{10\ \text{m/s}^2} = 0{,}02 = 2\%$$

Si può quindi concludere che la risposta corretta è la **A**.

**18** La seconda legge di Newton afferma che la forza è direttamente proporzionale all'accelerazione secondo la relazione $F = ma$. Il rapporto $F/m$ ha dunque le dimensioni di un'accelerazione (risposta **E**).

**19** La situazione delle forze in gioco è riportata in figura. Per definizione, le due reazioni vincolari $\mathbf{F}_1$ e $\mathbf{F}_2$, esercitate sull'asse dalle pareti dell'insenatura, sono perpendicolari alle pareti. Le due forze peso (il peso **P** dell'uomo – il cui punto di applicazione, per semplicità giacente sull'asse anziché nel baricentro dell'uomo, si sposta lungo l'asse – e il peso **p** dell'asse, applicato nel baricentro dell'asse) sono dirette lungo la verticale (le forze rappresentate nella figura non sono in scala).

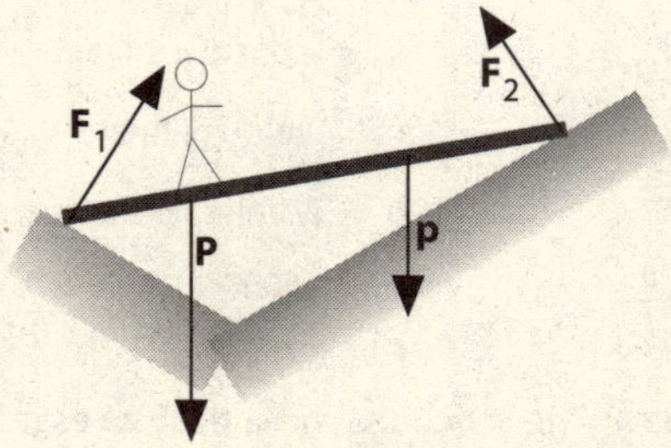


PARTE QUINTA

Le due condizioni per l'equilibrio del sistema sono che la risultante **R** (cioè la somma vettoriale) di tutte le forze sia nulla e che lo sia anche la risultante di tutti i momenti delle forze (l'asse potrebbe infatti ruotare scivolando lungo le pareti). I punti di applicazione di **P** e **p** entrano in gioco nella seconda condizione di equilibrio, quella sui momenti (peraltro non sappiamo se l'asse è omogenea e dunque non possiamo stabilirne il baricentro). Al contrario, per stabilire la somma vettoriale **R** di tutte le forze non serve il loro punto di applicazione. Se il vettore risultante **R** è zero, devono essere nulle anche le sue componenti. Facendo riferimento alla figura, si può dunque ragionare separatamente lungo le due direzioni orizzontale e verticale, come segue.

*Orizzontale*: solo $\mathbf{F}_1$ e $\mathbf{F}_2$ hanno componenti orizzontali e la loro somma deve annullarsi, cioè: $\mathbf{F}_{1x} + \mathbf{F}_{2x} = \mathbf{0}$

*Verticale*: la somma delle componenti verticali di $\mathbf{F_1}$ e $\mathbf{F_2}$ e delle due forze peso deve annullarsi, cioè: $\mathbf{F}_{1y} + \mathbf{F}_{2y} + \mathbf{P} + \mathbf{p} = \mathbf{0} \Rightarrow \mathbf{F}_{1y} + \mathbf{F}_{2y} = -(\mathbf{P} + \mathbf{p})$

A questo punto si può rispondere al problema: la somma **F** delle forze di reazione vale, passando alle componenti:

$$\mathbf{F} = \mathbf{F}_1 + \mathbf{F}_2 = \mathbf{F}_{1x} + \mathbf{F}_{2x} + \mathbf{F}_{1y} + \mathbf{F}_{2y} = \mathbf{0} + [-(\mathbf{P} + \mathbf{p})] = -(\mathbf{P} + \mathbf{p})$$

Si ricava quindi che il modulo della somma delle forze di reazione per mantenere il sistema in equilibrio è pari alla somma delle due forze peso, ovvero 120 $kg_p$ (risposta **D**).

---

**20** La massa è, a differenza del peso, una caratteristica dei corpi: la massa di un corpo è sempre la stessa ovunque si trovi il corpo (risposta **B**).

---

**21** Diversamente da quello che si potrebbe pensare, il baricentro di un corpo non deve necessariamente appartenere al corpo: la risposta esatta è la **C**. Si pensi per esempio a un salvagente (schematizzato in figura): il suo baricentro B è evidentemente un punto che non appartiene al corpo.

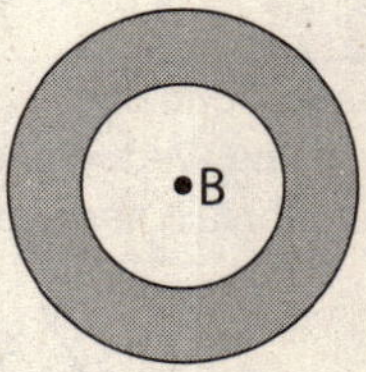


---

**22** Il peso specifico $p$ di un corpo è legato alla sua densità $\rho$ dalla relazione $p = \rho \cdot g$.

Definendo il peso specifico relativo di un corpo rispetto a un altro come $p_{2,1} = p_2/p_1$ e la densità relativa come $\rho_{2,1} = \rho_2/\rho_1$, si ottiene:

$$p_{2,1} = \frac{p_2}{p_1} = \frac{\rho_2 \cdot g}{\rho_1 \cdot g} = \frac{\rho_2}{\rho_1} = \rho_{2,1} \quad \text{(risposta E)}$$

---

**23** La forza peso che agisce su un corpo sulla superficie terrestre è dovuta alla attrazione gravitazionale tra la Terra e il corpo. Indicando con $P$ il peso di un corpo di massa $m$, con $M$ e $r$ rispettivamente la massa e il raggio della Terra, si ha:

$$P = G \cdot \frac{m \cdot M}{r^2}$$

Se la Terra avesse massa $2M$ e raggio $r/2$, il nuovo peso $P'$ del corpo sarebbe:

$$P' = G \cdot \frac{m \cdot 2M}{\left(\frac{1}{2}r\right)^2} = 8G \cdot \frac{m \cdot M}{r^2} = 8P$$

La risposta corretta è dunque la **B**.

FISICA

**24** Il sistema uomo-carrello può essere considerato come un sistema isolato; di conseguenza la quantità di moto totale del sistema si conserva. Prima che l'uomo inizi a sparare, la quantità di moto totale è pari a: $\mathbf{P} = M \cdot \mathbf{v}$ dove $M$ è la massa totale e $\mathbf{v}$ è la velocità del sistema. Sostituendo i valori si ottiene $P = 300$ kg·m/s. Quando l'uomo spara, per il principio di conservazione della quantità di moto, si ha:

$$300\ \frac{\text{kg} \cdot \text{m}}{\text{s}} = P_{carrello} + P_{proiettili}$$

Poiché si vuole fermare il carrello, nella relazione appena scritta si può porre $P_{carrello} = 0$, da cui si deduce:

$$P_{proiettili} = 300\ \frac{\text{kg} \cdot \text{m}}{\text{s}}$$

Quindi se si vuole fermare il carrello è necessario che la persona spari un numero di proiettili tale che la loro quantità di moto totale risulti dello stesso verso rispetto a quella del sistema iniziale e uguale a 300 kg · m/s. La risposta esatta è la **D**.

**25** Il momento di una forza rispetto a un punto è definito come il prodotto vettoriale tra due vettori; è quindi un vettore (risposta **C**).

Si osserva che, data la sua definizione, l'unità di misura del momento nel SI è N · m (risposta **B** errata); inoltre il momento può essere nullo, per esempio quando la forza è parallela alla distanza tra il suo punto di applicazione e il polo rispetto al quale si calcola il momento (risposta **D** errata); infine, il momento di una forza rispetto a un punto non dipende dalla massa eventualmente presente in quel punto (risposta **E** errata).

**26** Si consideri la seguente rappresentazione degli oggetti descritti nel problema. Nella figura di destra sono stati riportati in grigio anche i vettori che rispettivamente congiungono il punto A dato con il punto di applicazione B della forza **F**, necessari per calcolare il momento **M** di **F** rispetto ad A.

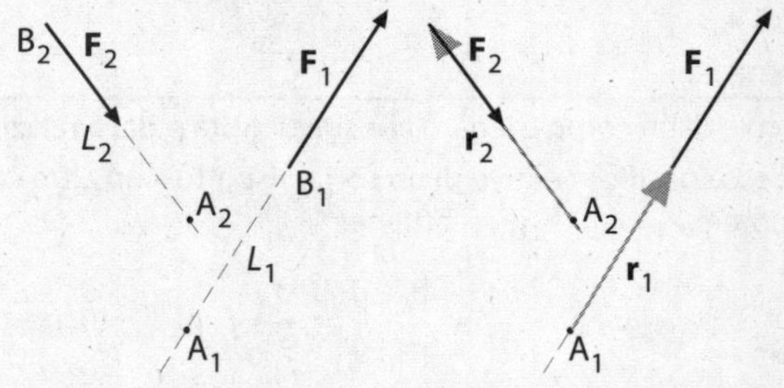


Per definizione, il momento di una forza rispetto a un punto A è il prodotto vettoriale della forza **F** per il vettore **r** che congiunge A al punto di applicazione della forza. In formule:

$$\mathbf{M} = \mathbf{F} \times \mathbf{r} \quad \Rightarrow \quad M = F \cdot r \cdot \text{sen}\alpha$$

dove $\alpha$ è l'angolo compreso tra i due vettori **F** e **r**. Ora, come si vede nella figura, in entrambi i casi i due vettori sono paralleli tra loro, dunque il momento **M** è in entrambi i casi nullo. La risposta esatta è la **D**.

**27** La risposta esatta è la **D**.

**28** Il watt è l'unità di misura della potenza: il valore riportato sulla lampadina indica l'energia che assorbe nell'unità di tempo (risposta **C**).

**29** Per spostare il suo corpo verso l'alto di 5 metri, il ragazzo deve compiere un lavoro contro la forza peso. La forza che deve applicare è quindi uguale e contraria alla forza peso. Il lavoro che deve compiere è uguale a:

$$L = mgh = 60 \text{ kg} \cdot 9,81 \frac{\text{m}}{\text{s}^2} \cdot 5 \text{ m}$$

Inoltre, l'unità di misura del lavoro nel SI è il joule. Quindi il lavoro è pari a:

$$L = 5 \cdot 60 \cdot 9,81 \text{ joule}$$

La risposta corretta è dunque la **A**.

---

**30** In questo problema è sufficiente applicare attentamente la definizione di lavoro, ovvero il prodotto scalare della forza per lo spostamento del suo punto di applicazione, ricordando che nel prodotto scalare serve il *coseno* dell'angolo compreso tra i due vettori.

Sostituendo i dati del problema:

$$L = \mathbf{F} \cdot \mathbf{s} = F \cdot s \cdot \cos\alpha = 32 \text{ N} \cdot (450 \times 10^{-2} \text{ m}) \cdot \cos 120° = -72 \text{ J}$$

La risposta corretta è la **A**.

---

**31** La potenza di una macchina è definita come il rapporto tra il lavoro compiuto dalla macchina e il tempo impiegato a produrre il lavoro.

Il lavoro fatto dalla macchina nel sollevare una massa di un quintale (100 kg) a un'altezza di 10 m vale $100 \text{ kg} \cdot 9{,}8 \text{ m/s}^2 \cdot 10 \text{ m} \approx 10.000 \text{ J}$.

La potenza minima sviluppata si ottiene dividendo il lavoro per i dieci secondi impiegati per compierlo: si ottiene 1000 W = 1 kW (risposta **A**).

---

**32** L'energia cinetica è definita dalla relazione: $E_k = 1/2 \cdot m \cdot v^2$. I tre fattori 1/2, $m$ e $v^2$ sono sempre positivi: $E_k$ è sempre positiva per come è definita (risposta **E**).

---

**33** Durante la caduta di un grave, la sua energia potenziale $E_p$ si trasforma gradualmente in energia cinetica $E$. Alla fine della caduta tutta l'energia potenziale iniziale $E_p = mgh$ si è trasformata in energia cinetica e si ha:

$$E = E_p = mgh$$

Se la massa raddoppia anche $E$ raddoppia (risposta **C**).

---

**34** All'altezza iniziale $h = 20$ cm (dove il sasso è fermo) l'energia meccanica totale del sasso è solo potenziale, e vale $E_i = mgh$. Giunto al suolo, dove $h = 0$, il sasso ha trasformato tutta la sua energia potenziale in energia cinetica che, per il principio di conservazione dell'energia meccanica totale, è pari all'energia iniziale $E_i$. Dal momento in cui tocca il suolo, il sasso è sottoposto alla forza vincolare (dissipativa) del terreno $F$, costante, che ne arresta il moto in breve tempo. Il lavoro di questa forza è:

$$L = \mathbf{F} \cdot \mathbf{x} = -F \cdot x$$

dove $x$ è la profondità della buca e il segno meno deriva dal fatto che la forza **F** e il vettore spostamento **x** hanno verso opposto.

Per il teorema dell'energia cinetica, $L$ è anche uguale alla variazione di energia cinetica del sasso:

$$L = -F \cdot x = 0 - E_i \quad \Rightarrow \quad x = E_i / F$$

L'energia cinetica finale del sasso è 0 perché alla fine il sasso è fermo.

Raddoppiando l'altezza iniziale, si raddoppia così l'energia cinetica al suolo, e con essa la profondità della buca, che passa da 3 a 6 mm. La risposta corretta è la **B**.

---

**35** Il manometro è uno strumento di misura della pressione (risposta **B**).

FISICA

**36** Le alternative **C** ed **E** si possono scartare perché non esistono temperature kelvin negative; la **A** è la risposta corretta e si ricava ricordando che la scala kelvin e la scala centigrada sono traslate l'una rispetto all'altra di 273,16 gradi.

---

**37** Dire che un corpo si dilata equivale a dire che il suo volume aumenta. Se il volume aumenta, la densità $\rho = m/V$ diminuisce. Dato che, in una dilatazione termica, al crescere della temperatura il volume cresce, la risposta esatta è la **B**.

---

**38** La sublimazione è il passaggio di stato da solido a gassoso (risposta **C**). Esempi di sublimazioni evidenti sono quelli offerti dal ghiaccio secco e dalla naftalina.

---

**39** La temperatura di ebollizione di un liquido dipende dal tipo di liquido e dalla pressione esterna a cui si trova. La tensione di vapore dipende dal tipo di liquido, mentre la pressione esterna dipende dall'altitudine. Altitudine, tensione di vapore e pressione esterna influenzano la temperatura di ebollizione del liquido.

Tra quelle proposte, l'unica grandezza fisica non correlata alla temperatura di ebollizione è la temperatura esterna (risposta **B**).

---

**40** Dalla relazione $PV = nRT$ si deduce che il primo membro ($PV$) è direttamente proporzionale alla temperatura (n e R sono infatti costanti); se la temperatura raddoppia il prodotto $PV$ raddoppia. Sembra dunque che vi siano due risposte esatte: la **B** e la **D**. Tuttavia, delle due la sola corretta è la **B**, infatti l'equazione di stato dei gas ideali vale solo se la temperatura è espressa in kelvin (scala assoluta). Quando la temperatura passa da 10 °C a 20 °C è raddoppiata nella scala centigrada, ma nella scala assoluta passa da 283,16 K a 293,16 K e dunque non è affatto raddoppiata.

---

**41** L'equazione dei gas perfetti afferma che $PV = nRT$. Nel caso in esame la temperatura $T$ è costante, e quindi pressione e volume sono inversamente proporzionali: a un dimezzamento del volume corrisponde un raddoppiamento della pressione (risposta **C**).

---

**42** La spinta di Archimede che agisce su un corpo immerso in un liquido è pari al peso del liquido spostato: dipende esclusivamente dal volume del corpo immerso e dalla densità del liquido. La risposta corretta è la **A**.

---

**43** Nel sistema di unità di misura CGS (centimetro, grammo, secondo) la densità è espressa in $g/cm^3$. Dai dati del problema, per il principio di Archimede si deduce che la densità media del corpo umano è circa uguale a quella dell'acqua, che vale 1 $g/cm^3$ (risposta **B**).

---

**44** La spinta di Archimede è una forza di modulo pari al peso dell'acqua spostata. Questo a sua volta vale $P = Mg = \rho Vg$, dove $M$ è la massa di acqua spostata, $V$ è il volume dell'acqua spostata (ovvero il volume del corpo), $\rho$ è la densità dell'acqua e $g$ è l'accelerazione di gravità. Il peso del corpo vale invece $p = mg = \rho_{corpo} Vg$, dove $m$ e $\rho_{corpo}$ sono la massa e la densità del corpo.

Il rapporto tra il peso del corpo e la spinta di Archimede è:

$$\frac{p}{P} = \frac{\rho_{corpo} Vg}{\rho Vg} = \frac{\rho_{corpo}}{\rho}$$

Dimezzando $V$, dunque, il rapporto tra il peso del corpo e la spinta di Archimede rimane invariato (risposta **A**).

---

**45** La spinta di Archimede è pari al peso dell'acqua spostata dal cubo e non dipende dalla profondità o dalla densità del materiale di cui è fatto. Si tratta quindi di calcolare il peso di 1 $m^3$ di acqua. Conoscendone la densità $\rho$, pari a 1000 kg/$m^3$, se ne ricava la massa e quindi la relativa forza peso:

$$F = m \cdot g = \rho \cdot V \cdot g = 1000 \frac{kg}{m^3} \cdot 1\ m^3 \cdot 9,8 \frac{m}{s^2} = 9800\ N \quad \text{(risposta B)}$$

PARTE QUINTA

**46** Nell'acqua di mare la pressione idrostatica aumenta di una atmosfera (~ $10^5$ Pa) ogni 10 m di profondità: a 30 m di profondità la pressione è di 4 atm (di cui 1 atm è dovuta alla pressione atmosferica). Vale l'equivalenza 1 atm = 760 mmHg = 76 cmHg; da cui:

$$4 \text{ atm} \approx 300 \text{ cmHg} \quad \text{(risposta E)}$$

**47** La portata $Q$ di un condotto è data dal prodotto della velocità del liquido che scorre nel condotto per la sua sezione, e ha le dimensioni di un volume fratto un tempo, o di un volume per una frequenza. Si può dunque scrivere:

$$Q = V \cdot f = 40 \text{ ml} \cdot \frac{120}{1 \text{ min}} = 40 \times 10^{-3} \text{ l} \cdot \frac{120}{60 \text{ s}} = 80 \times 10^{-3} \frac{\text{l}}{\text{s}} =$$

$$= 80 \times 10^{-3} \frac{\text{l}}{\text{s}} = 80 \cdot \frac{10^{-3} \text{ l}}{\text{s}} = 80 \frac{\text{cm}^3}{\text{s}}$$

La risposta cercata è la B.

**48** Secondo l'equazione di continuità, il prodotto tra la sezione di un condotto e la velocità del fluido che lo attraversa sono inversamente proporzionali. In altre parole, il prodotto delle due grandezze è una costante.

Poiché il condotto si stringe nel passare dal tratto A al tratto B, la velocità del fluido deve aumentare in maniera proporzionale (risposta E). Come conseguenza del teorema di Bernoulli, inoltre, la pressione dipende dalla pozione nel condotto (a parità di altezza dipende dalla velocità del fluido), e nel tratto B è inferiore rispetto a quella nel tratto A.

**49** Il calore può essere pensato come un fluido di energia (termica) che può liberamente passare da un corpo all'altro. Il fatto che una certa quantità di calore abbandoni un corpo non ne cambia l'identità: la risposta esatta è la C.

**50** Il calore specifico di una sostanza è la quantità di calore (energia termica) necessaria per elevare di 1 °C la temperatura dell'unità di massa di quella sostanza. La risposta esatta è la D.

**51** Considerando il sistema cilindro più pallone, e l'aria un gas perfetto, sappiamo che essendo il sistema termicamente isolato esso non scambia calore *né* lavoro con l'ambiente esterno, dunque nella trasformazione non varia l'energia interna. Poiché l'energia interna è unicamente funzione della temperatura, anche la temperatura non varia (risposta E).

**52** La quantità di calore necessaria per fondere un corpo di massa $m$ che si trova al punto di fusione, e il cui calore latente di fusione è $\lambda$, è data da:

$$Q = m \cdot \lambda$$

Sostituendo i valori si ottiene:

$$Q = 1 \text{ kg} \cdot 212 \frac{\text{J}}{\text{g}} = 1000 \text{ g} \cdot 212 \frac{\text{J}}{\text{g}} = 212.000 \text{ J} = 212 \text{ kJ}$$

Ricordando il fattore di conversione tra joule e calorie, si può scrivere l'equivalenza:

$$212 \text{ kJ} = \frac{212 \text{ kJ}}{4{,}186 \frac{\text{kJ}}{\text{kcal}}} \approx 50{,}7 \text{ kcal} \quad \text{(risposta D)}$$

FISICA

**53** La relazione da applicare per la determinazione della temperatura $T_f$ di una miscela composta da due sostanze di masse $m_1$ e $m_2$ e temperature $T_1$ e $T_2$ rispettivamente è la seguente:

$$T_f = \frac{T_1 \cdot m_1 \cdot c_1 + T_2 \cdot m_2 \cdot c_2}{m_1 \cdot c_1 + m_2 \cdot c_2}$$

dove $c_1$ e $c_2$ sono i calori specifici delle due sostanze che compongono la miscela.

Nel caso in questione il miscuglio è costituito da una miscela di acqua con acqua $c_1 = c_2 = c_{H_2O}$ e la relazione diventa:

$$T_f = \frac{T_1 \cdot m_1 \cdot c_{H_2O} + T_2 \cdot m_2 \cdot c_{H_2O}}{m_1 \cdot c_{H_2O} + m_2 \cdot c_{H_2O}} = \frac{T_1 \cdot m_1 + T_2 \cdot m_2}{m_1 + m_2}$$

$$= \frac{1\ \text{kg} \cdot 0\ °\text{C} + 0{,}2\ \text{kg} \cdot 30\ °\text{C}}{1{,}2\ \text{kg}} = 5\ °\text{C}$$

La risposta corretta è pertanto la **B**.

**54** Quando la temperatura di un gas ideale varia di una quantità $\Delta T$, la variazione di energia interna del gas è pari a:

$$\Delta U = n \cdot c_V \cdot \Delta T$$

dove $n$ è il numero di moli e $c_V$ è il calore specifico molare del gas a volume costante. Tra le risposte indicate, quella corretta è la **B**.

**55** Un gas perfetto di volume $V$ sia contenuto in un recipiente chiuso da un pistone. Se si fornisce calore al gas, tale energia viene utilizzata in maniera diversa dal gas a seconda che esso sia libero di espandersi mantenendo costante la sua pressione (pistone non fissato, trasformazione isobara) oppure no (pistone fissato, trasformazione isocora). Nel primo caso, parte dell'energia fornita al gas viene utilizzata per compiere un lavoro meccanico sul pistone spingendolo verso l'alto. Se la trasformazione avviene a volume costante, invece, tutta l'energia termica diventa energia interna del gas.

Si consideri una trasformazione isobara di un gas perfetto. Sia $\Delta Q$ la quantità di calore scambiata nel corso della trasformazione. Dalla definizione di calore specifico molare a pressione costante $c_p$, si ha:

$$\Delta Q = n \cdot c_P \cdot \Delta T$$

dove $\Delta T$ è la differenza fra le temperature iniziale e finale del gas.

Secondo il primo principio della termodinamica, nel corso della trasformazione si ha: $\Delta Q = \Delta U + \Delta L$.

Poiché per un gas perfetto valgono le relazioni:

$$\Delta U = n \cdot c_V \cdot \Delta T \quad \text{e} \quad \Delta L = P \cdot \Delta V = n \cdot \text{R} \cdot \Delta T$$

sostituendo nell'espressione del primo principio si ottiene:

$$n \cdot c_P \cdot \Delta T = n \cdot c_V \cdot \Delta T + n \cdot \text{R} \cdot \Delta T$$

da cui:

$$c_P = c_V + \text{R}$$

detta *relazione di Mayer*.

Quindi il calore specifico del gas nel caso di trasformazione isobara è maggiore del calore specifico a volume costante, perché deve tenere conto dell'energia aggiuntiva necessaria per vincere le forze esterne: la risposta esatta è quindi la **C**.

**56** L'energia di un fotone avente frequenza $\nu$ è $E = h \cdot \nu$ dove h è la costante di Planck. Sostituendo i valori si ottiene:

$$E = 6{,}63 \cdot 10^{-34}\ \text{J} \cdot \text{s} \cdot 10^{15}\ \frac{1}{\text{s}} = 6{,}63 \cdot 10^{-19}\ \text{J} = 6{,}63 \cdot 10^{-7}\ \text{pJ}$$

La risposta corretta è quindi la **A**.

**57** Una radiazione è monocromatica quando è costituita da onde di pari frequenza. Il colore di una radiazione monocromatica è determinato proprio dalla frequenza delle onde in essa contenute (risposta **D**).

**58** La risposta corretta è la **D**: una radiazione infrarossa ha lunghezza d'onda pari a circa $10^4$ nm e frequenza compresa fra $10^{12}$ e $10^{14}$ Hz, mentre una radiazione ultravioletta ha lunghezza d'onda pari a circa 100 nm e frequenza compresa fra $10^{14}$ e $10^{16}$ Hz.

**59** Più è denso il mezzo nel quale il suono si propaga maggiore è la velocità di propagazione. Disponendo i quattro mezzi indicati nelle risposte in ordine crescente rispetto alla velocità di propagazione del suono si ottiene (nel vuoto il suono non si propaga):

vuoto < aria < acqua < ferro

La risposta esatta è dunque la **A**.

**60** È conveniente rappresentare graficamente il problema:

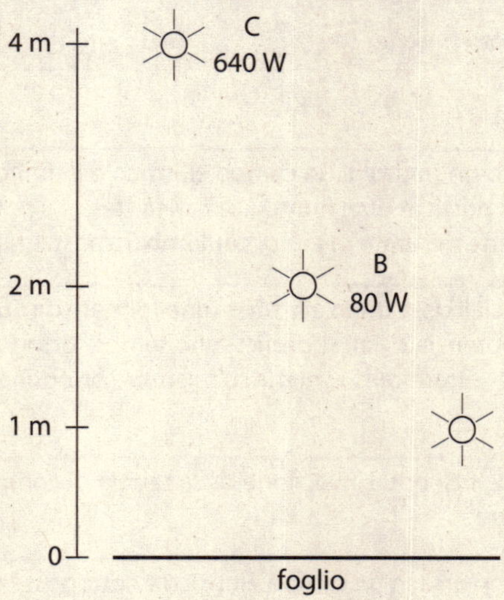


L'intensità di illuminazione è inversamente proporzionale al quadrato della distanza dalla sorgente: la lampada che illumina di meno è la B, mentre la A e la C producono la stessa illuminazione sul foglio di carta. La risposta esatta è la **A**.

**61** L'unica affermazione vera è la **D**.

**62** La relazione che esprime la lunghezza d'onda $\lambda$ in funzione della velocità $v$ e della frequenza $\nu$ è: $\lambda = v/\nu$. Perciò, utilizzando i dati forniti, si ricava:

$$\lambda = \frac{500}{100}\ \text{m} = 5\ \text{m} \qquad \text{(risposta A)}$$

FISICA

63 Quando i raggi X incidono sul corpo cedono a esso (o meglio ai suoi ioni negativi) parte della loro energia. Il risultato è la ionizzazione degli atomi del corpo, che perdono la loro carica negativa e si neutralizzano (risposta **B**).

64 La maggior parte delle unità di misura delle grandezze fisiche non deve essere necessariamente memorizzata: è però necessario ricordare le definizioni, a partire dalle quali si ricavano velocemente le dimensioni delle grandezze fisiche e quindi le loro unità di misura. Tornando al quesito si ha:

$$E \overset{\text{def}}{=} \frac{F}{q} \quad \Rightarrow \quad \text{il campo elettrico si misura in newton/coulomb}$$

La risposta corretta è la **B**.

65 La corrispondenza esatta tra le grandezze in esame e le relative unità di misura è contenuta nella tabella seguente:

| **Grandezza** | **Unità** |
|---|---|
| carica elettrica | coulomb |
| capacità elettrica | farad |
| campo elettrico | volt/metro |
| differenza di potenziale | joule/coulomb |
| lavoro meccanico | joule |

La risposta corretta è la **C**.

66 Il potenziale elettrico in un punto di un campo elettrico è definito come il rapporto fra l'energia potenziale di un carica posta in quel punto e la carica stessa: il potenziale risulta quindi indipendente dalla carica e viene misurato in joule/coulomb (risposta **C**).

67 Le superfici equipotenziali del campo elettrico sono formate da quei punti dello spazio che si trovano tutti allo stesso potenziale. Tali superfici sono sempre ortogonali alle linee di forza del campo elettrico, pertanto il vettore campo elettrico è sempre ortogonale a ogni superficie equipotenziale (risposta **C**).

68 La risposta esatta è la **A**. Si noti l'inversione della regola di composizione rispetto al caso delle resistenze, discusso oltre.

69 Una particella *carica* immersa in un campo elettrico è sottoposta a una forza $F = E/q$. Tuttavia, una particella neutra non subisce alcuna influenza da parte di un campo elettrico: per il principio di inerzia si deve concludere che la particella continua indisturbata il suo moto rettilineo uniforme. La risposta corretta è la **E**.

70 Il lavoro di carica di un condensatore è dato da $L = \frac{1}{2} \cdot \frac{Q^2}{C}$ dove $Q$ è la carica immagazzinata sulle armature e $C$ è la capacità del condensatore.

Indicando con $\Delta V$ la differenza di potenziale tra le armature, si ha:

$$C = \frac{Q}{\Delta V} \quad \Rightarrow \quad Q = C \cdot \Delta V$$

Si ricava così $L = \frac{1}{2} \cdot \frac{Q^2}{C} = \frac{1}{2} \cdot \frac{(C \cdot \Delta V)^2}{C} = \frac{1}{2} \cdot C \cdot (\Delta V)^2$

Sostituendo i valori si ottiene: $L = \frac{1}{2} \cdot 10^{-6}\ \text{F} \cdot 9 \cdot 10^{6}\ \text{V}^2 = \frac{9}{2}\ \text{J} = 4{,}5\ \text{J}$.

La risposta corretta è la **B**.

---

**71** Per definizione, la corrente media vale:

$$i = \frac{\Delta Q}{\Delta t} \Rightarrow \Delta Q = i \cdot \Delta t = 0{,}1 \text{ ampere} \cdot 10 \text{ secondi} = 1 \text{ coulomb}$$

La risposta corretta è la **A**.

Il *voltmetro* è una cella elettrolitica per mezzo della quale si può determinare la quantità di elettricità che passa attraverso un conduttore grazie al peso del metallo che si deposita per elettrolisi al catodo. Ciò permette di scartare la risposta **B**: il metallo infatti si deposita al catodo e non all'anodo. In un voltametro a nitrato d'argento si ha il passaggio di 1 coulomb di carica elettrica per ogni 1,118 mg di argento depositato e non 1,118 mMol. Infatti: una mole di elettroni equivale a 96.500 coulomb e per mezzo di essa si riduce una mole di $Ag^+$, che pesa 107,8 g; per mezzo di 1 coulomb di carica si riducono pertanto 107,8 / 96.500 grammi di $Ag^+$, ovvero 1,118 mg di argento. Quindi si può scartare anche la risposta **C**. In una cella elettrolitica si scaricano per primi i cationi con potenziale di riduzione maggiore. Quindi, ammesso che vi siano idrogenioni (se fosse una soluzione acquosa) sarà comunque l'argento a ridursi per primo, avendo potenziale di riduzione pari a +0,80 V, rispetto al potenziale di riduzione dell'idrogeno che per convenzione è 0. Quindi si può scartare anche l'alternativa **E**.

---

**72** La resistenza di un conduttore ohmico (conduttore per il quale valgono le leggi di Ohm) dipende solo dal tipo di conduttore (composizione chimica), dalle sue caratteristiche fisiche (lunghezza e sezione) e dalla temperatura a cui si trova. La risposta corretta è dunque la **C**.

---

**73** Si osservi che la risposta al quesito può essere data per esclusione: tra quelle indicate nelle alternative, l'unica unità di misura della corrente è l'ampere (con simbolo A), pertanto l'unica risposta corretta deve essere la **D**. Per inciso, il watt (W) è l'unità di misura della potenza; il joule (J) dell'energia; il $\text{m} \cdot \text{s}^{-2}$ dell'accelerazione.

In ogni caso, per calcolare la corrente si usa la prima legge di Ohm:

$$i = \frac{\Delta V}{R} = \frac{20\ \text{V}}{10\ \Omega} = 2\ \text{A}$$

---

**74** Date due resistenze in serie, la resistenza totale (o equivalente) è data dalla relazione seguente:

$$R_{eq} = R_1 + R_2$$

Si verifica agevolmente che la resistenza equivalente di più resistenze in serie è maggiore di ciascuna delle resistenze in parallelo (risposta **C**).

---

**75** Il parallelo di un insieme di resistenze ha una resistenza equivalente inferiore a ciascuna delle resistenze: si possono escludere senza fare conti le risposte **C** e **D**. Il calcolo da impostare è:

$$\frac{1}{R_{eq}} = \frac{1}{R_1} + \frac{1}{R_2} + \frac{1}{R_3} + \frac{1}{R_4} = \left(\frac{1}{10} + \frac{1}{20} + \frac{2}{40}\right)\frac{1}{\Omega} = \frac{4+2+2}{40}\frac{1}{\Omega} \Rightarrow R_{eq} = 5\ \Omega$$

La risposta corretta è la **B**.

FISICA

**76** La potenza dissipata per effetto Joule in un conduttore ohmico è uguale a:

$$P = \Delta V \cdot i = R \cdot i^2$$

dove $\Delta V$ è la differenza di potenziale, $i$ è l'intensità di corrente e $R$ è la resistenza del conduttore. D'altra parte, per la prima legge di Ohm si ha:

$$\Delta V = R \cdot i \quad \Rightarrow \quad i = (\Delta V)/R$$

Sostituendo $i$ nell'espressione della potenza, si ottiene: $P = (\Delta V)^2/R$

Quindi se si dimezza $\Delta V$, la potenza si riduce di un fattore 4 (risposta **B**).

**77** Il calore dissipato per effetto Joule da una resistenza attraversata da una intensità di corrente $i$ in un tempo $t$ è dato dalla relazione $L = \Delta V \cdot i \cdot t$. Conoscendo la differenza di potenziale $\Delta V$ ai capi della resistenza si può calcolare il calore dissipato: la risposta corretta è dunque la **A**.

**78** $\rho \xrightarrow{\text{def}}$ *resistività* o *resistenza specifica*: si misura in ohm · metro ($\Omega \cdot$ m) ed è un coefficiente caratteristico del conduttore. Nei *conduttori* la resistività $\rho$ aumenta all'aumentare della temperatura mentre nei *semiconduttori* $\rho$ diminuisce all'aumentare della temperatura. La risposta corretta è la **B**.

**79** La carica elettrica, come l'energia e la massa, si conserva: in un circuito elettrico la carica elettrica non si crea e non si distrugge. L'intensità di corrente rappresenta la carica che attraversa una sezione del circuito nell'unità di tempo: l'intensità di corrente in entrata e in uscita da un elemento del circuito devono essere uguali. La risposta corretta è dunque la **A**.

**80** La forza di Lorentz è la forza di natura magnetica che agisce su una carica $q$ che transita alla velocità $\mathbf{v}$ attraverso un campo magnetico $\mathbf{B}$. Più precisamente, la forza di Lorentz è definita dalla relazione seguente:

$$\mathbf{F} = q \cdot \mathbf{v} \wedge \mathbf{B}$$

La forza di Lorentz è massima quando i due vettori $\mathbf{v}$ e $\mathbf{B}$ sono perpendicolari. Se i due vettori sono paralleli, la forza di Lorentz è nulla. La risposta esatta è dunque la **C**.

**81** Quando due vettori sono perpendicolari tra loro, il loro prodotto scalare è nullo: le forze perpendicolari allo spostamento non compiono lavoro. La risposta esatta è quindi la **C**.

**82** Quando una carica $q$ di massa $m$ entra in un campo magnetico $\mathbf{B}$ con velocità $\mathbf{v}$ perpendicolare al campo, la sua traiettoria sarà una circonferenza il cui raggio è dato dalla relazione seguente:

$$r = \frac{m \cdot v}{q \cdot B}$$

Le particelle A e B hanno la stessa carica $q$, si muovono nello stesso campo magnetico $\mathbf{B}$ descrivendo traiettorie circolari di ugual raggio $r$: è necessario che valga la relazione $m_A \cdot v_A = m_B \cdot v_B$. Essendo $m_A = 2\, m_B$, la velocità di A deve essere la metà della velocità di B (risposta **B**).

**83** La forza a cui è soggetto un filo percorso da una corrente di intensità $i$ e immerso in un campo magnetico $\mathbf{B}$ è pari a $\mathbf{F} = i \cdot \mathbf{l} \wedge \mathbf{B}$, dove $\mathbf{l}$ è il vettore il cui modulo è pari alla lunghezza del filo e il cui verso coincide con il verso della corrente. Dato che la forza $\mathbf{F}$ è direttamente proporzionale al prodotto vettoriale tra i vettori $\mathbf{l}$ e $\mathbf{B}$, si conclude che la sua intensità è massima quando $\mathbf{l}$ e $\mathbf{B}$ sono perpendicolari tra loro (risposta **C**).

**84** Come mostrato nella figura seguente, le linee di forza di un campo di induzione magnetica **B** sono chiuse.

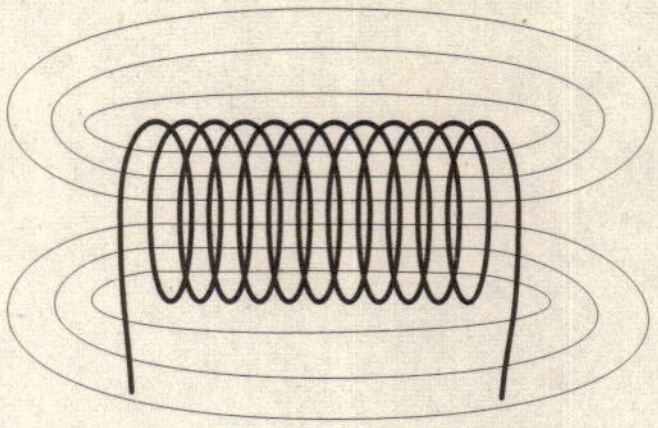

La risposta esatta è quindi la **E**.

**85** Il funzionamento del trasformatore si basa sull'induzione elettromagnetica.

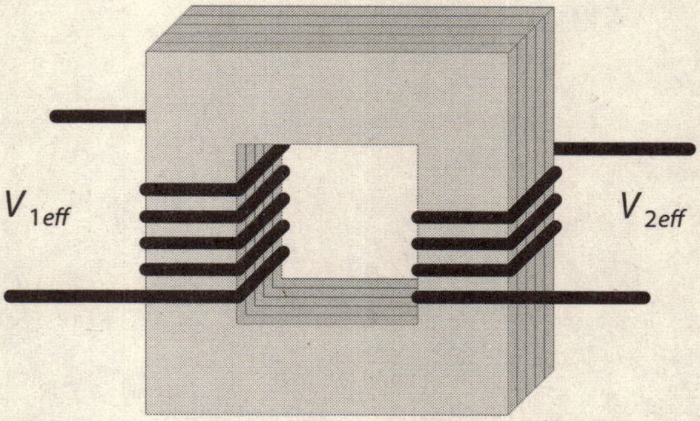


I due circuiti (primario e secondario) sono avvolti intorno a un materiale ferromagnetico in modo che sia massimo il concatenamento dei rispettivi campi magnetici generati. Presupposto essenziale perché una corrente elettrica possa essere trasformata è che sia alternata: occorre che vi sia una variazione nel tempo del flusso del campo magnetico concatenato con i circuiti. La risposta corretta è quindi la **C**.

FISICA

parte sesta

# PROVA SIMULATA

# Introduzione

Nei capitoli precedenti è stato precisato che il libro ESERCIZI COMMENTATI (al pari del MANUALE DI PREPARAZIONE e delle PROVE DI VERIFICA) si rivolge a tutti corsi di diploma universitario dell'area medica perché le prove di ammissione sono uniformi per struttura e contenuto. Nel contempo, possono verificarsi alcune differenze tra i test di ammissione relativamente al grado di difficoltà e alle attitudini e conoscenze richieste.

Dal momento che si possono presentare alcune eccezioni, si consiglia di consultare il bando di concorso pubblicato dall'università a cui si è interessati, per avere le informazioni ufficiali circa il programma del test di ammissione.

La prova simulata riportata nelle pagine seguenti, dovendo avvicinarsi alle caratteristiche peculiari delle diverse prove di ammissione, rappresenta una soluzione di compromesso, formulata secondo alcuni criteri fondamentali:

- le tipologie di esercizi corrispondono a quelle più diffuse nei test in esame;
- il grado di difficoltà medio è paragonabile a quello dei quesiti che compongono le prove ufficiali adottate dalle università;
- il tempo medio a disposizione per risolvere ciascun quesito è mediamente inferiore a quello concesso dalle università a cui il libro si rivolge. Tale scelta è motivata dal fatto che la prova simulata viene svolta in condizioni psicologiche più vantaggiose rispetto a quelle che caratterizzano il test ufficiale.

La prova così ottenuta è costituita da **60 domande** suddivise in due sezioni: i quesiti numerati progressivamente da 1 a 22 sono di natura logico-attitudinale e di cultura generale; i restanti 38 sono inerenti alle discipline scientifiche.

Il tempo a disposizione per lo svolgimento dell'intera prova è di **100 minuti.**

Nel caso il lettore sia interessato solo ad alcuni quesiti, il tempo totale a disposizione deve essere calcolato assegnando **100 secondi** (un minuto e 40 secondi) a ciascuna domanda.

Pur non potendo soddisfare appieno le esigenze specifiche del singolo lettore, la prova proposta consente di verificare il grado di preparazione raggiunto, sperimentando non soltanto la natura, la difficoltà e l'impegno di un'intera prova, ma anche le modalità di svolgimento che caratterizzano il test di ammissione.

La prova simulata è corredata da due *schede di risposte*: una *scheda vergine*, sulla quale il lettore deve riportare l'alternativa scelta per ogni quesito e una *scheda già compilata*, che riporta la soluzione di tutti i quesiti della prova. Le schede delle risposte sono contenute in una pagina doppia alla fine del libro: prima di iniziare la prova simulata, il lettore deve aprire verso l'esterno la scheda delle risposte come mostrato nella figura seguente, in modo da poterla compilare durante lo svolgimento della prova.

L'alternativa ritenuta esatta deve essere indicata annerendo lo spazio corrispondente. Come già osservato nell'introduzione del libro, è questo il metodo utilizzato dalle università che si servono di elaboratori dotati di lettori a fibre ottiche per la correzione dei test.

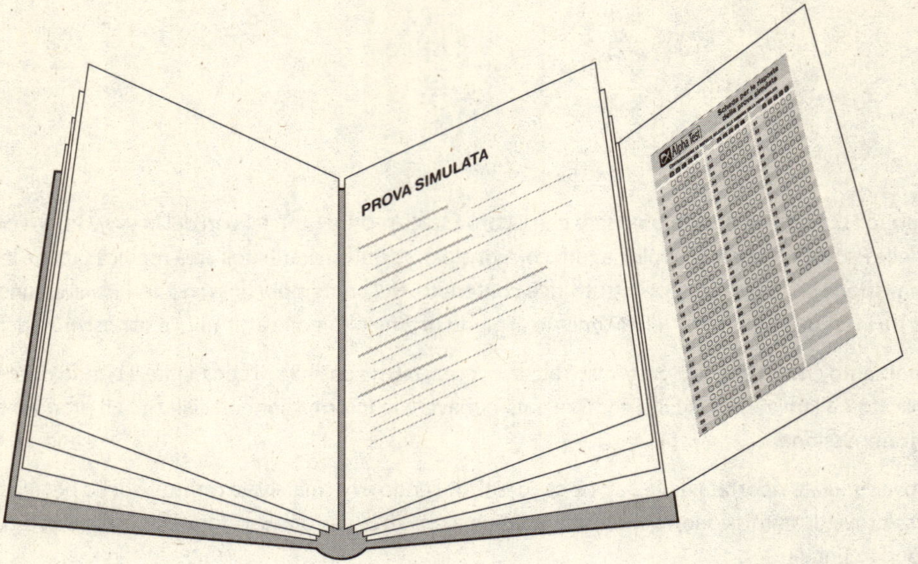


Una volta completata la prova (**e solo allora**) si confrontano le risposte indicate sulla scheda vergine con quelle presenti sulla scheda già compilata.

Per la **valutazione del risultato,** si utilizzi il seguente criterio:

- + 1,5 punti per ogni risposta esatta
- – 0,4 punti per ogni risposta errata
- 0 punti per ogni quesito lasciato irrisolto

Tale sistema di valutazione è infatti utilizzato nella correzione dei test a cui il libro si rivolge.

Per incontrare una maggiore corrispondenza con le prove ufficiali delle singole università e per prepararsi in modo mirato al test di ammissione di un corso di laurea o di un diploma universitario, sono a disposizione degli studenti i corsi specifici che Alpha Test organizza ogni anno in oltre dieci città.

Si osserva inoltre che il punteggio conseguito dal lettore nella prova simulata non consente di stabilire se il singolo studente sarà ammesso al corso prescelto. Infatti, le possibilità di ammissione dipendono dal rapporto tra numero di candidati e posti disponibili (variabile da università a università) e dal punteggio realizzato dagli altri candidati.

Per avere un'indicazione più precisa anche in tal senso, si rimanda agli specifici corsi Alpha Test, durante i quali i docenti sono spesso in grado di fornire a ciascun candidato il punteggio orientativo che occorre conseguire e dunque anche la preparazione necessaria per accedere al corso universitario prescelto.

Si ricorda infine che durante la prova ufficiale non è consentito l'uso di calcolatrici e di libri di testo.

# Ragionamento logico e cultura generale

**In base alle informazioni contenute nel brano seguente, rispondere alle successive domande.**

Nell'Unione europea il termine "Commissione" ha due accezioni. Può riferirsi ai membri della Commissione, ossia al gruppo ("collegio") di donne e uomini nominati dagli Stati membri e dal Parlamento per dirigere l'istituzione e prendere le decisioni che da essa emanano, come all'istituzione stessa e al suo personale.

I membri della Commissione vengono chiamati informalmente "commissari". Sono personalità politiche nei rispettivi Paesi d'origine, possono essere stati anche ministri di governo, ma in qualità di membri della Commissione si impegnano ad agire nell'interesse generale dell'Unione e non sollecitano né accettano istruzioni dai governi nazionali.

Ogni cinque anni viene nominata una nuova Commissione, entro sei mesi dalle elezioni del Parlamento europeo. La Commissione è politicamente responsabile dinanzi al Parlamento, che può destituirla con una mozione di sfiducia. La Commissione assiste a tutte le sedute del Parlamento, nel corso delle quali può essere chiamata a chiarire o giustificare le sue politiche e risponde regolarmente alle interrogazioni scritte e orali che le sono rivolte dagli eurodeputati.

**1 In base a quanto contenuto nel brano, quale delle seguenti affermazioni è falsa?**

- A All'interno dell'Unione europea il termine "Commissione" ha più di una accezione
- B Gli eurodeputati possono rivolgere interrogazioni solo scritte alla Commissione
- C Il Parlamento europeo concorre alla nomina dei "commissari"
- D Il Parlamento europeo ha il potere di destituire la Commissione
- E I commissari europei non seguono linee guida dettate dai Paesi d'origine

**2 Dal brano si ricava che:**

- A la Commissione europea è composta da tanti membri quanti sono le commissioni del Parlamento europeo
- B il Parlamento europeo viene eletto ogni cinque anni
- C il Parlamento non può destituire la Commissione
- D la Commissione europea deve essere formata da personalità che non hanno partecipato, come ministri, all'attività dei governi dei Paesi membri
- E l'interesse nazionale dei commissari e le direttive ricevute dai singoli Paesi di appartenenza devono prevalere su quello generale dell'Unione

**In base alle informazioni contenute nel brano seguente, rispondere alle successive domande.**

La realtà storica è unica, le diverse discipline e scienze operano su di essa, la interpretano e la rappresentano attraverso specifici linguaggi, artistici, tecnici, comuni, matematici, scientifici, musicali, filosofici. Dietro ogni linguaggio c'è un'epistemologia, una particolare struttura logica che coglie una prospettiva, un punto di vista, ma l'acquisizione dei diversi sistemi concettuali deve essere coerente. È solo l'unità delle prospettive che forma il patrimonio culturale, che consente di cogliere sistemi, connessioni e relazioni nel tutto.

Interdisciplinarità non significa allora fine delle discipline né annullamento delle differenze. Annullare una disciplina potrebbe comportare la riduzione di una parte della realtà.

L'interdisciplinarità non è un complesso di conoscenze, è una metodologia, anche didattica, una forma mentis, un modo diverso non solo di costruire conoscenze e d'insegnare, ma anche di comprendere e di vivere la realtà, l'ambiente socio-culturale e storico-geografico che ci circonda.

Uno dei più rilevanti problemi del nostro tempo è proprio la sintesi delle conoscenze, possibile solo in una visione interdisciplinare complessiva che riconduca anche le scienze e la tecnologia alla ricerca sull'uomo. La sintesi interdisciplinare non è mai una somma, né il risultato di esemplificazioni: è l'interazione di linguaggi diversi, tradotti, confrontati, interconnessi e armonizzati attraverso la scoperta di analogie e differenze.

La cultura della complessità si sviluppa in una difficile e sofferta dicotomia tra umanisti e scienziati, che non sembra ancora riuscire a conciliare la differenziazione e l'autonomizzazione con l'interconnessione sistemica.

Scienza e tecnologia debbono tornare a essere strumenti finalizzati all'uomo, alla sua felicità e libertà, per prevenire quella eliminazione della libertà personale, quella dittatura non più fisica, ma mentale, ipotizzata da George Orwell in *1984*, attraverso il tentativo di rendere immortale il Grande Fratello. La scuola deve confrontarsi sulla dicotomia tra la cultura umanistica e quella scientifico-tecnologica, e i docenti non possono delegare ai singoli studenti il problema, rimasto insoluto all'interno del loro team, di far interagire linguaggi, significati, messaggi ed epistemologie.

Da L. Salvucci, *I limiti delle discipline*, Iter, IV, 13, 2001, Treccani

**3 Tra le seguenti affermazioni UNA NON È STATA DEDOTTA dal testo di L. Salvucci:**

- A i linguaggi specifici delle diverse discipline sono espressione di rappresentazioni della realtà da prospettive diverse
- B l'interdisciplinarità consiste nel correlare i diversi sistemi espressivi senza ignorarne o sminuirne le differenze
- C la struttura logica è identica per tutti i linguaggi e in tutti gli approcci conoscitivi e proprio questa identità permette di operare un'armonizzazione senza appiattimenti
- D tra i linguaggi disciplinari esistono differenze e analogie che è essenziale riconoscere se si vuole giungere non ad una somma ma ad una sintesi
- E il patrimonio culturale di un individuo consiste nella consapevolezza delle relazioni tra le differenti prospettive concettuali

**4 UNA SOLA delle seguenti affermazionI PUÒ essere dedotta dal testo di Salvucci:**

- A differenziazione e autonomizzazione possono essere conciliate ed è interesse di tutti che si lavori in questa direzione
- B non è lecito finalizzare la scienza, che è autonoma, e la tecnologia alla felicità dell'uomo
- C quando non vi riescano i docenti, saranno gli studenti a mettere in relazione le diverse discipline e metodologie
- D l'interdisciplinarità permette straordinarie acquisizioni conoscitive in ogni campo del sapere
- E la tecnologia minaccia sempre inevitabilmente la libertà degli uomini, come dichiara Orwell nel suo *1984*

 

**5** **Tra le spiegazioni del significato delle parole qui riportate e sottolineate nel testo UNA È INESATTA:**

A *forma mentis*: abituale modo di pensare

B sintesi: composizione di elementi molteplici in una visione unitaria

C epistemologia: analisi delle strutture della realtà

D dicotomia: divisione in due parti, separazione tra atteggiamenti mentali diversi

E interconnessione: connessione tra due o più elementi

**Leggere il brano e rispondere alla domanda seguente.**

[...] io non penso – ha scritto Natalia Ginzburg sulla Stampa – che la vicenda di Rushdie riguardi soltanto gli intellettuali o il mondo della cultura: si tratta di una vicenda che riguarda tutti. È condannata a morte, in Rushdie, la libertà del pensiero, la tolleranza per le infinite idee e fantasie che crescono e fermentano sotto il sole: e questi beni sono proprietà di tutti. Della libertà del pensiero tanti se ne infischiano, o credono d'infischiarsene, oppure sono troppo assillati da altre privazioni per ricordarsi che esista; e tuttavia se questi beni vengono a mancare, la vita a un tratto gli diventa uno straccio, sappiano essi o non sappiano spiegare a se stessi il perché.

**6** **Una sola delle seguenti affermazioni NON è rigorosamente deducibile dal testo di Natalia Ginzburg sopra citato. Quale?**

A La difesa della libertà riguarda tutti gli uomini, non solo e non soprattutto gli intellettuali

B La privazione della libertà depaupera la vita degli uomini

C La mancanza di consapevolezza dell'importanza della libertà di pensiero non è sempre dovuta a colpevole pigrizia mentale

D Il primo e sommo dovere dell'uomo civile è la difesa della propria e altrui libertà di pensiero e di espressione

E Perseguitare un uomo per le sue idee, le sue fantasie o le sue parole significa negare un bene che è di tutti

**Individuare la coppia di termini che completa le proporzioni date.**

**7** **Subordinato : indipendente = X : Y**

A X = libero, Y = autonomo

B X = sterile, Y = produttivo

C X = fertile, Y = fecondo

D X = ludico, Y = giocoso

E X = sposato, Y = prigioniero

**8** **X : statua = architetto : Y**

A X = Modello, Y = progetto

B X = Quadro, Y = pittore

C X = Casa, Y = appartamento

D X = Scalpello, Y = tecnigrafo

E X = Scultore, Y = edificio

**Per ciascuno degli esercizi seguenti, indicare la rappresentazione insiemistica che soddisfa la relazione esistente tra i 3 termini dati (le alternative proposte per ciascun esercizio sono quelle raffigurate qui di seguito).**

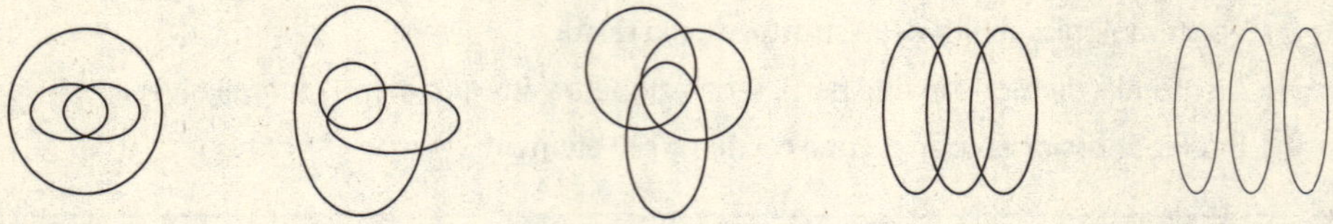

Diagramma 1 Diagramma 2 Diagramma 3 Diagramma 4 Diagramma 5

**9 Persone, Maschi, Notai.**

A Diagramma 4

B Diagramma 1

C Diagramma 5

D Diagramma 2

E Diagramma 3

**10 Europei, Persone che parlano inglese, Francesi.**

A Diagramma 5

B Diagramma 2

C Diagramma 1

D Diagramma 4

E Diagramma 3

**11 Persone di bassa statura, Camerieri, Uomini con gli occhi azzurri.**

A Diagramma 4

B Diagramma 5

C Diagramma 3

D Diagramma 1

E Diagramma 2

**Rispondere alle seguenti domande.**

**12 Trovare l'intruso.**

A Invece

B Ma

C Tuttavia

D Però

E Mentre

13 **Tre imbianchini impiegano insieme 5 ore per dipingere una stanza di 200 metri quadrati. Il primo impiegherebbe da solo 20 ore. Sapendo che il secondo impiega metà tempo rispetto al primo, quanto impiegherebbe il terzo da solo a dipingere la stanza?**

A 30 ore

B 4 ore

C 16 ore

D Come il 1°

E Come il 2°

14 **Il signor Candido constata che (a) Giovanna ha fatto una rapidissima carriera come economista. Il signor Candido ne deduce che (b) Giovanna non è una persona onesta.**

**La ragione necessaria e sufficiente del passaggio logico che opera il signor Candido dalla constatazione del fatto (a) al giudizio (b) è la sottintesa convinzione che (una sola delle seguenti ipotesi è corretta):**

A solo alcune persone eccezionali facciano onestamente carriera come economisti

B nessuna persona onesta faccia carriera in campo economico

C tutte le donne-economiste siano disoneste

D le persone disoneste facciano rapida carriera solo in campo economico

E nessuna economista onesta faccia rapida carriera nel suo campo

15 **Alcune recenti ricerche hanno respinto l'impossibilità della non veridicità della tesi secondo la quale non esiste una correlazione negativa tra vita media delle persone e quantità media di sigarette che tali persone hanno fumato.**

**Se quanto sopra riportato è vero, quale delle seguenti affermazioni è vera?**

A Il fumo accorcia la vita media delle persone

B Non vi è correlazione negativa tra quantità di sigarette fumate e vita media delle persone

C Il fumo allunga la vita media delle persone

D È impossibile che vi sia una correlazione negativa tra quantità di sigarette fumate e vita media delle persone

E È possibile che vi sia una correlazione negativa tra quantità di sigarette fumate e vita media delle persone

16 **Leggere il testo del seguente problema e rispondere alle relative domande.**

**I) Maria Grazia è laureata in Scienze della Comunicazione.**

**II) Tutti coloro che vogliono sostenere l'esame da giornalista si iscrivono a Scienze della Comunicazione.**

**III) Chi si laurea in Scienze della Comunicazione trova impiego entro due anni.**

**Se le tre affermazioni sopra riportate sono vere, quale delle seguenti è vera?**

A Maria Grazia lavora

B Maria Grazia è giornalista

C Nessun giornalista è laureato in Scienze della Comunicazione

D Chi si laurea in Scienze della Comunicazione è portato per la scrittura

E Nessuna delle precedenti

**17** **Se le tre affermazioni sopra riportate sono vere, quale delle seguenti è certamente falsa?**

A A Scienze della Comunicazione si iscrivono tutti coloro che vogliono diventare giornalisti

B Chi ha conseguito la laurea in Scienze della Comunicazione da più di due anni ha trovato almeno un impiego

C È possibile che Maria Grazia non abbia ancora trovato un impiego

D A tre anni dal conseguimento della laurea in Scienze della Comunicazione, Maria Grazia non ha ancora trovato un impiego

E Maria Grazia si è laureata da un anno e non ha ancora trovato un impiego

**18** **Piero ha due libri più di Matteo, che ne possiede la metà di Luca, mentre Enrico ne ha il quadruplo di Luca. Se i quattro amici posseggono complessivamente 122 libri, quanti di questi sono di proprietà di Matteo?**

A 10

B 17

C 12

D 23

E 29

**19** **Individuare il numero che completa la serie seguente:**

**241, 61, 313, 115, 25... ?**

A 112

B 34

C 137

D 213

E 63

**20** **Individuare la lettera che completa la serie seguente:**

**F, H, K, O... ?**

A S

B R

C T

D Q

E P

**Rispondere alle seguenti domande.**

**21** **Quale dei seguenti eventi si colloca tra la prima e la seconda guerra mondiale?**

A L'assassinio del Presidente statunitense J.F.Kennedy

B La conferenza di Jalta

C La costruzione del Muro di Berlino

D La guerra del Golfo

E La marcia su Roma

**22** **Individuare, tra le seguenti, la frase sintatticamente errata.**

- A La montagna era tutta d'oro, con il sole che entrava fra la nebbia; c'era un tepore come di primavera
- B A differenza di Matteo, che ha vinto i 100 metri stile libero, i 50 metri farfalla sono stati vinti da Giulio
- C Eravamo a metà ottobre e a giorni dovevano passare i tordi e le beccacce: io pensavo ai begli arrosti che ne facevamo, gli altri anni, io e il mio amico
- D È in quel clima di fervore e di fermenti che nasce il San Giovannino, che qualcuno ha identificato con quello esposto al Bargello e che per molto tempo è stato attribuito a Donatello
- E Nessuna delle precedenti alternative è corretta

# Biologia, chimica, matematica e fisica

**23** **Tre amici (*A*, *B* e *C*) giocano a testa o croce. Le regole del gioco sono le seguenti: ciascuno tira una sola volta la moneta: prima tira *A*, poi tira *B* e per ultimo *C*; vince chi fa testa per primo. Dette rispettivamente $P_A$, $P_B$, $P_C$ le probabilità di vittoria (in percentuale) di *A*, *B* e *C*, risulta:**

- A $P_A + P_B + P_C = 100\%$
- B $P_A = P_B = P_C = 50\%$
- C $P_A = P_B = P_C = 33{,}3\%$ (circa)
- D $P_A = 2P_B = 3P_C$
- E $P_A = 2P_B = 4P_C$

**24** **Le prime 10 rilevazioni dell'altezza degli studenti di una classe hanno una media pari a 168 cm. Le successive 15 rilevazioni hanno una media pari a 172 cm. Qual è la media delle 25 osservazioni?**

- A 169
- B 170
- C 171
- D 172
- E Nessuna delle precedenti

**25** **L'espressione**

$$-(x+3)^2$$

**assume valori negativi per:**

- A qualsiasi valore di $x$
- B $x < -3$
- C $x \neq -3$
- D $x > -3$
- E $x$ negativo

**26** **Il logaritmo in base 1/3 di 3 è:**

- A un numero negativo
- B uguale a 1
- C un numero positivo
- D uguale a zero
- E non definito

PROVA SIMULATA

**27** **Un blocchetto di alluminio di volume 100 $cm^3$ ha una massa di 0,27 kg. La densità assoluta dell'alluminio espressa con le unità di misura del sistema MKS vale:**

A 0,37

B $2{,}7 \cdot 10^{-3}$

C 2700

D 2,7

E $3{,}7 \cdot 10^{-4}$

**28** **Calcolare la potenza meccanica media necessaria per sollevare di 2 m in 2 s la massa di 1,53 kg:**

A 6,12 watt

B 15 joule · secondo

C 15 watt

D 1,53 joule

E 1,53 joule/secondo

**29** **La pressione in acqua di mare:**

A è direttamente proporzionale alla profondità

B cresce linearmente con la profondità

C cresce con il quadrato della profondità

D non cresce con la profondità

E decresce linearmente con la profondità

**30** **Quanto vale l'energia *E* dissipata in una resistenza *R* in un tempo *t* quando alla resistenza è applicata una tensione *V* (con $V = 0{,}2$ volt, $R = 0{,}10\ \Omega$ e $t = 10^{-2}$ secondi)?**

A $E = 4000$ joule

B $E = 4$ joule

C $E = 4 \cdot 10^{-6}$ joule

D $E = 4 \cdot 10^{-3}$ joule

E $E = 0$

**31** **Gli orbitali di tipo: *p, d, f* hanno numero quantico secondario rispettivamente:**

A −1, 0, +1

B −1, −2, −3

C 2, 4, 6

D 0, 1, 2

E 1, 2, 3

**32** **Il numero di molecole contenute in 36 g di acqua (PM = 18) è:**

A $12{,}04 \cdot 10^{23}$

B $36 \cdot 10^{23}$

C $6{,}02 \cdot 10^{23}$

D 2

E 36

**33** **Il gruppo $-CH_2OH$ è caratteristico:**

- A degli alcoli
- B degli acidi carbossilici
- C delle aldeidi
- D dei chetoni
- E degli esteri

**34** **Il composto $Na_2SO_3$ è:**

- A solfuro di sodio
- B solfato di sodio
- C bisolfito di sodio
- D solfito di sodio
- E bisolfato di sodio

**35** **L'unità di massa atomica:**

- A è uguale alla massa dell'elettrone
- B è uguale alla massa dell'atomo di idrogeno
- C è uguale alla dodicesima parte della massa dell' isotopo 12 del carbonio
- D è uguale a 1 grammo
- E rappresenta la massa di un atomo di carbonio

**36** **Un decilitro di una soluzione 0,1 molare di cloruro di sodio (PM = 58) contiene la seguente quantità del sale:**

- A 0,58 g
- B 0,58 moli
- C 0,01 g
- D 0,058 moli
- E 5,8 g

**37** **NaOH può formare un sale reagendo con:**

- A $NH_3$
- B KOH
- C HBr
- D $H_2$
- E $H_2O$

**38** **In base alla loro costante di dissociazione acida, ordinare in ordine crescente i seguenti acidi: acido acetico $CH_3COOH$, acido nitrico $HNO_3$ e acido fosforoso $H_3PO_3$.**

- A $CH_3COOH < H_3PO_3 < HNO_3$
- B $H_3PO_3 < HNO_3 < CH_3COOH$
- C $CH_3COOH < HNO_3 < H_3PO_3$
- D $HNO_3 < CH_3COOH < H_3PO_3$
- E $HNO_3 < H_3PO_3 < CH_3COOH$

PROVA SIMULATA

**39** **Quali sono i coefficienti stechiometrici della seguente reazione:**

$$CO + O_2 \rightarrow CO_2$$

**dopo avere eseguito il bilanciamento?**

- A 2, 1, 2
- B 3, 1, 1
- C 1, 1, 2
- D 3, 2, 2
- E 1, 2, 2

**40** **Quale tra i seguenti composti organici NON è un idrocarburo?**

- A Propene
- B Etanolo
- C Etino
- D Benzene
- E Cicloesano

**41** **Un legame ionico si forma:**

- A fra due atomi uguali
- B fra atomi con piccole differenze di elettronegatività
- C fra atomi con grandi differenze di elettronegatività
- D fra atomi con uguali valori di elettronegatività
- E fra due gas nobili

**42** **Nella molecola di un'ammide sono contenute almeno le seguenti specie atomiche:**

- A carbonio e azoto
- B carbonio, azoto e idrogeno
- C carbonio, idrogeno, azoto e ossigeno
- D carbonio, azoto e ossigeno
- E azoto e ossigeno

**43** **La struttura fondamentale della membrana è:**

- A un doppio strato glicoproteico
- B un doppio strato glicolipidico
- C un doppio strato ribonucleoproteico
- D un doppio strato fosfolipidico
- E un doppio strato proteico

**44** **L'incrocio di un carattere dominante (occhi scuri) con uno recessivo (occhi azzurri), espressi entrambi in omozigosi, dà in prima generazione:**

- A il 50% di individui con fenotipo dominante, il 50% con recessivo
- B il 25% di individui con fenotipo dominante, il 75% con recessivo
- C il 100% di individui con fenotipo dominante
- D il 25% di individui con fenotipo recessivo, il 75% con dominante
- E il 100% di individui con fenotipo recessivo

**45** **Genitori di gruppo sanguigno A hanno un figlio di gruppo sanguigno 0. Si può affermare che per entrambi i genitori:**

A il genotipo è AA
B il genotipo è 00
C il fenotipo è AB
D il fenotipo è A
E il genotipo non è determinabile

**46** **Solo nell'RNA è presente la base:**

A guanina
B uracile
C adenina
D timina
E alanina

**47** **Nella progenie di un incrocio AABb x Aabb (geni indipendenti), non è atteso il genotipo:**

A AaBB
B AABb
C AAbb
D AaBb
E Aabb

**48** **Il liquido sinoviale è:**

A presente nell'orecchio interno
B presente all'interno delle cavità articolari
C prodotto dal fegato
D presente all'interno del peritoneo
E un componente del sangue

**49** **La giugulare è:**

A un vaso arterioso
B un vaso linfatico
C un vaso degli arti inferiori
D un vaso del cuore
E un vaso venoso

**50** **Per quale delle cinque proteine qui elencate è indicata la funzione esatta?**

A Melanina → tossina
B Insulina → contrattile
C Emoglobina → enzima
D DNA polimerasi → strutturale
E Tubulina → strutturale

**51** **Quante molecole di ATP vengono prodotte nella glicolisi, per ogni molecola di glucosio?**

A 2
B 32
C 36
D 50
E 1

**52 Il plasmodio della malaria è:**

A un insetto
B un batterio
C un virus
D un nematode
E un protozoo

**53 Le cellule somatiche umane contengono:**

A solo cromosomi di origine paterna
B cromosomi paterni e materni
C solo cromosomi di origine materna
D nessun cromosoma
E un numero di cromosomi dimezzato

**54 Lo scambio di $CO_2$ e $O_2$ che si svolge nei polmoni avviene:**

A nella trachea
B nei bronchioli
C nei bronchi
D in ogni parte delle vie respiratorie
E negli alveoli

**55 Una mutazione puntiforme può essere definita come la modifica di:**

A un solo cromosoma
B un solo gene
C dell'intero assetto cromosomico
D un solo nucleotide del DNA
E un punto nel citoplasma cellulare

**56 Gli istoni sono:**

A proteine costituenti la cromatina nucleare
B proteine che delimitano i pori nucleari
C peptidi degradati nei lisosomi
D enzimi coinvolti nella duplicazione del DNA
E i principali costituenti della membrana citoplasmatica

**57 È considerata una reazione immunopatologica:**

A la glicemia
B la nefrite
C la sterilità
D l'allergia
E l'acloridria

**58 Il timo:**

A stimola la tiroide a produrre tiroxina
B stimola soprattutto la crescita delle ossa
C stimola lo sviluppo dei linfociti T
D è sotto diretto controllo del sistema nervoso
E produce noradrenalina

**59** **Nelle cellule muscolari dell'uomo si forma acido lattico quando:**

A c'è iperventilazione
B si produce ATP in eccesso
C la temperatura supera i 37 °C
D non c'è sufficiente quantità di glucosio
E il rifornimento di ossigeno diventa insufficiente

**60** **Quale tra le seguenti sostanze è un ormone prodotto dal pancreas?**

A Adrenalina
B Emoglobina
C Tiroxina
D Ptialina
E Insulina

**Le risposte dei quesiti della prova simulata devono essere riportate nella scheda delle risposte che si trova nelle pagine successive, per poi essere confrontate con le soluzioni corrette (per le istruzioni dettagliate si veda l'introduzione a pagina 201).**

# Soluzioni e commenti

## RAGIONAMENTO LOGICO E CULTURA GENERALE

**1** La soluzione al quesito è fornita dall'alternativa B. Infatti, dall'ultima frase del brano si evince che gli eurodeputati possono formulare alla Commissione interrogazioni sia scritte, sia orali (e quindi non solo scritte come erroneamente riportato dall'alternativa B) a cui questa deve rispondere regolarmente. La A e la C trovano, invece, riscontro nelle prime righe del brano, la E nel secondo paragrafo e la D all'inizio del terzo paragrafo; tutte queste alternative sono dunque vere e non possono essere al soluzione del quesito.

**2** Il terzo paragrafo inizia affermando che "ogni cinque anni viene nominata una nuova Commissione, entro sei mesi dalle elezioni del Parlamento europeo"; ciò significa che il Parlamento europeo viene eletto ogni cinque anni. Entro i sei mesi seguenti tale elezione viene nominata la Commissione. La soluzione al quesito è fornita dall'alternativa B. Tutte le altre alternative sono false o non ricavabili da quanto affermato nel brano.

**3** La risposta esatta è la C: infatti nel testo di Salvucci si afferma esattamente il contrario di quanto riportato dall'alternativa, ovvero che ogni linguaggio (letterario, scientifico, musicale ecc.) è dotato di una propria struttura logica e conseguentemente di un peculiare approccio o prospettiva conoscitiva.

**4** Delle cinque affermazioni proposte, solo la seconda (alternativa corretta A) è logicamente deducibile dal testo di Salvucci. Infatti, la conciliazione tra differenziazione e autonomizzazione delle diverse discipline, ottenibile attraverso l'interconnessione sistemica, è oltremodo auspicabile perché porterà a ridurre la dicotomia tra umanisti e scienziati che ancora ostacola il pieno sviluppo della cultura della complessità, basata sulla sintesi delle conoscenze e l'interdisciplinarità, e orientata alla ricerca sull'uomo.

**5** La risposta esatta è la C, infatti anche dal testo risulta che l'epistemologia è quella particolare struttura logica che consente di cogliere una prospettiva o punto di vista conoscitivo. Da un qualsiasi dizionario si può inoltre ricavare che l'epistemologia non si occupa dell'analisi delle strutture della realtà ma è la riflessione intorno ai principi e ai metodi della conoscenza scientifica.

**6** Le affermazioni proposte dalle alternative A ed E sono chiaramente coerenti con la posizione della Ginzburg, che si schiera a difesa della libertà di pensiero, sostenendo che si tratta di un bene fondamentale di tutti.

Anche l'alternativa B è da scartare, in quanto coerente col pensiero dell'autrice che paragona la vita a uno "straccio" nel momento in cui viene meno la libertà di pensiero o di esprimere le proprie idee e fantasie. Nel brano si dice inoltre che alcuni dimenticano l'importanza di tali libertà perché "troppo assillati da altre privazioni" e questo rende deducibile anche l'alternativa C.

Ciò che invece non discende logicamente dal testo di Natalia Ginzburg è il fatto che la difesa della propria e altrui libertà di pensiero sia il primo e sommo dovere dell'uomo civile. Infatti, per quanto l'autrice ritenga importante tale difesa, non fornisce elementi o informazioni che autorizzino a considerarla al di sopra di ogni altro dovere dell'uomo civile.

La risposta esatta è dunque la **D**.

---

7 *Subordinato* significa dipendente ed è quindi il contrario di *indipendente* (libero, autonomo). La relazione tra i termini noti della proporzione è dunque di opposizione/contrarietà. La risposta corretta è dunque la **B**: *sterile* (non *fertile*) è infatti il contrario di *produttivo* (*fertile*). Le alternative **A**, **C** e **D** propongono tutte termini tra loro sinonimi, mentre l'alternativa **E** è palesemente errata.

---

8 La *statua* è il risultato dell'opera di uno *scultore* così come l'*edificio* rappresenta il risultato del lavoro di un *architetto*. La relazione fra i due termini di destra e di sinistra della proporzione è dunque del tipo *lavoratore-frutto del lavoro*. La risposta esatta è quindi la **E**.

---

9 La relazione insiemistica esistente tra i tre termini dati è quella indicata dall'alternativa **D**. Si osservi in particolare che la categoria dei *notai* (cerchio piccolo) non è interamente contenuta nell'insieme dei *maschi* (ellisse) perché comprende anche i notai donne (non esiste infatti la corrispondente qualifica al femminile). Analogamente, l'insieme *maschi* non è interamente contenuto nell'insieme *persone* (cerchio grande) in quanto vi sono anche i maschi di altre specie animali.

---

10 Conviene partire dalle relazioni più evidenti: i *Francesi* sono un insieme interamente contenuto in quello più grande degli *Europei* (non esiste un Francese che non sia Europeo!). Il terzo insieme (persone che parlano inglese) interseca i primi due (risposta **B**). Infatti, alcuni Europei e alcuni Francesi *parlano inglese* e, allo stesso tempo, esistono Europei e Francesi che non parlano inglese.

---

11 Si tratta del classico caso di tre insiemi che si intersecano tra loro, come correttamente rappresentato dal diagramma 3; la risposta corretta è dunque la **C**.

---

12 Le alternative sono tutte congiunzioni avversative a eccezione della **A**, che è dunque la risposta corretta: *invece* è infatti l'unico avverbio.

---

13 Il primo imbianchino impiega 20 ore a dipingere da solo la stanza, quindi in un'ora egli porta a termine 1/20 del lavoro complessivo. Il secondo imbianchino impiega la metà del tempo del primo (ossia 10 ore), quindi in un'ora compie 1/10 del lavoro totale. Infine i tre soggetti insieme compiono in un'ora 1/5 del lavoro. Per individuare la quantità di lavoro svolta dal terzo imbianchino nell'unità di tempo, occorre calcolare la differenza tra la quantità di lavoro realizzata dai tre soggetti insieme e la quantità di lavoro compiuta dai primi due:

$$1/5 - (1/20 + 1/10) = 1/20.$$

Pertanto il terzo imbianchino in un'ora porta a termine 1/20 del lavoro e quindi per svolgere l'intero lavoro necessita di 20 ore (come il primo imbianchino). La risposta corretta è dunque la **D**.

---

14 La conclusione (b) del signor Candido presuppone che una persona onesta non possa fare rapidamente carriera come economista. Soltanto ammettendo che tutte le persone che fanno rapida carriera in campo economico sono disoneste è possibile concludere che Giovanna è disonesta. L'alternativa esatta è dunque la **E**. In particolare, la risposta **B** non è esatta perché rappresenta una condizione sufficiente per giustificare il passaggio logico in questione (se nessuna persona onesta può fare carriera, non può farla neanche rapidamente) ma non necessaria. La risposta **A** è da scartare perché l'esercizio non fornisce alcun elemento circa l'eccezionalità o meno di Giovanna. Delle carriere in campi diversi da quello economico, infine, l'esercizio non dice nulla e dunque anche l'alternativa **D** non è corretta.



 

**15** Ricordando che due negazioni sono traducibili in un'affermazione:

- ... hanno respinto l'impossibilità... => è possibile;
- ... la non veridicità della tesi ... che non esiste => è vero che esiste.

Ne consegue che, logicamente, il contenuto della frase può essere espresso come: "Alcune ricerche hanno affermato che è possibile che esista una correlazione negativa ecc.". La risposta corretta è perciò la **E**.

**16** L'esercizio si risolve stabilendo le relazioni logiche tra le tre affermazioni date.

- Maria Grazia → laureata in Scienze della Comunicazione;
- chi sostiene esame da giornalista → iscritto a Scienze della Comunicazione
- laureati in Scienze della Comunicazione → trovano un impiego entro due anni.

Avendo presente queste relazioni non posso affermare che Maria Grazia lavora, né che Maria Grazia è una giornalista (non è detto che abbia sostenuto e superato l'esame da giornalista: chi vuole sostenere l'esame si iscrive a Scienze della Comunicazione, ma non tutti coloro che si iscrivono a Scienze della Comunicazione lo fanno per sostenere tale esame), né tanto meno (per lo stesso motivo) che nessun giornalista si è laureato in Scienze della Comunicazione.

La risposta corretta è dunque la **E**.

**17** Tra le alternative del quesito, l'unica che risulta sicuramente falsa è la **D**, che è dunque la soluzione dell'esercizio. Infatti, se si assumono per vere, come ipotesi iniziali, che "chi si laurea in Scienze della Comunicazione trova impiego entro due anni" e che "Maria Grazia è laureata in Scienze della Comunicazione", risulta evidente che a distanza di tre anni dalla laurea Maria Grazia avrebbe certamente trovato un'occupazione. Si noti che, poiché dalle informazioni iniziali non sappiamo da quanto tempo è laureata Maria Grazia, la risposta **D** è accettabile.

**18** Detto $x$ il numero di libri posseduti da Matteo, si ha che:

- Piero possiede $x + 2$ libri;
- Matteo possiede $x$ libri;
- Luca possiede $2x$ libri;
- Enrico possiede $8x$ libri.

I quattro amici posseggono complessivamente 122 libri e quindi si ha:

$$(x + 2) + x + 2x + 8x = 122 \quad \text{da cui} \quad x = 10$$

La risposta esatta è quindi la **A**.

**19** Tutti i numeri che compongono la serie hanno una caratteristica in comune: la somma delle loro cifre è sempre pari a 7. L'unica alternativa che risponde a tale logica è la **B** $(3 + 4 = 7)$ che è dunque la soluzione corretta.

**20** Passando da una lettera alla successiva, ci si sposta nell'alfabeto inglese, dapprima di due, poi di tre e infine di quattro posizioni. Per ottenere la lettera mancante occorre dunque spostarsi di cinque posizioni così come riportato nell'alternativa **C**.

**21** La risposta esatta è la **E**. Il decreto di legge che ha istituito il 9 maggio come giornata della memoria per le vittime del terrorismo è stato approvato a larghissima maggioranza dal Parlamento italiano nell'aprile 2007. La data scelta è stata quella dell'assassinio nel 1978 dello statista democristiano Aldo Moro da parte delle Brigate Rosse. La prima giornata della memoria per le vittime del terrorismo si è celebrata il 9 maggio 2008, nel trentennale dell'omicidio Moro, il più alto attacco terrorista alle istituzioni della Repubblica.

**22** Tutte le frasi sono sintatticamente corrette a eccezione della **B**, la quale presenta un'incoerenza fra i soggetti della principale e della subordinata. La frase corretta sarebbe stata: *A differenza di Matteo, che ha vinto i 100 metri stile libero, Giulio ha vinto i 50 metri farfalla.* È infatti Giulio che si differenzia da Matteo, e non i 50 metri farfalla.

## BIOLOGIA, CHIMICA, MATEMATICA E FISICA

**23** Le informazioni fornite dal testo possono essere schematizzate nel grafico a lato. La probabilità che *A* vinca al suo primo lancio è pari a $1/2$, essendo quella di ottenere testa lanciando una moneta:

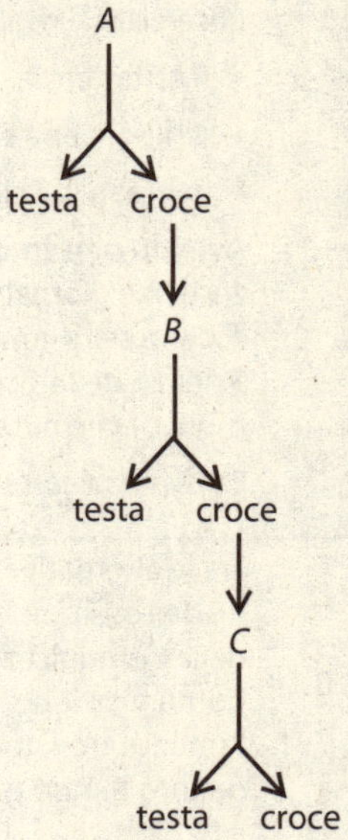


$$P_A = \frac{1}{2}$$

La probabilità che *B* vinca al suo primo lancio è pari a $1/4$, essendo l'evento composto dai due eventi indipendenti:

- *A* lancia la moneta e ottiene croce
- *B* lancia la moneta e ottiene testa

ciascuno di probabilità $1/2$:

$$P_B = \frac{1}{2} \cdot \frac{1}{2} = \frac{1}{4}$$

La probabilità che *C* vinca al suo primo lancio è pari a $1/8$, essendo l'evento composto dai tre eventi indipendenti:

- *A* lancia la moneta e ottiene croce
- *B* lancia la moneta e ottiene croce
- *C* lancia la moneta e ottiene testa

ciascuno di probabilità $1/2$:

$$P_C = \frac{1}{2} \cdot \frac{1}{2} \cdot \frac{1}{2} = \frac{1}{8}$$

Vale la relazione $P_A = 2P_B = 4P_C$, quindi la risposta corretta è la **E**.

**24** La media delle 25 osservazioni si calcola nel modo seguente:

$$\frac{168 \cdot 10 + 172 \cdot 15}{25} = \frac{1680 + 2580}{25} = \frac{4260}{25} = 170{,}4$$

Dal momento che il valore ottenuto è un numero non intero (mentre tutti i numeri proposti sono interi), la risposta corretta è la **E**.

**25** Si tratta di risolvere la disequazione:

$$-(x+3)^2 < 0$$

Moltiplicando ambo i membri per $-1$ (e quindi cambiando verso alla disequazione) si ottiene la disequazione equivalente:

$$(x+3)^2 > 0$$

Essendo il primo membro il quadrato di un binomio, esso risulta sempre positivo tranne in corrispondenza dell'unico valore (ossia $x = -3$) per cui si annulla. La risposta corretta è dunque la **C**.

Se un'espressione non è mai positiva non significa che è sempre negativa. L'espressione $-(x+3)^2$ non è mai positiva, ma per $x = -3$ si annulla: sarebbe sbagliato affermare che è sempre negativa. Questo è il motivo per cui la risposta **A** è errata.

**26** Essendo $3 = (1/3)^{-1}$ si ricava che:

$$\log_{1/3}3 = -1$$

quindi la risposta corretta è la **A**.

**27** La densità di un corpo è definita come rapporto tra la massa del corpo e il suo volume. Poiché il quesito chiede di esprimerla tramite le unità di misura del sistema MKS (metro, chilogrammo, secondo), è necessario trasformare i centimetri cubi in metri cubi:

$$V = 100 \text{ cm}^3 = 100 \cdot 10^{-6} \text{ m}^3 = 10^{-4} \text{ m}^3$$

La densità ρ dell'alluminio è quindi:

$$\rho = \frac{0{,}27 \text{ kg}}{10^{-4} \text{ m}^3} = 2700 \frac{\text{kg}}{\text{m}^3} \text{ (risposta C)}$$

**28** La potenza di una forza è definita come il rapporto tra il lavoro compiuto dalla forza e il tempo impiegato a produrre il lavoro. Il lavoro fatto nel sollevare una massa di 1,53 kg a un'altezza di 2 m vale:

$$1{,}53 \text{ kg} \cdot 9{,}8 \text{ m/s}^2 \cdot 2 \text{ m} \approx 30 \text{ J}$$

La potenza media sviluppata si ottiene dividendo il lavoro per il tempo impiegato per compierlo: si ottiene 15 W. La risposta esatta è pertanto la **C**.

**29** La relazione che regola l'andamento della pressione con la profondità (legge di Stevino) $P = P_0 + \rho gh$ è una relazione lineare ma non di diretta proporzionalità.
Questo a causa della pressione atmosferica $P_0$ già presente a livello superficiale, che si somma alla pressione dovuta alla colonna d'acqua che sovrasta un oggetto immerso.
La risposta esatta è la **B**.

**30** L'energia dissipata per effetto Joule è data dalla relazione:

$$E = \Delta V \cdot i \cdot t = R \cdot i^2 \cdot t = \frac{\Delta V^2}{R} \cdot t$$

Sostituendo i valori numerici si ottiene:

$$E = \frac{(0{,}2)^2}{0{,}1} \cdot 10^{-2} \text{ J} = 0{,}04 \cdot 10 \cdot 10^{-2} \text{ J} = 4 \cdot 10^{-3} \text{ J}$$

Per cui la risposta corretta risulta essere la **D**.

**31** Il numero quantico secondario *l* indica la forma dell'orbitale e, per un certo livello energetico *n*, può assumere tutti i valori interi compresi fra 0 e *n*–1. Gli orbitali *p* hanno *l* = 1, gli orbitali *d* hanno *l* = 2 e gli orbitali *f* hanno *l* = 3. La risposta corretta è la **E**.

**32** Per rispondere correttamente al quesito è necessario ricordare che una *mole* di qualsiasi sostanza corrisponde a una quantità pari al peso molecolare della stessa sostanza espresso in grammi, e che comprende sempre un numero di unità (atomi, molecole, ecc.) pari a $6{,}02 \cdot 10^{23}$.
Se il peso molecolare di $H_2O$ è 18, possiamo dire che una mole di $H_2O$ pesa 18 grammi e contiene $6{,}02 \cdot 10^{23}$ molecole di $H_2O$.
Il quesito chiede quante sono le molecole di $H_2O$ contenute in 36 g di $H_2O$; dato che questa quantità corrisponde a 2 moli (36:18 = 2) ne consegue che 36 g di $H_2O$ contengono $2 \cdot 6{,}02 \cdot 10^{23} = 1{,}204 \cdot 10^{22}$ molecole, quantità corrispondente a $12{,}04 \cdot 10^{23}$; risposta **A**.

PROVA SIMULATA

**33** Il gruppo $-CH_2OH$, in cui il gruppo ossidrilico (–OH) sostituisce un H nel gruppo $-CH_3$ è caratteristico degli *alcoli*, derivati degli idrocarburi in cui uno o più atomi di H sono sostituiti da altrettanti gruppi –OH.

La risposta corretta è la **A**.

**34** Il composto $Na_2SO_3$ è un sale formato da ioni $Na^+$ e ioni $SO_3^{2-}$. Dato che lo ione $SO_3^{2-}$ deriva dall'acido solforoso $H_2SO_3$, questo sale è un *solfito*. Poiché lo ione $Na^+$ è lo ione sodio, il nome corretto sarà *solfito di sodio*; risposta **D**.

**35** L'unità di massa atomica, detta anche dalton (Da) è l'unità di misura utilizzata per esprimere la massa di particelle elementari, atomi, molecole e ioni. È definita come la dodicesima parte della massa di un atomo di carbonio-12 ($^{12}C$) e dovrebbe essere indicata con il simbolo u, anche se spesso si trova indicata come uma.

Dato che l'atomo di ($^{12}C$) è formato da 6 protoni, 6 neutroni e 6 elettroni, e dato che il peso degli elettroni è trascurabile rispetto a quello degli altri due tipi di particelle, una unità di massa atomica ha approssimativamente il peso di un neutrone, o di un protone, o di un atomo di idrogeno.

Questa è comunque un'approssimazione, perché non tiene conto della massa dell'elettrone, né della massa che si trasforma in energia di legame nel nucleo del carbonio (in base all'equazione di Einstein $E = mc^2$); si deduce che la risposta **B** è errata, mentre l'alternativa corretta è la **C**.

**36** Se il peso molecolare del cloruro di sodio (NaCl) è 58, una mole di sale pesa 58 g. Possiamo dire quindi che un litro di soluzione di NaCl 1 M contiene 58 g di sale, mentre un litro di soluzione di NaCl 0,1 M, contiene 0,1 moli di sale, corrispondenti a 5,8 g. Il quesito fa riferimento a un decilitro di tale soluzione, cioè la decima parte di un litro. Se un litro di soluzione di NaCl 0,1 M contiene 5,8 g di sale, un decilitro di questa soluzione contiene 0,58 g di sale; risposta **A**.

**37** NaOH è la formula dell'idrossido di sodio. Un idrossido può formare un sale reagendo con un ossido acido (o anidride) oppure con un acido. Tra le sostanze proposte non vi sono anidridi e l'unico acido è HBr, l'acido bromidrico.

La risposta corretta è quindi la **C**.

**38** La forza di un acido, cioè la sua tendenza a reagire con la molecola $H_2O$ cedendole uno ione $H^+$ e trasformandola in $H_3O^+$ è indicata dalla costante di dissociazione acida $K_A$. L'acido acetico, $CH_3CO$-OH, è un acido organico e, come la grande maggioranza di questi acidi, è un acido debole ($K_A = 1,8 \cdot 10^{-5}$). L'acido fosforoso $H_3PO_3$ è un acido debole con $K_A = 10^{-2}$ e l'acido nitrico è un acido forte, con $K_A$ molto superiore all'unità. L'ordine corretto degli acidi proposti, in base alla costante di dissociazione acida crescente, è quindi $CH_3COOH < H_3PO_3 < HNO_3$; risposta **A**.

**39** Per bilanciare l'equazione chimica proposta è necessario contare quanti atomi di ossigeno e di carbonio si trovano nei reagenti e quanti nei prodotti, e aggiungere i coefficienti stechiometrici opportuni per far sì che i numeri di atomi presenti nei reagenti e nei prodotti coincidano.

Il carbonio (C) compare con un atomo nei reagenti e uno nei prodotti, mentre per l'ossigeno (O) si trovano 3 atomi nei reagenti e 2 nei prodotti; è necessario quindi aggiungere ossigeno nei prodotti e si può fare un tentativo mettendo il coefficiente 2 davanti al prodotto $CO_2$:

$$CO + O_2 \rightarrow 2\,CO_2$$

In questo modo gli atomi di C sono 1 nei reagenti e 2 nei prodotti, mentre gli atomi di O sono 2 nei reagenti e 4 nei prodotti. Per bilanciare è sufficiente mettere un coefficiente 2 davanti al reagente CO:

$$2\,CO + O_2 \rightarrow 2\,CO_2$$

Ora gli atomi di C sono 2 nei reagenti e 2 nei prodotti, mentre quelli di O sono 4 nei reagenti e 4 nei prodotti. I coefficienti corretti sono quindi, nell'ordine, 2,1,2, come indicato dalla risposta **A**.

---

**40** Gli idrocarburi sono i più semplici composti organici, contenenti solamente C e H. *Propene* (**A**), *etino* (**C**) *benzene* (**D**) e *cicloesano* (**E**) sono tutti idrocarburi. Il cicloesano è un alcano ciclico (desinenza *-ano*), il propene è un alchene (desinenza *-ene*), l'etino è un alchino (desinenza *-ino*) e il benzene è il capostipite degli idrocarburi aromatici.

L'*etanolo* invece non è un idrocarburo, la desinenza *-olo* indica infatti che questo composto appartiene alla classe degli alcoli; risposta **B**.

---

**41** Un legame ionico si forma fra due elementi fra i quali esiste una notevole differenza di elettronegatività: un legame acquista carattere prevalentemente ionico quando la differenza di elettronegatività fra gli elementi coinvolti è pari almeno a 3. In queste condizioni l'elemento meno elettronegativo cede un elettrone al più elettronegativo e si formano ioni positivi e negativi, che si dispongono a formare un reticolo cristallino tridimensionale. La risposta corretta è la **C**.

---

**42** Le ammidi sono composti organici di formula generale:

$$R-\underset{\underset{\displaystyle O}{\|}}{C}-NH_2$$

che si possono considerare derivate dagli acidi carbossilici per sostituzione del gruppo –OH con il gruppo $-NH_2$ (gruppo amminico). Si tratta quindi di composti che contengono sempre carbonio, idrogeno, ossigeno e azoto, risposta **C**.

---

**43** La membrana cellulare è costituita da un doppio strato di *fosfolipidi* e da proteine aderenti a un lato della membrana stessa, oppure disposte in modo da attraversare la membrana da un lato all'altro. La struttura fondamentale è quindi un doppio strato fosfolipidico, risposta **D**.

---

**44** Tutti i gameti di un individuo con genotipo omozigote dominante (che possiamo chiamare AA) contengono l'allele dominante (A), mentre tutti i gameti di un individuo con genotipo omozigote recessivo (aa) contengono l'allele recessivo (a). Dall'incrocio di due individui di questo tipo si otterranno sempre individui eterozigoti, con fenotipo dominante; risposta **C**.

---

**45** Un individuo che presenta gruppo sanguigno 0 può avere unicamente genotipo omozigote $I^0I^0$; un individuo di gruppo sanguigno A può avere invece genotipo omozigote $I^AI^A$, oppure genotipo eterozigote $I^AI^0$. Dato che i due alleli $I^0$ di un individuo di gruppo 0 sono uno di provenienza materna e uno di provenienza paterna, entrambi i genitori dell'individuo devono possedere quell'allele ed essendo tutti e due di gruppo sanguigno A, avranno entrambi genotipo eterozigote $I^AI^0$. Considerando le alternative proposte dal quesito, l'unica corretta è **D**.

---

**46** Mentre i nucleotidi che formano il DNA contengono le basi azotate adenina, guanina, citosina e timina, nell'RNA si trova uracile al posto della timina; la risposta corretta è quindi la **B**.

47 Un individuo con genotipo AABb produce gameti che contengono per il 50% la combinazione AB e per il 50% Ab; un individuo con genotipo Aabb produce gameti che contengono per il 50% la combinazione Ab e per il 50% ab.

Dall'incrocio fra due individui di questo tipo si formano le combinazioni indicate nella tabella seguente.

| | | **gameti individuo AABb** | |
|---|---|---|---|
| | | 1/2 AB | 1/2 Ab |
| **gameti individuo Aabb** | 1/2 Ab | 1/4 AABb | 1/4 AAbb |
| | 1/2 ab | 1/4 AaBb | 1/4 Aabb |

La progenie di questo incrocio avrà per il 25% genotipo AABb, per il 25% AAbb, per il 25% AaBb e per il 25% Aabb. Dato che non può comparire il genotipo AaBB, si deduce che la risposta corretta è la A.

48 Il liquido sinoviale è un liquido denso che forma una sottile pellicola che lubrifica le articolazioni. È prodotto dalla membrana sinoviale, sottile membrana che riveste le superfici ossee poste in contatto nelle articolazioni. La risposta corretta è quindi la B.

49 Le giugulari sono due vene del collo che raccolgono il sangue refluo dalla testa e lo portano alla vena cava superiore, quindi al cuore.

La risposta corretta è quindi la E.

50 La melanina è un pigmento prodotto dai melanociti, cellule presenti nello strato profondo dell'epidermide, che impartisce colore alla pelle. L'insulina ha funzione ormonale. L'emoglobina è la proteina del sangue responsabile del trasporto dell'ossigeno. La tubulina è un costituente delle fibrocellule muscolari; la DNA polimerasi, infine, è un enzima che catalizza la sintesi di DNA durante la replicazione dei questa molecola. L'unico accoppiamento giusto è quello indicato dall'alternativa E: la tubulina è una proteina strutturale.

51 La glicolisi è una via metabolica comprendente diverse reazioni, che nel complesso permettono la demolizione di una molecola di glucosio per formare due molecole di acido piruvico; durante questa via metabolica si formano 2 molecole di ATP per ogni molecola di glucosio che viene demolita; risposta A.

52 L'agente responsabile della malaria è *Plasmodium falciparum*, un protozoo parassita che trascorre parte del suo ciclo vitale nelle ghiandole salivari di zanzare del genere *Anopheles* e parte nei globuli rossi umani. La risposta corretta è la E.

53 Una cellula somatica contiene un numero diploide di cromosomi (2n), ovvero due copie di ciascun cromosoma. In ogni coppia, un cromosoma è di origine materna, l'altro è di origine paterna; la risposta giusta è pertanto la B. In particolare nella specie umana sono presenti 23 coppie di cromosomi.

54 Lo scambio dei gas respiratori avviene nei polmoni a livello degli alveoli polmonari; risposta E. Gli alveoli sono dilatazioni a forma di grappolo presenti nella parte terminale dei bronchioli, caratterizzate da una parete cellulare estremamente sottile che permette agevolmente il passaggio dei gas da e verso il sangue dei capillari che avvolgono gli alveoli.



 

55 Una mutazione, in generale, è una modificazione improvvisa del patrimonio genetico (DNA) di un organismo. Le mutazioni puntiformi sono quelle che interessano un singolo nucleotide; risposta D.

56 Il DNA degli eucarioti è legato a specifiche proteine a formare un complesso detto cromatina; le principali proteine della cromatina sono gli istoni, piccole proteine a carattere basico. La risposta corretta è quindi la A.

57 Viene detta *reazione immunopatologica* una reazione dovuta a un malfunzionamento del sistema immunitario.

Fra le alternative proposte dal quesito, la glicemia (A) è semplicemente la concentrazione di glucosio nel sangue; la nefrite (B) è un'infiammazione che colpisce le strutture renali; la sterilità (C) può essere dovuta ad alterazioni dell'apparato riproduttivo o di quello endocrino, ma non dipende da patologie del sistema immunitario; infine neppure l'acloridria (E), cioè l'assenza di acido cloridrico dal succo gastrico, è dovuta ad alterazioni del sistema immunitario.

La risposta corretta è la D, un'allergia infatti è una reazione immunitaria anomala, scatenata da sostanze normalmente innocue, come la polvere, i pollini o alcuni cibi.

58 Il timo è un organo coinvolto nello sviluppo delle cellule del sistema immunitario, in questa sede infatti giungono a maturazione i linfociti T, che poi si spostano nei diversi organi linfatici per svolgere la loro funzione nel corso della risposta immunitaria. I linfociti T si formano nella fase giovanile della vita, il timo infatti raggiunge il massimo sviluppo fra il 10° e il 15° anno di vita, dopodiché regredisce. La risposta corretta è la C.

59 La contrazione muscolare richiede una notevole quantità di energia, sotto forma di ATP. La via biochimica più efficiente per la produzione di ATP è la respirazione, ma quando si verifica un consumo di ATP particolarmente rapido l'apporto di ossigeno ai tessuti non è sufficiente a mantenere un livello respiratorio abbastanza elevato da rimpiazzare l'ATP consumato, quindi l'acido piruvico prodotto dalla glicolisi viene trasformato in acido lattico nel processo della fermentazione lattica. La glicolisi non richiede ossigeno ma è molto meno efficiente della respirazione dal punto di vista energetico. La E è la risposta corretta.

60 Fra le sostanze proposte dal quesito, l'emoglobina è la molecola cui si lega l'ossigeno nei globuli rossi (la B è errata) e la ptialina è un enzima contenuto nella saliva (la D è errata). L'adrenalina, la tiroxina e l'insulina sono sostanze che agiscono come ormoni, ma l'unica a essere prodotta dal pancreas è l'insulina; la risposta corretta è quindi la E.

# PER I QUESITI DI LOGICA E CULTURA GENERALE

Pagg. 480 - € 27,90

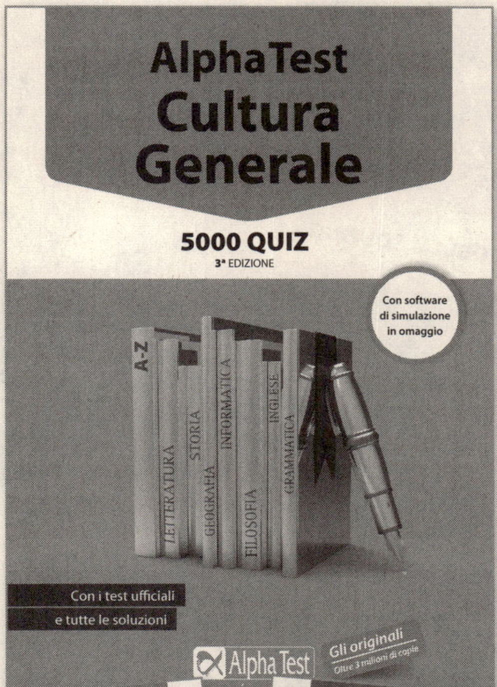


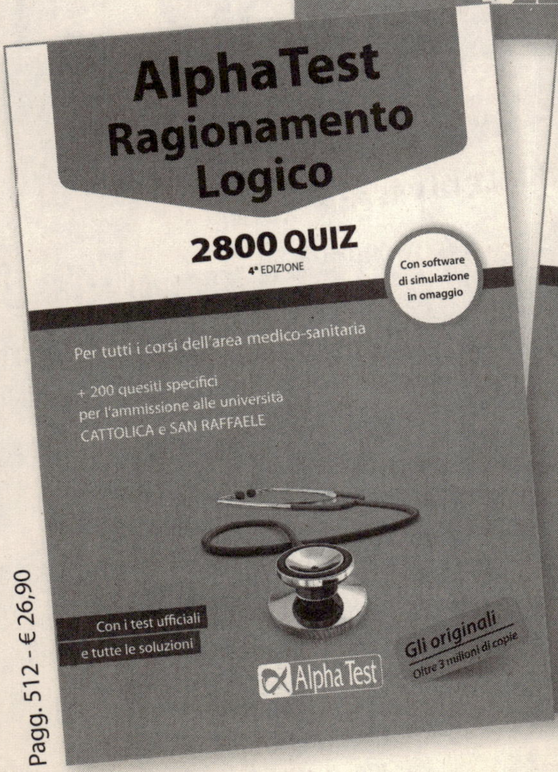


Pagg. 512 - € 26,90

Esercizi

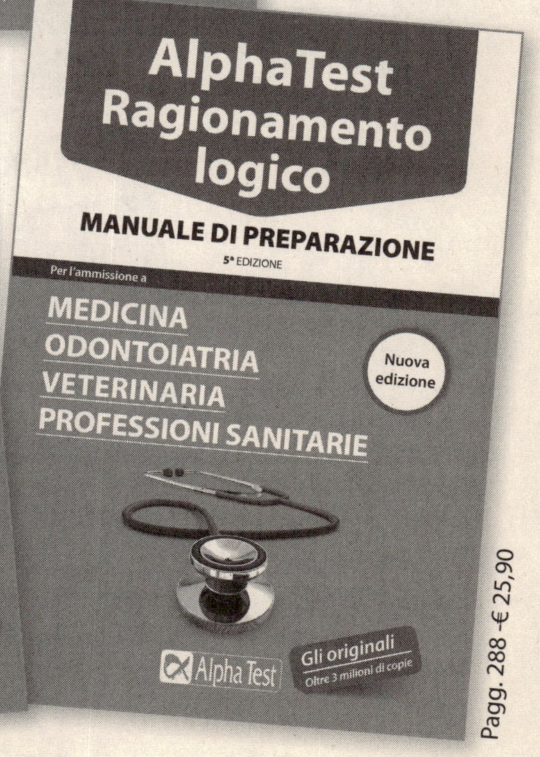


Pagg. 288 -€ 25,90

Manuale

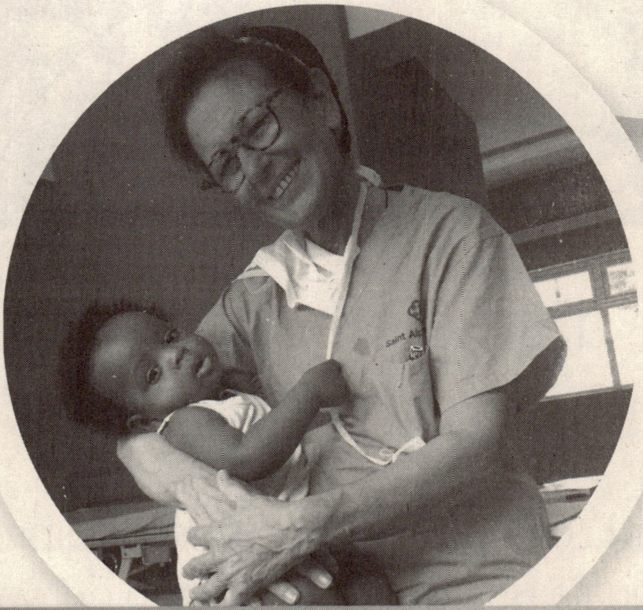

## SOLUZIONI E SCHEDA DELLE RISPOSTE DELLA PROVA SIMULATA

**Da aprire verso l'esterno prima di iniziare la prova simulata**

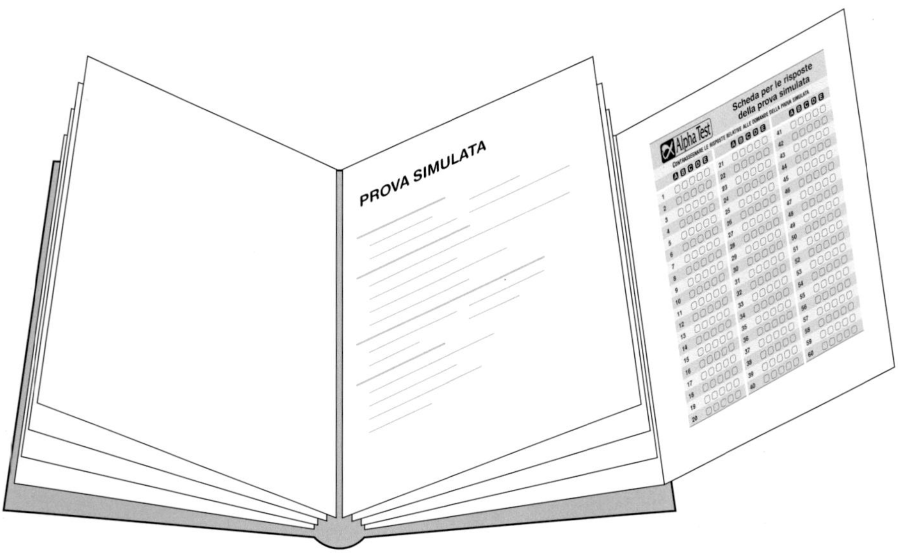

Alpha Test

# Scheda per le risposte della prova simulata

Contrassegnare le risposte relative alle domande della prova simulata

| | A | B | C | D | E | | A | B | C | D | E | | A | B | C | D | E |
|---|---|---|---|---|---|---|---|---|---|---|---|---|---|---|---|---|---|
| 1 | | | | | | 21 | | | | | | 41 | | | | | |
| 2 | | | | | | 22 | | | | | | 42 | | | | | |
| 3 | | | | | | 23 | | | | | | 43 | | | | | |
| 4 | | | | | | 24 | | | | | | 44 | | | | | |
| 5 | | | | | | 25 | | | | | | 45 | | | | | |
| 6 | | | | | | 26 | | | | | | 46 | | | | | |
| 7 | | | | | | 27 | | | | | | 47 | | | | | |
| 8 | | | | | | 28 | | | | | | 48 | | | | | |
| 9 | | | | | | 29 | | | | | | 49 | | | | | |
| 10 | | | | | | 30 | | | | | | 50 | | | | | |
| 11 | | | | | | 31 | | | | | | 51 | | | | | |
| 12 | | | | | | 32 | | | | | | 52 | | | | | |
| 13 | | | | | | 33 | | | | | | 53 | | | | | |
| 14 | | | | | | 34 | | | | | | 54 | | | | | |
| 15 | | | | | | 35 | | | | | | 55 | | | | | |
| 16 | | | | | | 36 | | | | | | 56 | | | | | |
| 17 | | | | | | 37 | | | | | | 57 | | | | | |
| 18 | | | | | | 38 | | | | | | 58 | | | | | |
| 19 | | | | | | 39 | | | | | | 59 | | | | | |
| 20 | | | | | | 40 | | | | | | 60 | | | | | |

# Esercizi commentati

**Alpha Test**

## Risposte esatte della prova simulata

Verificare le risposte relative alle domande della prova simulata

| | A | B | C | D | E | | A | B | C | D | E | | A | B | C | D | E |
|---|---|---|---|---|---|---|---|---|---|---|---|---|---|---|---|---|---|
| 1 | □ | ■ | □ | □ | □ | 21 | □ | □ | □ | □ | ■ | 41 | □ | □ | ■ | □ | □ |
| 2 | □ | ■ | □ | □ | □ | 22 | □ | ■ | □ | □ | □ | 42 | □ | □ | ■ | □ | □ |
| 3 | □ | □ | ■ | □ | □ | 23 | □ | □ | □ | □ | ■ | 43 | □ | □ | □ | ■ | □ |
| 4 | ■ | □ | □ | □ | □ | 24 | □ | □ | □ | □ | ■ | 44 | □ | □ | ■ | □ | □ |
| 5 | □ | □ | ■ | □ | □ | 25 | □ | □ | ■ | □ | □ | 45 | □ | □ | □ | ■ | □ |
| 6 | □ | □ | □ | ■ | □ | 26 | ■ | □ | □ | □ | □ | 46 | □ | ■ | □ | □ | □ |
| 7 | □ | ■ | □ | □ | □ | 27 | □ | □ | ■ | □ | □ | 47 | ■ | □ | □ | □ | □ |
| 8 | □ | □ | □ | □ | ■ | 28 | □ | □ | ■ | □ | □ | 48 | □ | ■ | □ | □ | □ |
| 9 | □ | □ | □ | ■ | □ | 29 | □ | ■ | □ | □ | □ | 49 | □ | □ | □ | □ | ■ |
| 10 | □ | ■ | □ | □ | □ | 30 | □ | □ | □ | ■ | □ | 50 | □ | □ | □ | □ | ■ |
| 11 | □ | □ | ■ | □ | □ | 31 | □ | □ | □ | □ | ■ | 51 | ■ | □ | □ | □ | □ |
| 12 | ■ | □ | □ | □ | □ | 32 | ■ | □ | □ | □ | □ | 52 | □ | □ | □ | □ | ■ |
| 13 | □ | □ | □ | ■ | □ | 33 | ■ | □ | □ | □ | □ | 53 | □ | ■ | □ | □ | □ |
| 14 | □ | □ | □ | □ | ■ | 34 | □ | □ | □ | ■ | □ | 54 | □ | □ | □ | □ | ■ |
| 15 | □ | □ | □ | □ | ■ | 35 | □ | □ | ■ | □ | □ | 55 | □ | □ | □ | ■ | □ |
| 16 | □ | □ | □ | □ | ■ | 36 | ■ | □ | □ | □ | □ | 56 | ■ | □ | □ | □ | □ |
| 17 | □ | □ | □ | ■ | □ | 37 | □ | □ | ■ | □ | □ | 57 | □ | □ | □ | ■ | □ |
| 18 | ■ | □ | □ | □ | □ | 38 | ■ | □ | □ | □ | □ | 58 | □ | □ | ■ | □ | □ |
| 19 | □ | ■ | □ | □ | □ | 39 | ■ | □ | □ | □ | □ | 59 | □ | □ | □ | □ | ■ |
| 20 | □ | □ | ■ | □ | □ | 40 | □ | ■ | □ | □ | □ | 60 | □ | □ | □ | □ | ■ |

## NOTE PER L'EDIZIONE DEL VOLUME CORREDATO DI SOFTWARE

### Istruzioni per l'utilizzo del software

WINDOWS

**Installazione per utenti Windows XP, Vista, 7 o 8**

Il programma Installa contenuto nella chiavetta USB provvede a installare tutti i dati e le componenti necessarie al corretto funzionamento del software.

**Installazione:**

inserire la chiavetta USB in una porta libera;

aprire Risorse del computer (mediante un doppio clic sulla sua icona): si apre una finestra contenente l'elenco delle periferiche installate sul computer;

fare doppio clic sull'icona della chiavetta USB: si apre una finestra che ne mostra il contenuto;

fare doppio clic sulla cartella "Windows";

fare doppio clic sull'icona "Installa";

seguire le istruzioni a video.

Per disinstallare il software, eseguire Rimuovi AlphaTESTER dal menu Start/Programmi/AlphaTESTER/E6.

**Utilizzo del programma**

Per avviare il programma occorre cliccare due volte sull'icona AlphaTESTER E6 sulla scrivania o selezionare AlphaTESTER dal menu Start/Programmi/AlphaTESTER/E6.

Di seguito, e a ogni successivo riavvio, il programma richiede l'inserimento di una parola estratta (opportunamente segnalata) tra quelle che compongono il volume, dopodiché procede solo se tale richiesta è correttamente soddisfatta.

Il programma presenta poi la finestra principale. Da essa è possibile iniziare subito una esercitazione o una simulazione di test, cambiare i parametri di composizione dei test o caricare un test precedentemente salvato.

Per tutti i dettagli si faccia riferimento alla guida in linea richiamabile cliccando il pulsante (?) in alto a destra nel programma.

**OSX**

**Installazione:**

inserire la chiavetta USB in una porta libera;

aprire la chiavetta USB mediante un doppio clic sull'icona apparsa sul desktop;

fare doppio clic sulla cartella "OSX";

fare doppio clic sull'icona "AlphaTest";

fare doppio clic sull'icona-disco "E6" apparsa sul desktop (se non si è già aperta da sola);

trascinare la cartella "E6" sul desktop o sul disco.